L'INCROYABLE HISTOIRE

漫畫 醫學 小史

從疫苗到幹細胞，給所有人的醫學常識事件簿

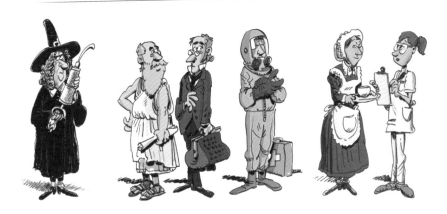

DE LA
MÉDECINE

Jean-Noël Fabiani-Salmon

Philippe Bercovici
菲利普·貝柯維奇
—繪—

Jean-Noël Fabiani-Salmon
尚諾威·法比安尼薩爾蒙
—著—

蘇威任
—譯—

原點

獻給珍（Jane）
為撰寫本書所付出的
愛心，知識，和耐心。

獻給巴黎笛卡兒醫學院（faculté Paris-Descartes）
醫學史師生。

感謝羅蘭‧繆勒（Laurent Muller）、Arènes出版社
出版本漫畫。
感謝菲利普‧貝柯維奇（Philippe Bercovici）
展現的才華和幽默。

尚諾威‧法比安尼薩爾蒙（Jean-Noël Fabiani-Salmon）

前言

所謂醫學史，僅僅是「大寫的歷史」裡的一個面向。醫學史與偉大的當代思潮比肩同行，參與當時的戰爭和政治，也受限於社會加諸在它身上的迷思。無論是古希臘的醫生或文藝復興時期的醫生，都跟他們同時代的人一樣，擁有相同的信仰、奮鬥和疑惑。他們為當權者服務，有時也不服從他們。

然而，研究這部歷史，讓我們有機會藉由醫學走過的道路，認識它為自己設定的最終目標：成為一門被普遍承認的科學。醫學最初是史前人類本能的產物，一開始是從魔法發展而來，這種魔法本質上展現了原始時代的宇宙觀。雖然魔法主宰了治療行為，但醫療技術逐漸累積，並被理性化，最終，希波克拉底傳授的「醫術」（art médical）誕生了，儘管現在有人嘲笑它。然而，這種理性化的探索卻在之後的幾個世紀裡因為社會中強大的迷思而停滯不前，包括煉金術的信仰、基督教教條或是無意識中形成的某種象徵體系。儘管如此，醫學仍不斷地蛻變演進，艱難地從「硬科學」那邊吸收成果，一步一腳印地朝著獨立科學邁進。事實上，諾貝爾醫學獎的得主往往是研究者，他們對於實驗室的白瓷工作台也許比聽診器更為熟悉，而現代醫學也比以往更需要基礎生物學的奧援。

但是，「病人」才是醫學永遠要面對的核心對象。病人的需求難以預料，他們的不確定性、特殊的個性和具有獨特符號學內涵的表達方式，永遠不能被簡化成數學方程式裡的變量。我們需要的醫生不僅要懂得「實證醫學」那套演算法的思維，還要能理解病人所表達或無法表達的模模糊糊的內容。

這部關於醫學與醫生的歷史，歸根究柢是嚴肅的，因此當今社會所面臨的主要問題，比起以往任何時刻都更直接關乎人類的未來。

所幸這條歷史主線是由許多軼事交織而成的，有時令人感動，有時滑稽，它是由學者、野心家、江湖術士、聖人、無知者上演的一幕幕人間喜劇。只是對作者來說，又面臨了選擇的兩難和割捨的苦惱。

用漫畫來呈現這些故事再適合不過，因為它們既嚴肅，又有趣。

— 尚諾威·法比安尼薩爾蒙（Jean-Noël Fabiani-Salmon）

目錄

第 1 章

從遠古到希臘羅馬

自從人類出現在地球上，就不斷努力尋求緩解病痛的方法，因為除此之外，我們還有其他選擇嗎？

至於，要用什麼方法？當然是手邊既有的資源──或從身處的環境而來（極其有限），或透過自己的觀察（廣大無邊）。

舊石器時代進行游牧生活的採集狩獵者，已懂得利用草藥和處理骨折。巫師本身就是透過法術和某些祖傳配方來治病的藥師。

隨著新石器時代的到來，農耕和畜牧的興起，帶來了定居的生活方式和人口的集中，社會和宗教的地位更顯得舉足輕重。祭司自然而然地成為神與人之間的調解者，擁有與神靈溝通和進行療癒的知識和能力。

但隨著定居生活成為常態，原本一直隱匿在角落的流行病，悄悄向人類全面襲來──人們則將這種災禍歸因於神的震怒。

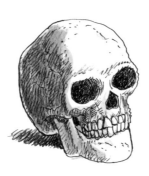

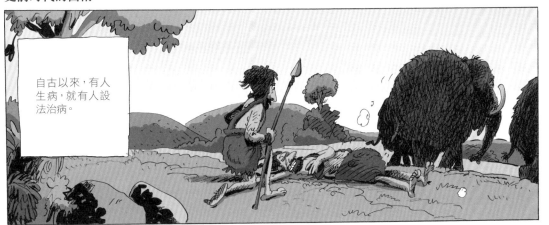

自古以來，有人
生病，就有人設
法治病。

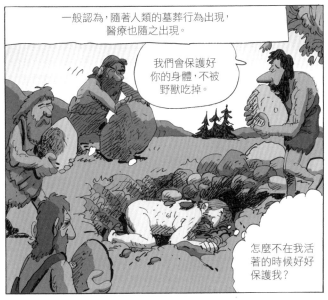

一般認為，隨著人類的墓葬行為出現，
醫療也隨之出現。

我們會保護好
你的身體，不被
野獸吃掉。

怎麼不在我活
著的時候好好
保護我？

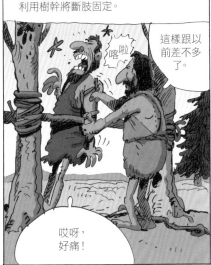

新石器時代的人類已經懂得接好斷骨，
利用樹幹將斷肢固定。

喀啦

這樣跟以
前差不多
了。

哎呀，
好痛！

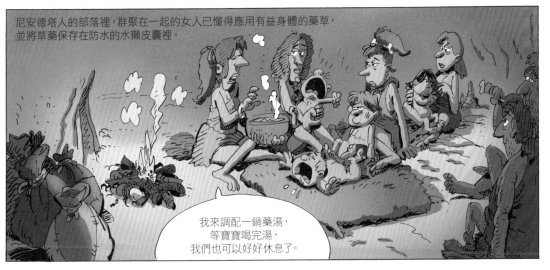

尼安德塔人的部落裡，群聚在一起的女人已懂得應用有益身體的藥草，
並將草藥保存在防水的水獺皮囊裡。

我來調配一鍋藥湯，
等寶寶喝完湯，
我們也可以好好休息了。

人們懂得應用植物的療效，做成外敷藥或湯藥。

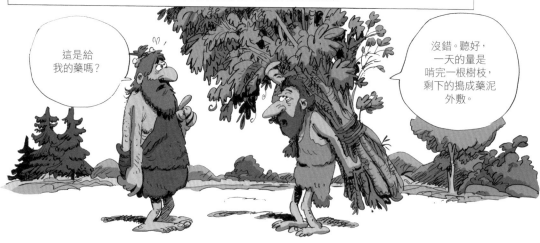

這是給我的藥嗎？

沒錯。聽好，一天的量是啃完一根樹枝，剩下的搗成藥泥外敷。

醫術和法術之間仍然緊密交織，巫師的舞蹈具有神奇的療癒力。

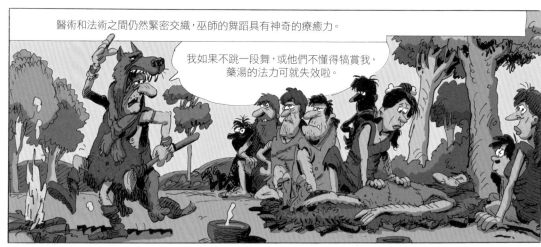

我如果不跳一段舞，或他們不懂得犒賞我，藥湯的法力可就失效啦。

開頭術相當普遍，各地都有進行，巫術的性質往往大過醫療目的。

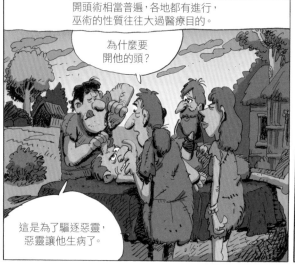

為什麼要開他的頭？

這是為了驅逐惡靈，惡靈讓他生病了。

某些現代醫療行為已經有跡可尋，例如截肢。但若沒有部落成員間的互助，患者不可能存活下來。

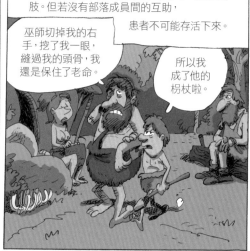

巫師切掉我的右手，挖了我一眼，縫過我的頭骨，我還是保住了老命。

所以我成了他的枴杖啦。

古代的醫學

印歐民族起源於亞洲和中歐，在西元前兩、三千年輾轉遷徙至印度、伊朗、肥沃月彎定居。

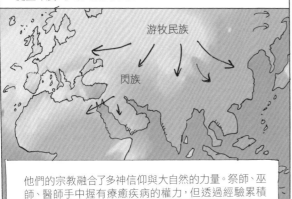

游牧民族

閃族

他們的宗教融合了多神信仰與大自然的力量。祭師、巫師、醫師手中握有療癒疾病的權力，但透過經驗累積的醫學知識仍然有表達的空間。

譬如，印度的婆羅門醫師發展出阿育吠陀醫學，即為一門養生長壽之道。

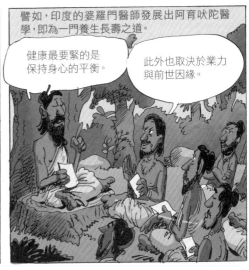

健康最要緊的是保持身心的平衡。

此外也取決於業力與前世因緣。

美索不達米亞的祭司醫師也有特殊的治療法術，他們已懂得藥用植物，或應用原始的手術。

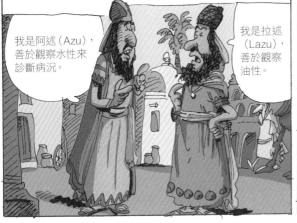

我是阿述（Azu），善於觀察水性來診斷病況。

我是拉述（Lazu），善於觀察油性。

祭司以獻祭羊隻的肝相占卜所顯示的神諭，來確認病灶。

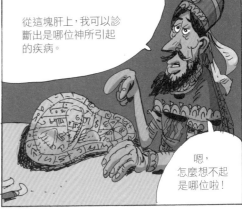

從這塊肝上，我可以診斷出是哪位神所引起的疾病。

嗯，怎麼想不起是哪位啦！

美索不達米亞的泥板記錄了上千種植物，每種植物都擁有各自的療效。

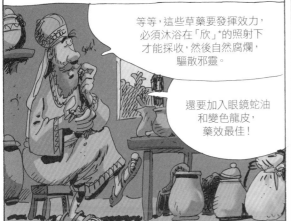

等等，這些草藥要發揮效力，必須沐浴在「欣」*的照射下才能採收，然後自然腐爛，驅散邪靈。

還要加入眼鏡蛇油和變色龍皮，藥效最佳！

西元前一千七百年，史上最早的法典——漢摩拉比法典，已開始對醫療責任進行規範。

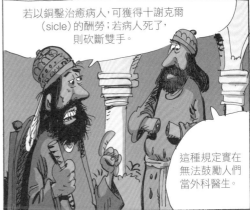

若以銅鑿治癒病人，可獲得十謝克爾（sicle）的酬勞；若病人死了，則砍斷雙手。

這種規定實在無法鼓勵人們當外科醫生。

*月神

9

埃及的醫學

埃及醫學基本上是宗教性的，基於歐西里斯的神話——復活與死亡之神。

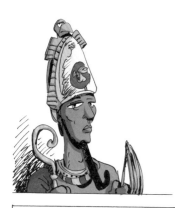

位居眾神之首的歐西里斯，娶了自己的妹妹伊西絲，卻遭弟弟賽特殺死，賽特將他肢解，遺體丟棄在埃及各個角落。魔法師伊西絲一一撿回遺失的屍塊，唯獨找不到陽具。伊西絲將屍塊拼湊起來，讓歐西里斯復活。

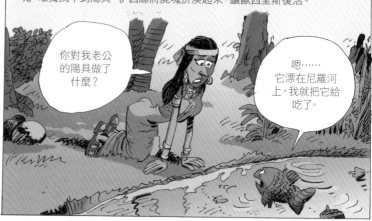

你對我老公的陽具做了什麼？

嗯……它漂在尼羅河上，我就把它給吃了。

目前所知最早的醫學論著，是西元前一千六百年的《艾伯與史密斯莎草卷》，有二十公尺長，內容涵蓋了心臟問題，以及各類疾病的七百種藥方。

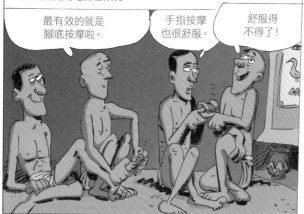

最有效的就是腳底按摩啦。

手指按摩也很舒服。

舒服得不得了！

西元前五世紀的希臘歷史學家希羅多德，認為埃及醫術是全世界最好的。

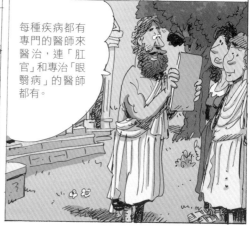

每種疾病都有專門的醫師來醫治，連「肛官」和專治「眼翳病」的醫師都有。

也有兼治百病的全科醫師，稱為蘇努，他們是塞赫麥特的祭司。

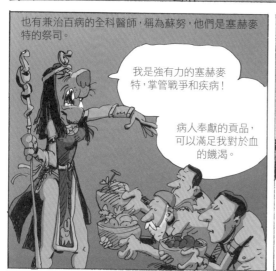

我是強有力的塞赫麥特，掌管戰爭和疾病！

病人奉獻的貢品，可以滿足我對於血的饑渴。

蘇努透過湯藥和祈禱來為病人治病，並接受贈禮作為報酬。

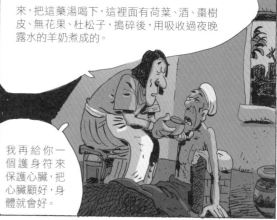

來，把這藥湯喝下，這裡面有荷葉、酒、棗樹皮、無花果、杜松子，搗碎後，用吸收過夜晚露水的羊奶煮成的。

我再給你一個護身符來保護心臟，把心臟顧好，身體就會好。

出於社會與宗教因素，男性在發育後割包皮的習俗相當普遍。

別怕，之後你就成為真正的男人了！

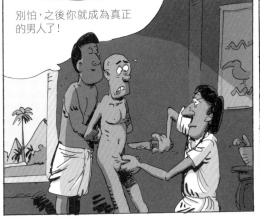

善於觀察的埃及人，卻對解剖學知之甚少。三千年來，都是由防腐師負責處理死者屍體。

首先要移除所有器官，只保留心臟。

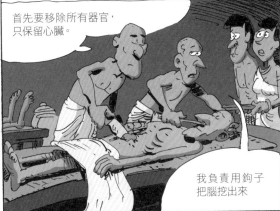

我負責用鉤子把腦挖出來

印何闐是「眾神和全埃及人裡」最偉大的醫生，他是法老王左塞（西元前兩千八百年）的大臣。

希臘人甚至將我與阿斯克勒庇俄斯*相提並論。

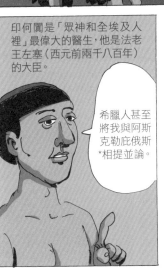

塞赫邁特的祭司在觀察病症上的成就極為出色，尤其是心臟問題，例如心肌梗塞。

埃及醫學，其本質大體是法術和宗教性質的，運用經驗法則的處方通常也十分有效。

希伯來醫學

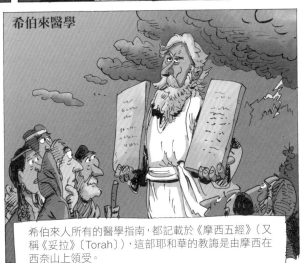

希伯來人所有的醫學指南，都記載於《摩西五經》（又稱《妥拉》〔Torah〕），這部耶和華的教誨是由摩西在西奈山上領受。

根據《妥拉》，疾病是上帝憤怒的表現。但上帝也有療癒的能力。

《約伯記》（5:18）裡寫道：「祂打傷，又纏裹；祂擊傷，又親手醫治。」

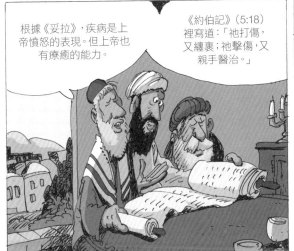

希伯來醫學關注於疾病預防和建立衛生守則。

上帝在創造疾病前，已經創造了療方。沒有哪一種病痛是治療不了的。

我們必須竭力找出上帝的療方，最重要的是，維護健康這個珍貴的資產。

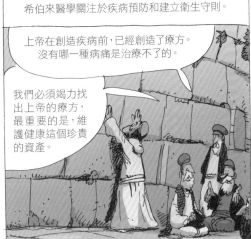

*Asclepius，希臘的醫神，因為將死者復生而遭天雷劈死。

希伯來醫學相當獨特，見解有理而且有效。動物和植物都可入藥，形式有湯藥、酒藥、粉劑、軟膏和滴眼藥。

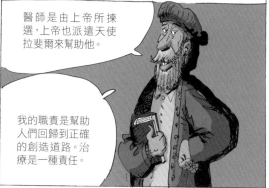

醫師是由上帝所揀選，上帝也派遣天使拉斐爾來幫助他。

我的職責是幫助人們回歸到正確的創造道路。治療是一種責任。

密西拿（口傳律法，Mishna）和革馬拉（口傳律法註釋，Guemarah）彙整構成了《塔木德》（Talmud），這是對西奈山上頒布律法的具體實踐指導。

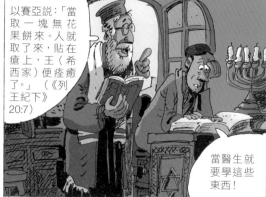

以賽亞說：「當取一塊無花果餅來。人就取了來，貼在瘡上，王（希西家）便痊癒了。」《列王紀下》20:7）

當醫生就要學這些東西！

塔木德集結了數百年來所累積的智識。

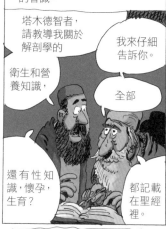

塔木德智者，請教導我關於解剖學的衛生和營養知識，

我來仔細告訴你。

全部

還有性知識，懷孕，生育？

都記載在聖經裡。

割禮（割除新生男嬰的包皮）並非出於衛生紀律的考量。

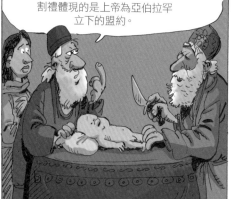

割禮體現的是上帝為亞伯拉罕立下的盟約。

食物禁忌也與醫療規範無關，純粹是上帝的律令。

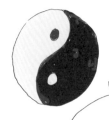

你們可以吃的肉只有蹄分兩瓣、會反芻的動物（《利未記》）。

我們同意妥拉說的！

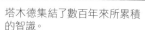

中醫

中醫的原理是建立在人與健康的哲學基礎上。兩位偉大思想家的影響格外深遠：

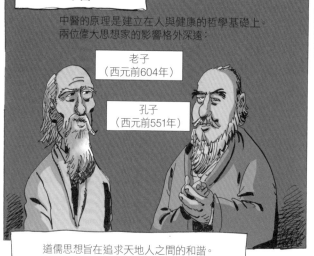

老子（西元前604年）

孔子（西元前551年）

道儒思想旨在追求天地人之間的和諧。

在中國傳統裡，有兩股力量主宰著世界和人體：陰和陽，也象徵兩性之間的對立和互補。

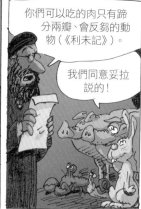

我們永遠相伴交織，陰和陽共同形成了道，道生萬物。

中醫追求的是陰與陽之間的平衡。

把脈是衡量「氣」的一門技藝。氣是器官的生命能量。

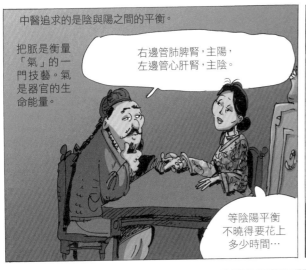

右邊管肺脾腎，主陽，左邊管心肝腎，主陰。

等陰陽平衡不曉得要花上多少時間…

當平衡被破壞時，人就會生病。治療之道即在阻斷這種混亂的走向。

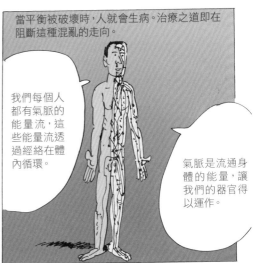

我們每個人都有氣脈的能量流，這些能量流透過經絡在體內循環。

氣脈是流通身體的能量，讓我們的器官得以運作。

經絡分布著眾多節點，可以透過針灸或熱力（艾灸）來刺激穴位。

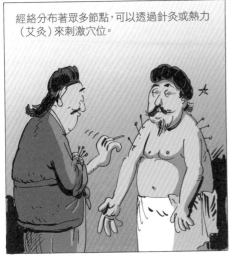

歷史上記載了幾位名中醫。

華佗（110-207）是一位擅長針灸和用藥的外科醫師，還研發出緩解疼痛的藥劑。

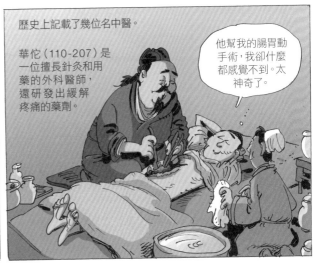

他幫我的腸胃動手術，我卻什麼都感覺不到。太神奇了。

另一位偉大的醫生孫思邈（590-682），也留下關於針灸、艾灸、藥草功效的論著。

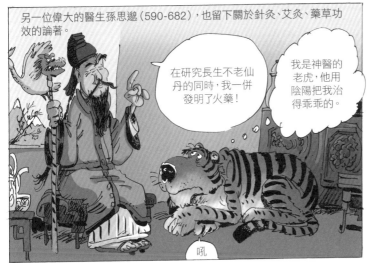

在研究長生不老仙丹的同時，我一併發明了火藥！

我是神醫的老虎，他用陰陽把我治得乖乖的。

吼

相較於其他古代醫學，中醫並非立基於宗教，而是哲學思想。醫生是思想家，不是祭司。

中醫突出於其他傳統醫學的地方，是至今依然在中國和西方通行。

希臘和羅馬的醫學

古希臘人認為疾病是神帶給人的懲罰。宙斯將人類所有的罪惡與病痛裝在潘朵拉（第一個女人）的盒子裡，並禁止她打開。

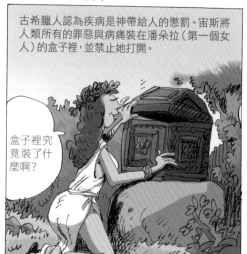

盒子裡究竟裝了什麼啊？

但潘朵拉禁不住誘惑，仍去打開了盒子。疾病、瘋狂、飢荒、苦難，立即侵襲人類的大地。

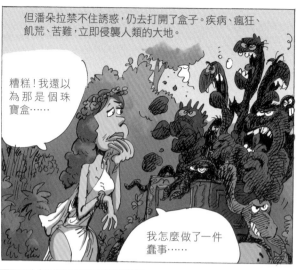

糟糕！我還以為那是個珠寶盒……

我怎麼做了一件蠢事……

阿波羅的兒子阿斯克勒庇俄斯成為醫神。半人馬凱龍將醫術傳授給他。

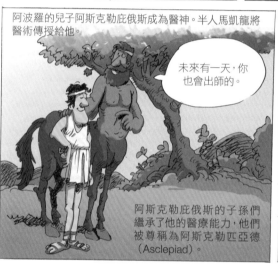

未來有一天，你也會出師的。

阿斯克勒庇俄斯的子孫們繼承了他的醫療能力，他們被尊稱為阿斯克勒庇亞德（Asclepiad）。

阿斯克勒匹亞德有專屬的神廟受人奉祀。病人睡在廟中，等待神靈造訪。

隔天早上，病人醒來時，或病已痊癒，或由祭司來為他們解夢。病人將金幣投入聖泉，作為治療的奉獻。

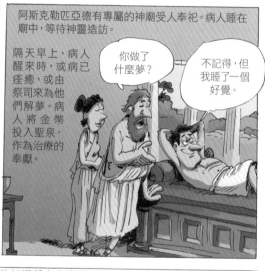

你做了什麼夢？

不記得，但我睡了一個好覺。

病人們也可以殺牲獻祭以尋求神諭。用來獻祭給阿斯克勒庇俄斯的動物是公雞。

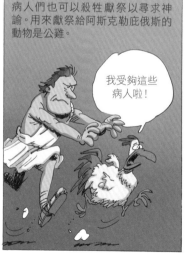

我受夠這些病人啦！

阿斯克勒匹亞德的知識係由父傳子。大約西元前460年，希波克拉底（Hippocrate）出生在科斯島，便由祖父老希波克拉底和父親赫拉克里戴斯傳授醫學。

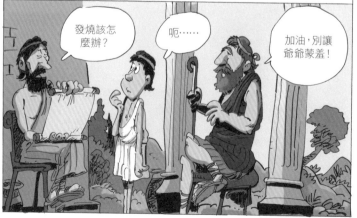

發燒該怎麼辦？

呃……

加油，別讓爺爺蒙羞！

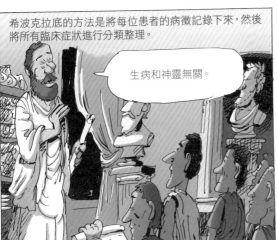

希波克拉底的方法是將每位患者的病徵記錄下來，然後將所有臨床症狀進行分類整理。

生病和神靈無關。

因為這種科學態度，他成為醫學之父。

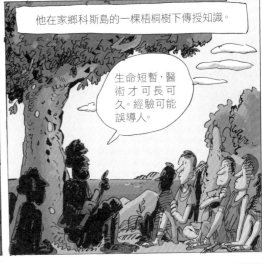

他在家鄉科斯島的一棵梧桐樹下傳授知識。

生命短暫，醫術才可長可久。經驗可能誤導人。

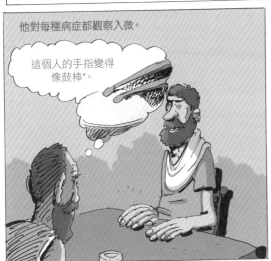

他對每種病症都觀察入微。

這個人的手指變得像鼓棒*。

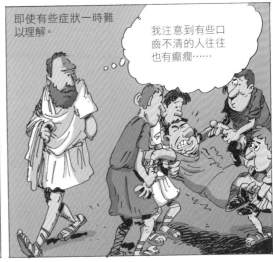

即使有些症狀一時難以理解。

我注意到有些口齒不清的人往往也有癲癇……

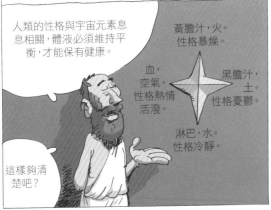

希波克拉底在女婿波呂玻斯（Polybius）的協助下，將所有知識整理成一部龐大的理論：體液論。

人類的性格與宇宙元素息息相關，體液必須維持平衡，才能保有健康。

黃膽汁，火。
性格暴躁。

血，
空氣。
性格熱情
活潑。

黑膽汁，
土。
性格憂鬱。

淋巴，水。
性格冷靜。

這樣夠清楚吧？

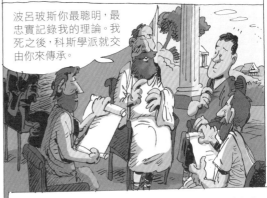

希波克拉底按照傳統方式，在兒子和女婿的幫助下完成著作。

波呂玻斯你最聰明，最忠實記錄我的理論。我死之後，科斯學派就交由你來傳承。

《希波克拉底文集》這部鉅著共有六十多冊，其中包含最著名的「醫師誓言」。

*這種因長期缺氧產生的病變，至今仍稱為「希波克拉底指」（杵狀指）。

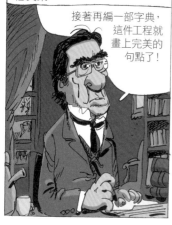

艾米爾·里特列（Émile Littré）花了二十二年的時間翻譯希波克拉底文集。

接著再編一部字典，這件工程就畫上完美的句點了！

但希波克拉底怎麼會想到要寫下醫師的行為守則呢？

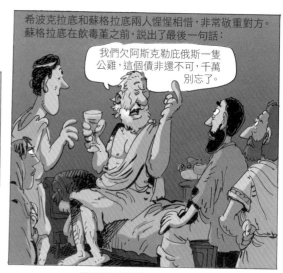

希波克拉底和蘇格拉底兩人惺惺相惜，非常敬重對方。蘇格拉底在飲毒堇之前，說出了最後一句話：

我們欠阿斯克勒庇俄斯一隻公雞，這個債非還不可，千萬別忘了。

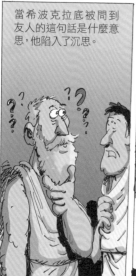

當希波克拉底被問到友人的這句話是什麼意思，他陷入了沉思。

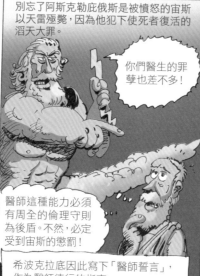

別忘了阿斯克勒庇俄斯是被憤怒的宙斯以天雷殛斃，因為他犯下使死者復活的滔天大罪。

你們醫生的罪孽也差不多！

醫師這種能力必須有周全的倫理守則為後盾。不然，必定受到宙斯的懲罰！

希波克拉底因此寫下「醫師誓言」，作為醫師德行的指南。

希波克拉底誓言

我以阿波羅、阿斯克勒庇俄斯、許癸厄亞、帕那刻亞之名起誓，身為醫師，我履行以下的誓言與承諾：

· 凡授我醫藝者，我敬之如己身所從出者。
· 遵守為病人謀福祉之信條，並檢束一切墮落和害人行為。
· 不以毒物藥品與他人，不為婦人施墮胎。
· 我的人生和行醫，皆秉持純潔和無邪之心。
· 無論入哪位患者家，唯一目的只在為病患謀幸福。
· 凡我所見所聞，無論有無業務之牽連，凡不應洩露者，我一律守口如瓶。
· 我若嚴守上述誓詞，願我此生得幸福，我醫術得無上光榮；苟違此誓，願受厄運之懲！

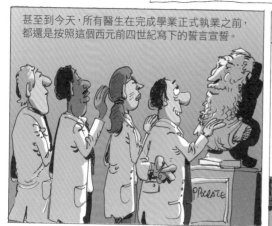

甚至到今天，所有醫生在完成學業正式執業之前，都還是按照這個西元前四世紀寫下的誓言宣誓。

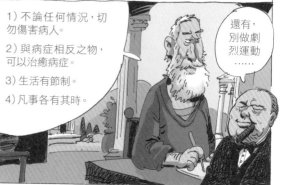

希波克拉底活到一百二十歲，身體力行證明了自己理念的價值。

1）不論任何情況，切勿傷害病人。

2）與病症相反之物，可以治癒病症。

3）生活有節制。

4）凡事各有其時。

還有，別做劇烈運動……

亞里斯多德是柏拉圖的弟子（柏拉圖是蘇格拉底的弟子），也是亞歷山大大帝的導師。

他從未行醫，也不曾解剖人體。
後來他卻成為物種比較解剖學的專家。

舉凡動物，都有同樣的器官來執行相似的功能。人類跟這些動物一樣，擁有靈魂！

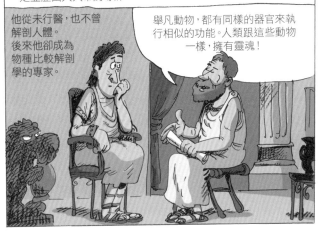

他對日後數百年的醫學產生極大的影響。

心臟最重要的功能是作為體熱和思考的中樞，含藏了血液。反之，大腦和肺則讓身體冷卻。

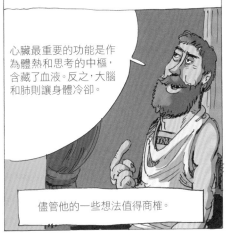

儘管他的一些想法值得商榷。

亞里斯多德的得意門生亞歷山大征服了全世界，並創建亞歷山卓城，興建亞歷山卓圖書館。

我們不識字，只負責搬運卷軸。

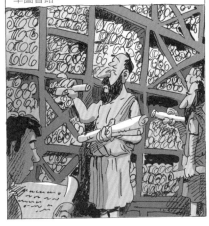

輝煌的醫學研究就此展開。

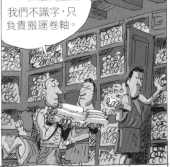

獎勵學術研究的國王托勒密擴大了圖書館的規模，館藏總計超過七十萬冊。

西元前約三百年，亞歷山卓的希羅菲盧斯和埃拉西斯特拉圖斯在解剖學上有長足進步，官方在當時的五十年間允許人體解剖，甚至還能對罪犯做活體解剖！

人活著的時候看得最清楚。

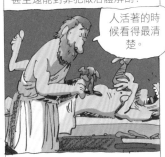

然而從西元前三世紀中葉起，人體解剖遭禁。

希氏和埃氏也是偉大的醫生。埃拉西斯特拉圖斯甚至發現安條克（Antiochus）之所以病倒，是因為暗戀自己的繼母。

瞧，這就是你生病的原因。

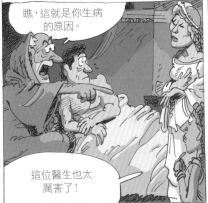

這位醫生也太厲害了！

希羅菲盧斯撰有九部解剖專論，不幸的是，西元前48年圖書館發生的大火，將所有藏書付之一炬。

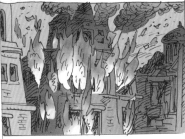

這座集結古代知識的圖書館遭到焚毀，無疑加劇了中世紀基督教面臨科學的無知和蒙昧。

羅馬人對醫學不感興趣。他們認為醫學不過是同情心過剩的表現。

羅馬人不需要醫生，尤其不需要那些把我們說成野蠻人的希臘人。

迦太基一定得摧毀！

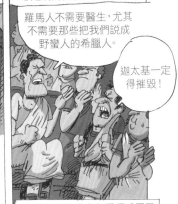

然而有位希臘人在羅馬成了風雲人物：克勞狄烏斯・蓋倫*。

*Claudius Galien

蓋倫是繼希波克拉底之後第二位古代的偉大醫生。他是希臘人，西元129年出生於帕加馬，在羅馬成就事業。他對自己深具信心，出版超過五百部著作，日後發揮極大的影響力。

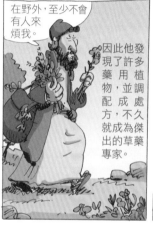

理性和經驗，就像是我的兩條腿。

不過腳踝是有點腫啦。

他最初在帕加馬競技場擔任格鬥士的手術師，因而小有名氣。

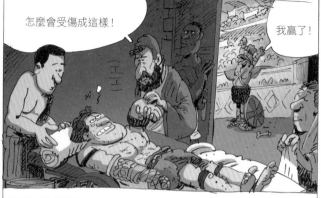

怎麼會受傷成這樣！

我贏了！

他盡力為格鬥士們治傷，這對當時的醫生來說絕不是件容易的事。

他經常旅行遷徒，也喜歡在路途中採集植物。

在野外，至少不會有人來煩我。

因此他發現了許多藥用植物，並調配成處方，不久就成為傑出的草藥專家。

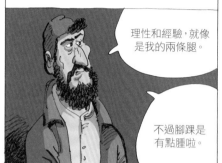

在羅馬時，蓋倫除了教學授徒，幫貴族看病，也要應付競爭對手。

會痛嗎？

羅馬人從來不知道什麼叫痛。

希望醫生不要替爸爸截肢。

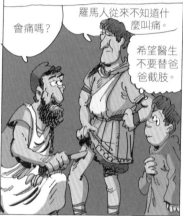

由於名氣響亮，他成為馬可·奧理略皇帝的御醫。

今天覺得如何？

啊，蓋倫……你的解毒蜜劑*，我又用得沒節制了。

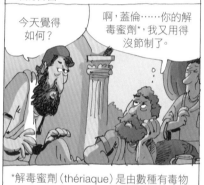

*解毒蜜劑（thériaque）是由數種有毒物質調配而成的飲料，保護皇帝不受身邊人士的毒害。

藥劑師也推崇蓋倫。

總之，我是世界上最偉大的醫生。

這麼說還太客氣了呢！

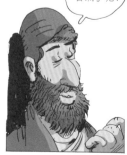

他經歷過安東尼大瘟疫，這是一場羅馬帝國的大災難。

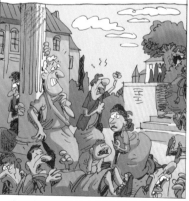

這場瘟疫可能是由天花引起的，生性謹慎的蓋倫早已事先走避。

由於他不反對一神教，剛誕生不久的教會遂將他的學說奉為準則。

蓋倫已對醫學做出完整的闡述，日後我們一概以蓋倫學說為依歸。

持不同意見者，當逐出教會。

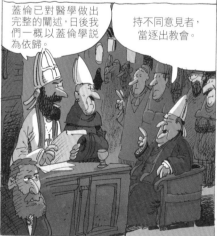

第 2 章

中世紀

　　亞歷山卓圖書館（全盛時期有七十萬卷藏書）的大火，普遍認為是古代積累知識散佚的元凶。羅馬帝國衰亡引發的社會動盪和戰亂，以及後來的蠻族大規模入侵，也都造成文化資源枯竭。古典文獻多半散落或遺失，到了中世紀前期，即使最博學的神職者，都不再通曉希臘的重要醫學研究。

　　在東方，或更確切地說，在波斯，由於有聶斯托留教派（Nestorian，景教）醫生的努力，得以保留一脈醫療傳統和知識傳統，並代代傳承維持不墜。即使在穆罕默德獲得啟示和阿拉伯浩大的征服行動之後，這套波斯醫學仍能原封不動地保存下來。帝國統一，宗教統一，加上阿拉伯語強勢推行，讓中東地區和地中海南部沿海地帶——遠至西班牙，在文化和醫學上得以長期穩定發展。

　　在接下來幾個世紀裡，兩位英雄負責了醫學知識的薪火傳遞：「學者之王」阿維森納（Avicenne，波斯語作伊本·西那），他的《醫典》（Canon）不僅是阿拉伯世界的指南，也是基督教世界的醫學憑據，影響力至文藝復興不墜；還有前面提過的蓋倫，重要性無庸置疑，百科全書式的知識內容成為天主教會的醫療準則。

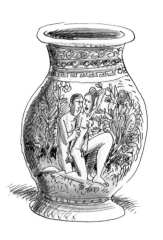

波斯與阿拉伯醫學

聶斯托留派是從以弗所大公會議分裂出來的基督教派。從西元四世紀起，希臘的聶斯托留派醫生便在波斯帝國境內行醫。

在伊斯蘭教傳入之前，波斯醫學已經成就輝煌。例如在貢迪沙普爾（Gundishapur）的醫院，學生們已直接透過病人學習知識。

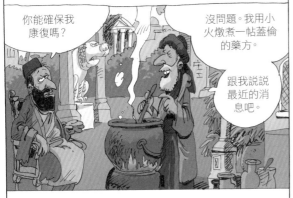

你能確保我康復嗎？

沒問題。我用小火燉煮一帖蓋倫的藥方。

跟我說說最近的消息吧。

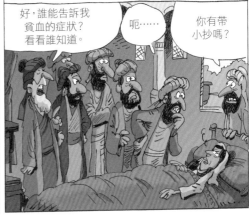

好，誰能告訴我貧血的症狀？看看誰知道。

呃……

你有帶小抄嗎？

他們將蓋倫的著作翻譯成當地的敘利亞語。

西元610年，在那個命運安排好的夜晚，大天使吉卜利勒（加百列）向穆罕默德啟示了古蘭經。這是一場驚天動地的革命。

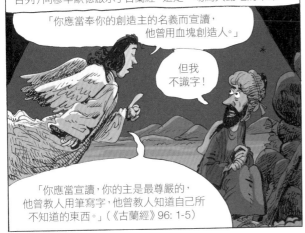

「你應當奉你的創造主的名義而宣讀，他曾用血塊創造人。」

但我不識字！

「你應當宣讀，你的主是最尊嚴的，他曾教人用筆寫字，他曾教人知道自己所不知道的東西。」（《古蘭經》96: 1-5）

穆罕默德傳授真主告訴他的事情。

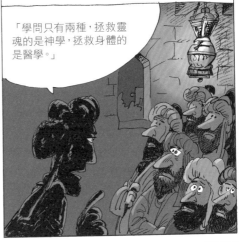

「學問只有兩種，拯救靈魂的是神學，拯救身體的是醫學。」

穆罕默德甚至這麼說：

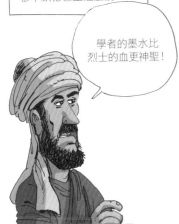

學者的墨水比烈士的血更神聖！

阿拉的啟示具體實現為對阿拉伯的征服，包括軍事和宗教的征服。基於「吉哈德」（djihad，為神的道路奮鬥）的軍事行動，也讓被征服的領土完全伊斯蘭化。

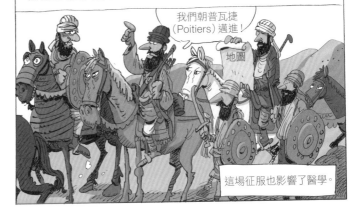

我們朝普瓦捷（Poitiers）邁進！

地圖

這場征服也影響了醫學。

北非在710年伊斯蘭化。穆斯林進一步從西側進攻，突破西班牙防線，東邊繼續往印度和中國前進。

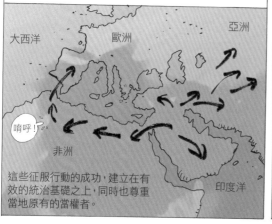

大西洋　歐洲　亞洲

唔呼！

非洲

印度洋

這些征服行動的成功，建立在有效的統治基礎之上，同時也尊重當地原有的當權者。

哈里發有維齊爾（大臣）和埃米爾（將領）的輔佐。醫師尤其受到尊重。不過內訌還是時有所聞。

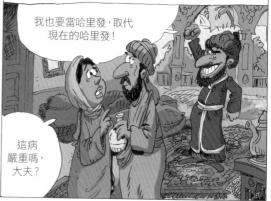

我也要當哈里發，取代現在的哈里發！

這病嚴重嗎，大夫？

阿拉伯人的攻勢直到君士坦丁堡才被拜占庭人擋下，還有鐵錘查理率領法蘭克人在732年的普瓦捷戰役，終於讓阿拉伯人止步。

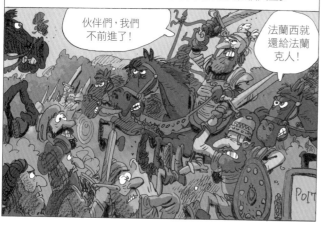

伙伴們，我們不前進了！

法蘭西就還給法蘭克人！

波斯醫學在阿拉伯入侵之初也受到影響，但很快便恢復活力。為了避免典籍遭受破壞，書籍都被翻譯成阿拉伯文。

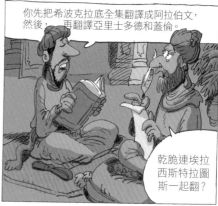

你先把希波克拉底全集翻譯成阿拉伯文，然後，再翻譯亞里士多德和蓋倫。

乾脆連埃拉西斯特拉圖斯一起翻？

「智慧之家」匯集了各種專業的人士。

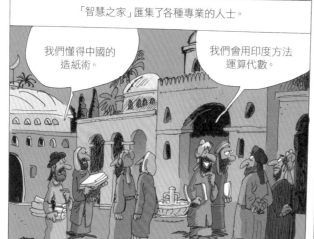

我們懂得中國的造紙術。

我們會用印度方法運算代數。

伊朗學者拉齊（Rhazes, 854-925）是巴格達醫院的醫師，也是偉大的藥師和實驗家。

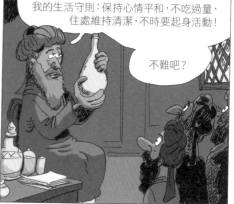

我的生活守則：保持心情平和，不吃過量，住處維持清潔，不時要起身活動！

不難吧？

拉齊在他規劃的醫院裡看診，他是偉大的臨床醫師，提倡素食。

孩子，你的眼睛變黃了，你得了肝病。不能再吃烤肉串。

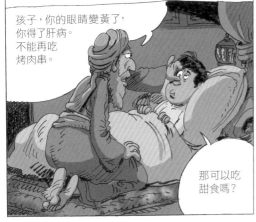

那可以吃甜食嗎？

拉齊也會區分不同的疹子。

他得的是麻疹，另一個是天花。

兩種病很不相同，就像黑死病和霍亂，差別很大！

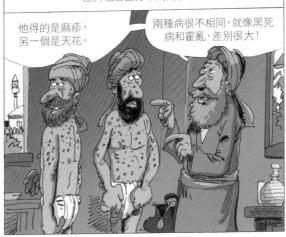

這段時期的另一位重要人物是阿維森納（Avicenne, 980-1037），他的著作《醫典》在後世數百年裡影響深遠，直到文藝復興都還是醫學指南。

晚上我不上床，繼續寫作，一邊喝一點小酒，有時多喝了一點，

人們竟因此責備我！

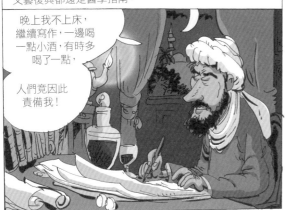

他的人生就是一部傳奇。

我曾經當過流浪漢、老師、幫貴族和窮人治病的大夫、囚犯，被判處死刑，逃亡，還當過宰相。

重要的是，我一直被所有人尊稱為「謝赫埃爾萊斯」（Cheikh El-Raïs）——學者之王。

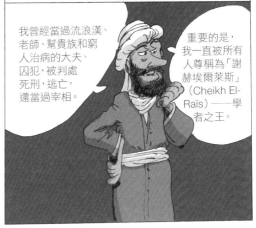

他上知天文，下知地理。

阿爾朱賈尼，我寫過詩，著有天文學、宗教論著，和其他許多東西。

我也翻譯了希臘醫學。

我最愛的是亞里斯多德！

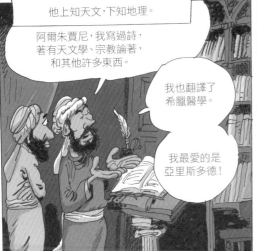

阿拉伯人統治的這段時期，知識和醫學可以說是百花齊放。

929年，世界明珠哥多華（Córdoba）新建了一座圖書館，足以媲美當年的亞歷山卓圖書館。

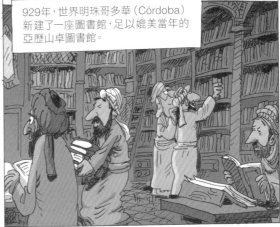

醫學大致區分為三個學派，每個學派都出了偉大的醫生。

巴格達學派：
-拉齊854-925
-阿維森納980-1037

哥多華學派：
-阿爾布卡西斯（阿語：宰赫拉威）936-1013
-阿文蘇爾（阿語：伊本·蘇爾）1091-1162
-阿威羅伊（阿語：伊本·魯世德）1126-1198

開羅學派：
-海桑（海什木）965-1040
-邁蒙尼德1135-1204
-伊本·納菲斯1213-1288

這只是一部分喔！

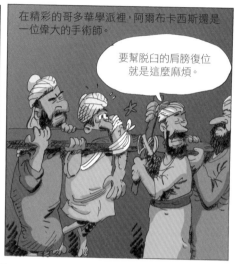

在精彩的哥多華學派裡，阿爾布卡西斯還是一位偉大的手術師。

要幫脫臼的肩膀復位就是這麼麻煩。

阿威羅伊（1126年生）是一位博學通才，他是法官、醫生和哲學家。

教我如何思考的人，是亞里斯多德。

醫學是一門科學，必須仔細觀察，推敲，和其他醫師琢磨討論。

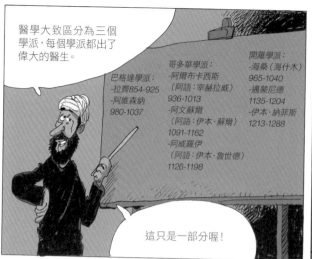

摩西·邁蒙尼德（1135-1204）是中世紀猶太教最偉大的學者。他出生在哥多華，但為了逃離種族迫害，被迫移居到開羅。他最初以研究《塔木德》聞名，同時也是一位偉大的醫生，對各領域的醫術都有鑽研。

我致力於將密西拿的知識和希臘重要的醫學整合起來。

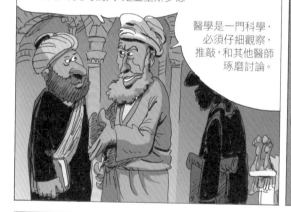

伊本·納菲斯居住在開羅，他在1242年描述過小循環*，比塞爾韋特早了三百年。

肺動脈
主靜脈
肺
肺靜脈
主動脈
左心房

吱吱吱吱

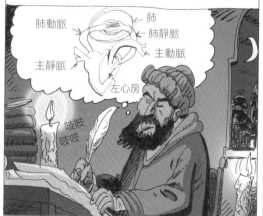

所有的大城市都有比馬里斯坦**。醫師在這裡治病和教學，對象包括女性。

無論宗教信仰、是貧是富，都可以在這裡接受治療。

想要行醫，就得通過考試取得文憑。

我們女性也一樣嗎？

所有人都一樣！

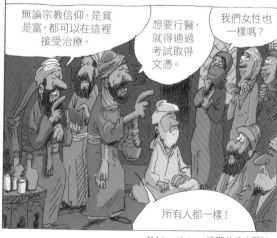

* 肺循環。

** bimaristan, 波斯的公立醫院。

24

波斯的醫院讓十字軍留下深刻的印象。

說真的，比我們的主宮好多了。

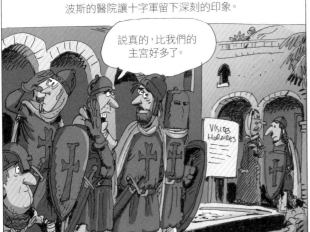

阿拉伯醫生經常施行白內障手術。

別動，我要切了！

不要亂動，我要把你的眼珠看清楚。

不動，之後你就能看得更清楚啦。

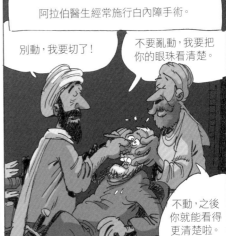

聖路易結束十字軍東征歸國後，隨即興建「三百人醫院」專門治療眼疾，醫師是阿拉伯人。

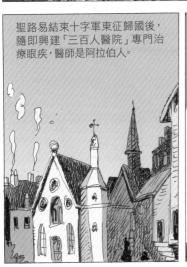

阿拉伯人的許多知識因此傳授給了基督教醫生，特別是下列幾項：

傳染的概念：當流行病出現時，阿拉伯醫生懂得實施隔離。

初步的醫學實驗（但基本上仍禁止解剖）。

得出一帖好藥時，就別再改動配方。

連一點蟾蜍湯也不加嗎？

會更美味喔？

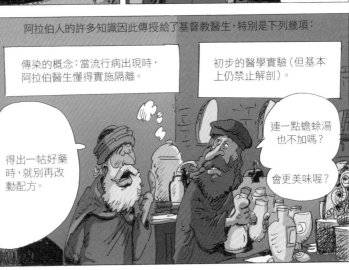

這些知識都被兩位譯者譯成了拉丁文。

杰拉德·德·克雷蒙納（1114-1187）

我的阿拉伯語好，但醫學不行，我的阿維森納醫典翻譯得不算精確。

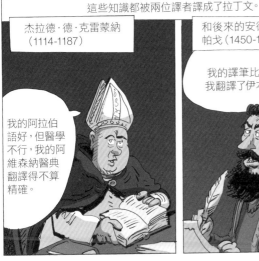

和後來的安德雷亞·阿爾帕戈（1450-1521）。

我的譯筆比杰拉德好，我翻譯了伊本·納菲斯。

我本人就是醫生，

還是伯爵！

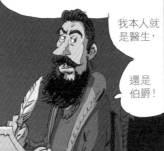

阿拉伯的醫學史，從開始到結束，全部都仰賴翻譯的貢獻。

哥多華的基督徒和猶太人在被驅逐出西班牙後，他們將知識傳入歐洲，間接促成蒙彼里埃和薩萊諾大學的創立。

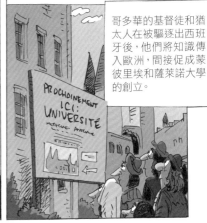

基督教的中世紀

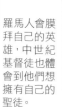

羅馬人會膜拜自己的英雄，中世紀基督徒也體會到他們想擁有自己的聖徒。

聖葛斯默和聖達彌盎*住在羅馬的敘利亞行省。

我們是一對雙胞胎，也是醫生，在戴克里先（Diocletianus）皇帝統治期間，我們以基督的名義免費救助病人。

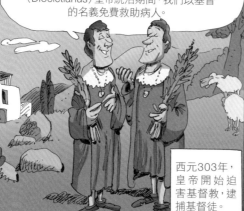

西元303年，皇帝開始迫害基督教，逮捕基督徒。

他們先是遭受酷刑，在拒絕放棄信仰後，他們和其他兄弟一起被斬首。

真令人惋惜，他們創造了奇蹟。

這些基督徒，我砍他們的頭。

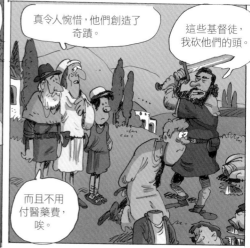

而且不用付醫藥費，唉。

四世紀起，他們被奉為醫生和手術師的守護神。我們之所以知道他們的故事，是因為這個人…

我，熱那亞大主教雅各·德·佛拉金，今年是1266年，我要跟你們講述聖葛斯默和聖達彌盎孿生兄弟的黃金傳奇，讓他們的事蹟不為世人所忘。

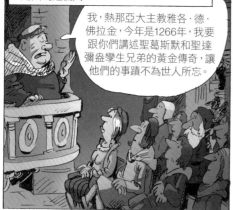

雖然他們早已死去多年，兩人的行蹟仍出現在教會執事查士丁尼的夢裡。查士丁尼腿部罹患腫瘤，葛斯默遂為其截肢。

你在墓地裡找到這條摩爾人的腿很好，我來更換。

用我的藥膏來接合。

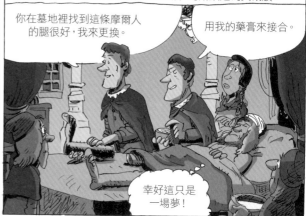

幸好這只是一場夢！

這是史上第一樁透過想像的器官移植病例！

為什麼是腿，而不是心臟或腎臟呢？

因為在我們的時代，人們對內臟知之甚少，而腿，大家都知道是做什麼用的。

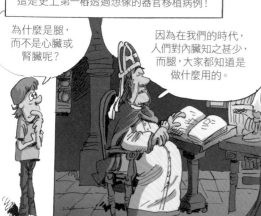

為什麼是拿摩爾人的腿？

嗯，到了肉身復活時，基督徒會用到自己的雙腿哪。

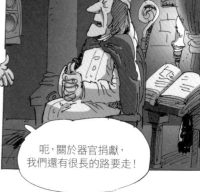

呃，關於器官捐獻，我們還有很長的路要走！

*Saints Cosmas and Damian

26

大約同一個時代，最早的基督教隱士聖安東尼，隱居在埃及沙漠裡，他罹患了一種奇怪的疾病。

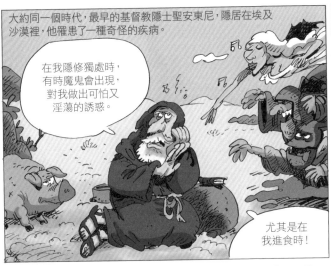

在我隱修獨處時，有時魔鬼會出現，對我做出可怕又淫蕩的誘惑。

唯有禁食和祈禱，才能讓撒旦遠離我的洞穴。

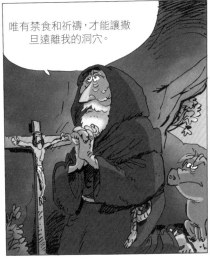

尤其是在我進食時！

隱士唯一的食物，是信徒固定送來的黑麥。

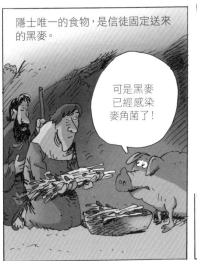

可是黑麥已經感染麥角菌了！

麥角菌是一種寄生真菌，能讓動脈收縮，引發幻覺（大腦）、腹痛和四肢末端壞疽。

我明白為什麼一斷食就感覺好多了！

即使這種飲食有問題，我也不吃肉。

接下來數個世紀，整個村莊都吃著被詛咒的黑麥麵包，都感染了「聖安東尼之火」這種「信仰狂熱病」。

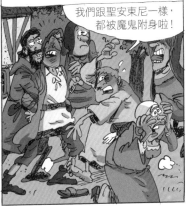

我們跟聖安東尼一樣，都被魔鬼附身啦！

被附身的人和行巫術的人，被送上火刑台。

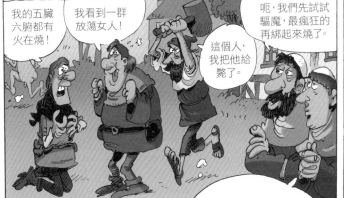

我的五臟六腑都有火在燒！

我看到一群放蕩女人！

這個人，我把他給斃了。

呃，我們先試試驅魔，最瘋狂的再綁起來燒了。

這可是個大工程啊。

截斷感染壞肢的工作，交由理髮師負責處理。

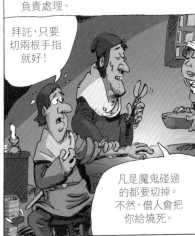

拜託，只要切兩根手指就好！

凡是魔鬼碰過的都要切掉。不然，僧人會把你給燒死。

我們現在可以透過麥角菌來合理解釋許多中世紀的巫術案例。

這是女巫的報應，要用火來淨化她們的罪孽！

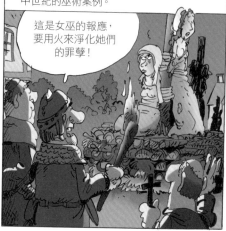

549年的奧爾良宗教會議之後，各地起建了名為「主宮」（Domus Dei）的機構。

基於基督徒的美德，我們接待外國人、朝聖客和一貧如洗的窮人。

主宮經常人滿為患，但我們相互取暖。

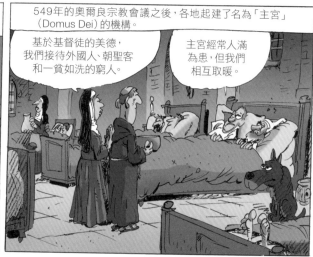

這些主宮都設立在市中心。

一張床通常躺兩、三個病患，一正一反緊挨著。

入院前得先懺悔，因為生病是神的懲罰。

我的床位很好，看得到十字架！

我們奧古斯丁修會的修女負責維護環境。

耶穌是我們唯一的救贖！

還要縫製裹屍布，因為入院者有三分之一會死在這裡！

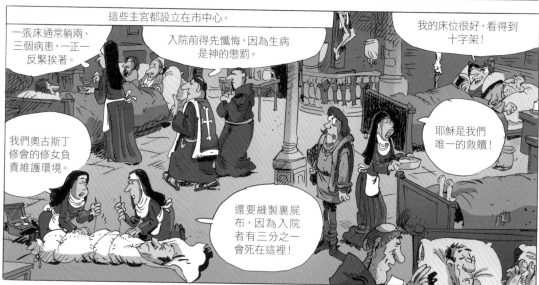

修道院的醫療大抵如此。

努西亞的聖本篤（Saint Benedict of Nursia）於529年在離薩萊諾不遠的卡西諾山建立了修會。

僧侶必須照顧生病的弟兄，如同侍奉主耶穌。

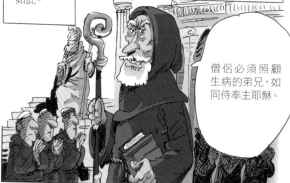

本篤會修士加上醫院騎士團，就是全歐洲的醫療提供者。他們以蓋倫的醫學概念為基礎，運用許多種類的藥草。手術則交由理髮師執行。

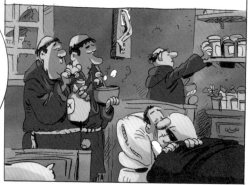

然而從1000年到
1300年間，人口增
加了三倍，農業生
產跟不上人口增
長，導致農村發生
飢荒，城市出現窮
人和乞丐。此外，
流行病肆虐造成大
量生命垂危的病人
需要照顧。這些病
患和乞丐，自然成
為慈善醫院收容的
對象，而這又引發
了其他問題。

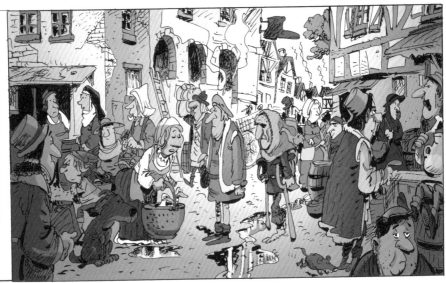

我們的城市充斥了乞丐和瘸子，他們群聚在一起，
讓市容髒亂不堪。

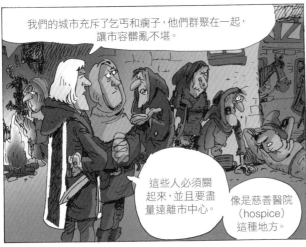

這些人必須關
起來，並且要盡
量遠離市中心。

像是慈善醫院
（hospice）
這種地方。

為了將妨害市容者強行送往慈善醫院，
出現了「窮人捕快」的差役。

各位好傢伙，跟我們
走吧。今晚你們有慈
善醫院可以睡。

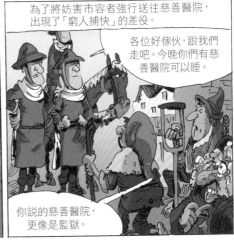

你說的慈善醫院，
更像是監獄。

年輕的路易十四奉行這項政策。1656年
4月27日他簽署了王室令，成立「一般醫
院，以隔離巴黎的窮人」。

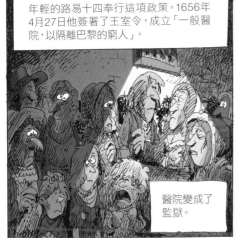

醫院變成了
監獄。

中世紀下半期，大學創立，醫學也隨之復興。修道院搖身
一變為學院。

我們閱讀古代典籍，
然後進行討論。

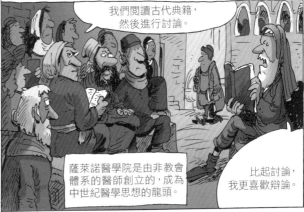

薩萊諾醫學院是由非教會
體系的醫師創立的，成為
中世紀醫學思想的龍頭。

比起討論，
我更喜歡辯論。

在婦科和婦產科留下傑出研究成果的特洛塔（Trotula），就是從薩萊諾醫學院畢業的。

人們視我為史上第一位助產士。

但我對婦女疾病的了解，比同時代所有醫生加起來都還要多。

1220年，法國蒙彼利埃（Montpellier）成立了歐洲第一所醫學院。

聽說醫學院聘了一位希臘教授？

不會吧？

我哥哥唸過一段大學銘文：「昔日科斯出希波克拉底，今日蒙彼利埃出名醫。」

傑出學者如阿諾·德·維勒納夫、亨利·德·蒙德維勒、基·德·修里亞克，為學生提供了最好的教育。

諾斯特拉達穆斯（Nostradamus），畢業後你打算做什麼？

老師，我想從事預言醫學。

巴黎大學是由腓力二世·奧古斯都創立。

授課老師是醫生，戴著方帽，學生席地而坐聽課。

教宗訓示過，學生應席地而坐！

這是為了培養犧牲精神。

「辯論」是學院教育的基本精神。

人們沒完沒了地討論阿威羅伊（Averroes）和托馬斯·阿奎那（Thomas Aquin）的著作，經常咄咄逼人。

當辯論過度激烈時，我會提出我的權威論點。

第 3 章

從理髮師到外科醫師

中世紀前期的醫療工作，基本上是由一般神職人員來負責，按照聖本篤的誓願來進行實踐。然而，教會為了將僧侶的修行導回對於靈性的關注，在數次宗教會議中明確表達「厭血」的立場，包括1130年的克萊蒙（Clermont）會議，1131年的蘭斯（Reims）會議，1163年的都爾（Tours）會議以及1215年的拉特朗（Latran）會議。實際做法上，教會禁止宗教人士（即受過教育的人）進行外科手術。

由於理髮師擁有鋒利的工具，遂成為執刀的不二人選，負責當時僅有的幾項手術任務。

但這卻造成了外科手術長期被醫學推開——醫學由學識淵博者獨享，至於手術，則交給那些不懂拉丁語、不識亞里斯多德的勞動者。

經過幾個世紀和眾多人才的努力，外科手術才逐漸回歸醫學，手術師也終於贏回「外科醫師」的封號。

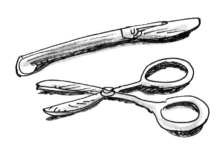

為什麼理髮師雀屏中選？

1215年拉特朗會議召開期間，教會宣示：

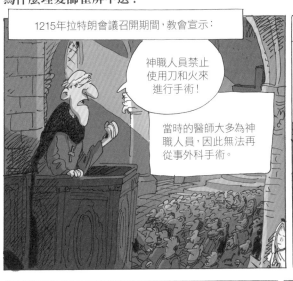

> 神職人員禁止使用刀和火來進行手術！

> 當時的醫師大多為神職人員，因此無法再從事外科手術。

理髮師接下了這項任務。

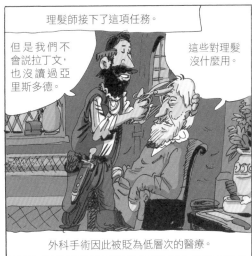

> 但是我們不會說拉丁文，也沒讀過亞里斯多德。

> 這些對理髮沒什麼用。

外科手術因此被貶為低層次的醫療。

但為什麼理髮師會變成外科醫生呢？

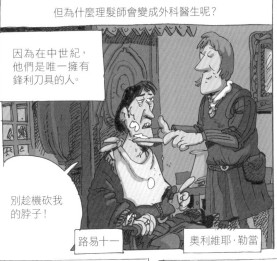

> 因為在中世紀，他們是唯一擁有鋒利刀具的人。

> 別趁機砍我的脖子！

路易十一　　奧利維耶·勒當

理髮師在城鎮上的髮廊工作，他們的招牌上寫著「剃鬍」。

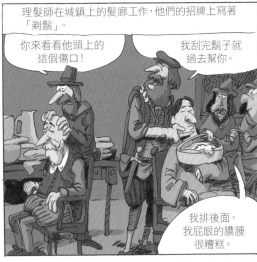

> 你來看看他頭上的這個傷口！

> 我刮完鬍子就過去幫你。

> 我排後面。我屁眼的膿腫很糟糕。

最常見的治療方式仍然是放血。放血係遵照醫生的指示來進行。

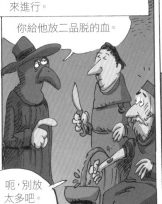

> 你給他放二品脫的血。

> 呃，別放太多吧。

1258年，聖葛斯默行會在巴黎成立。

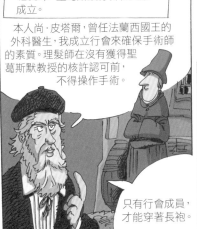

> 本人尚·皮塔爾，曾任法蘭西國王的外科醫生，我成立行會來確保手術師的素質。理髮師在沒有獲得聖葛斯默教授的核許認可前，不得操作手術。

> 只有行會成員，才能穿著長袍。

大學成立後，擁有學位和博士頭銜的醫生得寵，外科醫師被打入「勞動者」的行列。

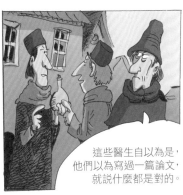

> 這些醫生自以為是，他們以為寫過一篇論文，就說什麼都是對的。

這時期重男輕女的觀念也變得根深蒂固。女性逐漸被排除在手術師或醫生的職業門檻外，只能擔任護士或助產士。

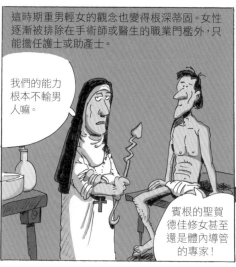

我們的能力根本不輸男人嘛。

賓根的聖賀德佳修女甚至還是體內導管的專家！

法國直到1869年才出了第一位女醫師，馬德琳·布萊斯。

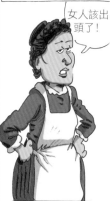

女人該出頭了！

修里亞克畢業於蒙彼利埃和波隆那醫學院，是傾力投入外科手術的第一人。

他的義大利老師蒙地諾·德伊·盧齊·貝圖齊歐，重視屍體解剖。

你知道，醫學有理論派和實踐派。

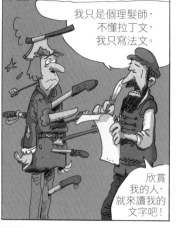

我雖是教士，但我選擇了實踐派。

修里亞克出版了《手術大全》*，是一本名副其實的外科教學集。

我在書中整合了眾多阿拉伯重要外科醫師的經驗

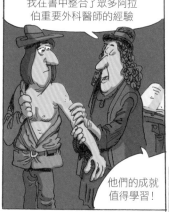

他們的成就值得學習！

帕雷（Ambroise Paré）是文藝復興時期最有名的理髮師兼外科醫師。

我要用兩根馬尾毛結紮動脈，避免傷口結痂脫落造成二次出血。

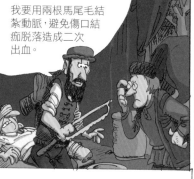

他在維萊爾執業時，不用截肢慣用的燒灼術，而是做股動脈結紮。

他將刀劍傷和火槍傷分開處理，各有治療方法。

我只是個理髮師，不懂拉丁文，我只寫法文。

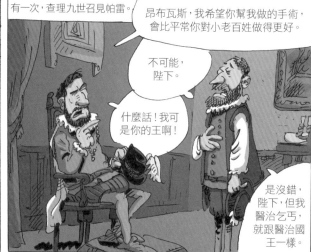

欣賞我的人，就來讀我的文字吧！

創意過人的帕雷，發明了各種醫療儀器和義肢。

軋軋

我製造的假人價值三十億威尼斯金幣！

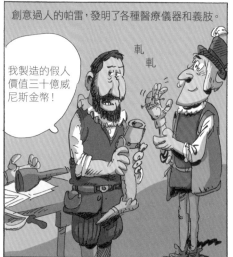

有一次，查理九世召見帕雷。

昂布瓦斯，我希望你幫我做的手術，會比平常你對小老百姓做得更好。

不可能，陛下。

什麼話！我可是你的王啊！

是沒錯，陛下，但我醫治乞丐，就跟醫治國王一樣。

*Chirurgia magna

菲利克斯和路易十四的瘻管病

路易十四的肛門瘻管毛病，意外讓外科醫生的地位獲得提升。

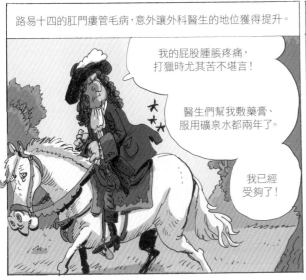

我的屁股腫脹疼痛，打獵時尤其苦不堪言！

醫生們幫我敷藥膏、服用礦泉水都兩年了。

我已經受夠了！

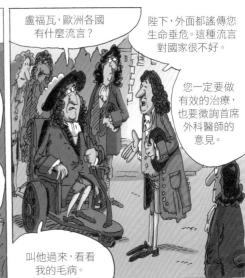

盧福瓦，歐洲各國有什麼流言？

陛下，外面都謠傳您生命垂危。這種流言對國家很不好。

您一定要做有效的治療，也要徵詢首席外科醫師的意見。

叫他過來，看看我的毛病。

菲利克斯*在1686年對國王做了檢查。

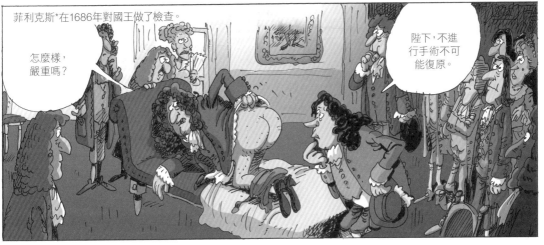

怎麼樣，嚴重嗎？

陛下，不進行手術不可能復原。

這是一項精密的手術，陛下，我必須事先練習。

多練習，菲利克斯。囚犯和苦役有肛瘻病的都讓你練習！

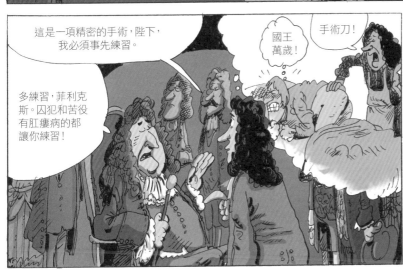

國王萬歲！

手術刀！

手術在11月進行，地點在凡爾賽宮。菲利克斯的工具有：

• 觀測架，用來撐開肛門

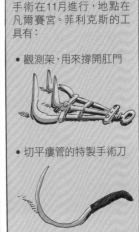

• 切平瘻管的特製手術刀

*路易十四的首席理髮師兼外科醫師。

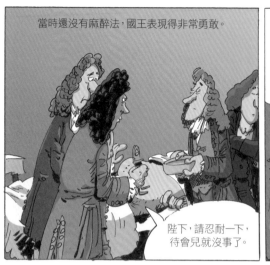

當時還沒有麻醉法，國王表現得非常勇敢。

陛下，請忍耐一下，待會兒就沒事了。

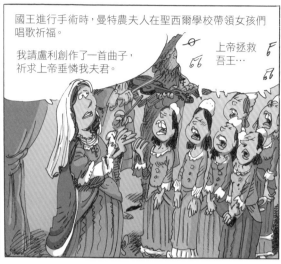

國王進行手術時，曼特農夫人在聖西爾學校帶領女孩們唱歌祈福。

我請盧利創作了一首曲子，祈求上帝垂憐我夫君。

上帝拯救吾王…

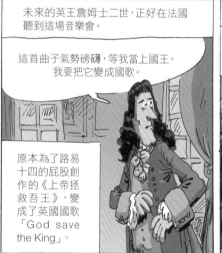

未來的英王詹姆士二世，正好在法國聽到這場音樂會。

這首曲子氣勢磅礴，等我當上國王，我要把它變成國歌。

原本為了路易十四的屁股創作的《上帝拯救吾王》，變成了英國國歌「God save the King」。

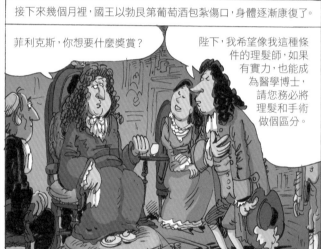

接下來幾個月裡，國王以勃艮第葡萄酒包紮傷口，身體逐漸康復了。

菲利克斯，你想要什麼獎賞？

陛下，我希望像我這種條件的理髮師，如果有實力，也能成為醫學博士，請您務必將理髮和手術做個區分。

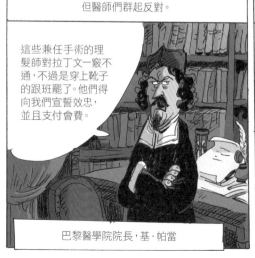

但醫師們群起反對。

這些兼任手術的理髮師對拉丁文一竅不通，不過是穿上靴子的跟班罷了。他們得向我們宣誓效忠，並且支付會費。

巴黎醫學院院長，基·帕當

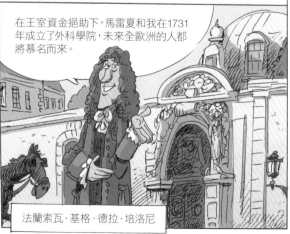

直到路易十五上任，菲利克斯之後的幾個世代，外科醫生的地位才獲得認可。

在王室資金挹助下，馬雷夏和我在1731年成立了外科學院，未來全歐洲的人都將慕名而來。

法蘭索瓦·基格·德拉·培洛尼

第 4 章

傳染病

從新石器時代開始，人口集聚所帶來的一個重要結果，便是流行病的崛起。

數個世紀以來，因為錯誤診斷（有很長一段時間，所有的急性起疹都被稱為「瘟疫」），無法有效治療流行病，加上對傳染缺乏概念，造成驚人的高死亡率。

一直到十八世紀簡納（Jenner）出現，特別是十九世紀的巴斯德（Pasteur）和柯霍（Koch），總算才提出有效的對治方法。

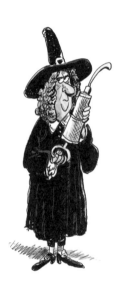

天花：人類的超級殺手

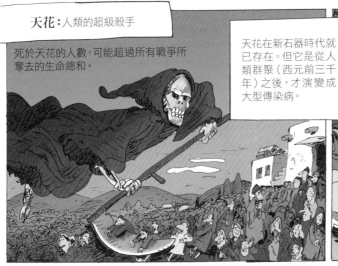

死於天花的人數，可能超過所有戰爭所奪去的生命總和。

天花在新石器時代就已存在。但它是從人類群聚（西元前三千年）之後，才演變成大型傳染病。

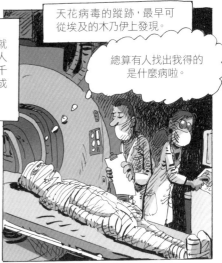

天花病毒的蹤跡，最早可從埃及的木乃伊上發現。

總算有人找出我得的是什麼病啦。

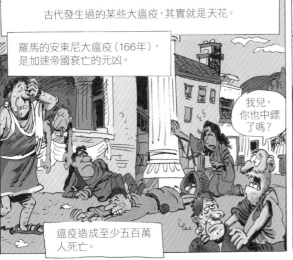

古代發生過的某些大瘟疫，其實就是天花。

羅馬的安東尼大瘟疫（166年），是加速帝國衰亡的元凶。

我兒，你也中鏢了嗎？

瘟疫造成至少五百萬人死亡。

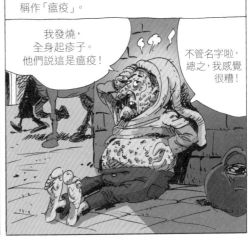

事實上，長久以來所有的傳染性急性起疹都被稱作「瘟疫」。

我發燒，全身起疹子。他們説這是瘟疫！

不管名字啦，總之，我感覺很糟！

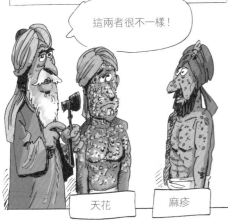

波斯醫生拉齊為病症理出了頭緒，他區分了天花和麻疹*。

這兩者很不一樣！

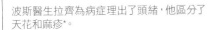

天花　　　　麻疹

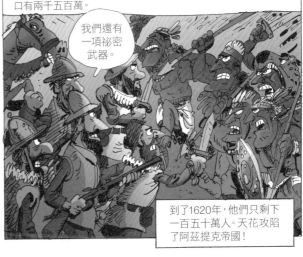

西班牙的科爾特斯（Cortés）1518年抵達墨西哥時，阿茲提克人口有兩千五百萬。

我們還有一項祕密武器。

到了1620年，他們只剩下一百五十萬人。天花攻陷了阿茲提克帝國！

*參閱第23頁。

39

十八世紀時又出現一場可怕的天花,肆虐法國和英國。

染病者有一半死了,另一半的人變得面目全非。

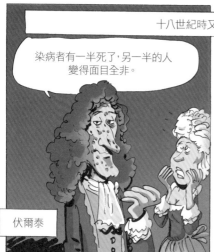

伏爾泰

路易十五也死於這場疫情,死狀悽慘。

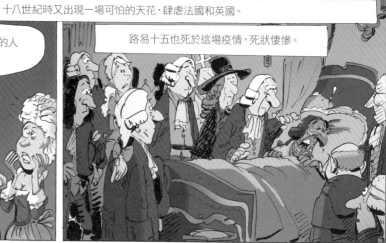

為了避免罹患這種疾病,自古以來人們已試圖從天花膿皰裡抽取物質來進行接種。

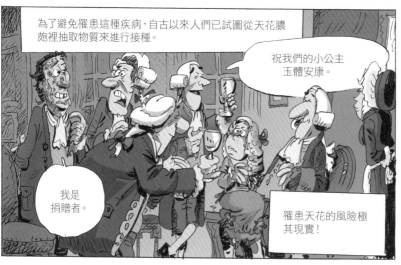

祝我們的小公主玉體安康。

我是捐贈者。

罹患天花的風險極其現實!

當時有一位英國醫生,愛德華·簡納,

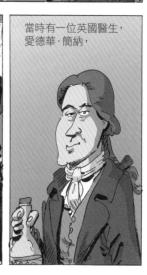

他觀察到農場女孩從來不會染上天花。

我能夠治好郡裡得天花的人。我從來不會得這種病。

喔

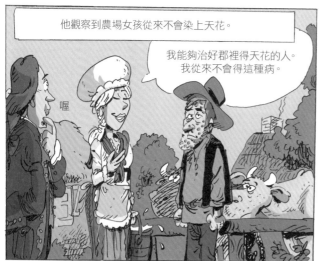

女孩與得了「牛痘」的牛隻接觸,只有手臂上會起疹子。

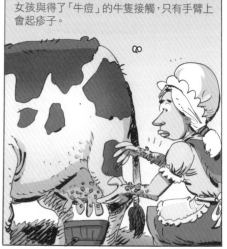

有一天,簡納靈機一動,將擠奶女孩莎拉·內梅斯牛痘水泡裡的膿液,注射到八歲男孩詹姆斯·菲普斯的手臂裡。

大夫,這樣對詹姆斯不危險嗎?

唉唷!

他竟然把我手上的膿包注射到他手臂裡!

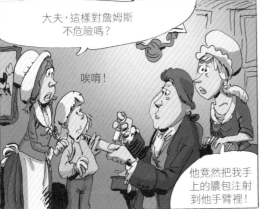

然後他讓小詹姆斯與郡裡的天花患者接觸,男孩不再感染天花。

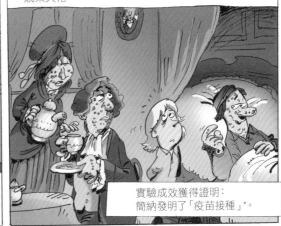

實驗成效獲得證明:簡納發明了「疫苗接種」*。

但簡納的這套技術倍受抨擊,甚至有人指責他會讓病人長出牛角。

胡扯!

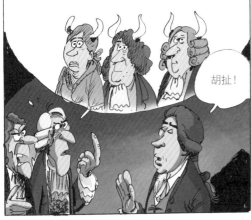

但是,有一個人十分重視簡納的發現,因為他正在考慮入侵英格蘭。

我的戰士很樂意跟英國人作戰,但他們害怕被天花感染。該怎麼辦,吉約丹(Guillotin)?

陛下,我們不妨為大軍接種疫苗。

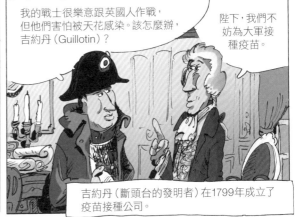

吉約丹(斷頭台的發明者)在1799年成立了疫苗接種公司。

所有人都來打疫苗吧!

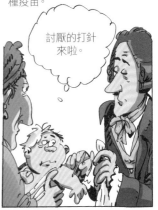

拿破崙以身作則,讓自己的兒子羅馬王接種疫苗。然而,法國人花了很長的時間才願意接種疫苗。

討厭的打針來啦。

*「疫苗接種」(vaccination)一詞來自拉丁文的「牛」(vacca)。

儘管有了疫苗，天花在1960年代仍未絕跡，非洲和亞洲依然可見。世界衛生組織發起了根除天花計劃。

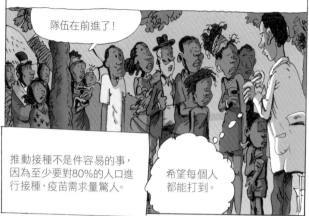

隊伍在前進了！

推動接種不是件容易的事，因為至少要對80%的人口進行接種，疫苗需求量驚人。

希望每個人都能打到。

世衛組織的一位醫生威廉·弗格（William Foege），想出了「圈選接種法」。

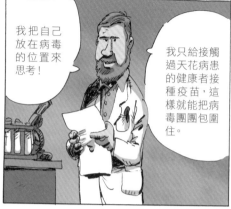

我把自己放在病毒的位置來思考！

我只給接觸過天花病患的健康者接種疫苗，這樣就能把病毒團團包圍住。

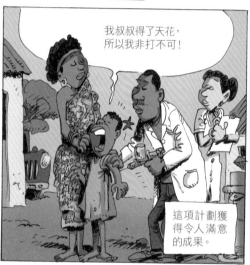

我叔叔得了天花，所以我非打不可！

這項計劃獲得令人滿意的成果。

1980年弗格宣布，天花這項疾病已從地表上消失。

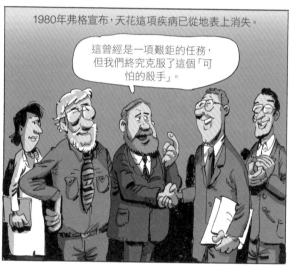

這曾經是一項艱鉅的任務，但我們終究克服了這個「可怕的殺手」。

所有的病毒培養體都已在實驗室裡進行銷毀了，

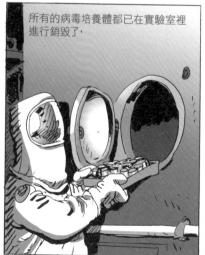

除非是有人圖謀不軌，暗中保存下來作為恐怖主義的生化武器。

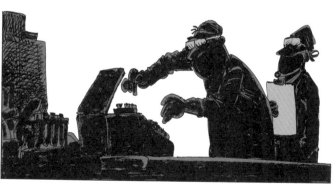

黑死病

如前面所見，所有急性起疹以往都被稱為瘟疫。

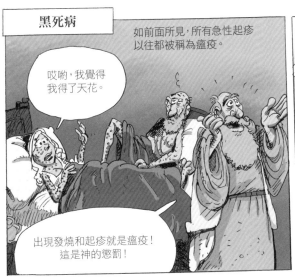

哎喲，我覺得我得了天花。

出現發燒和起疹就是瘟疫！這是神的懲罰！

1346年，金帳汗國的韃靼人攻陷位於克里米亞的卡法。

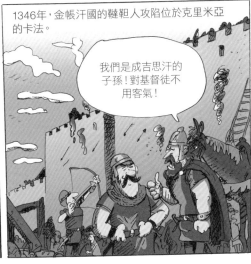

我們是成吉思汗的子孫！對基督徒不用客氣！

大軍裡已出現黑死病感染者。他們認為自己的麻煩不如一併帶給敵人，於是將患者的屍體彈射到城牆內。

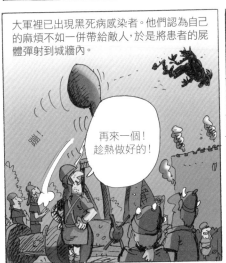

蹦！

再來一個！趁熱做好的！

第一場細菌戰，成功將瘟疫傳播給被圍攻區。

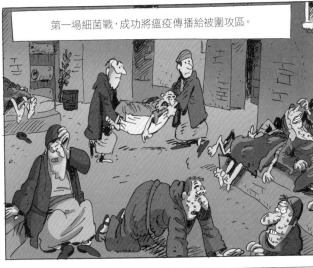

一艘熱那亞商船有幸逃離這座城市，船上卻載著亞洲黑死病的老鼠。

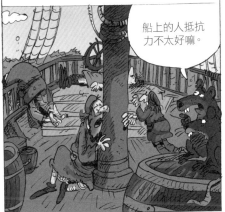

船上的人抵抗力不太好嘛。

商船沿途停靠，卸載貨品。每次停靠，都成為瘟疫傳播的起點！

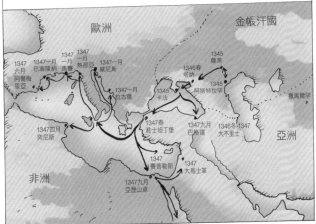

歐洲

金帳汗國

1347六月阿爾梅里亞

1347一月巴塞隆納

1347一月馬春

1347一月熱那亞

1347一月威尼斯

1347一月拉古薩

1345卡法

1346春塔納

1345阿斯特拉罕

1345薩萊

撒馬爾罕

亞洲

1347四月突尼斯

1347春君士坦丁堡

1347九月巴格達

1346冬-1347大不里士

1347賽普勒斯

1347大馬士革

非洲

1347九月亞歷山卓

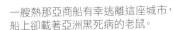

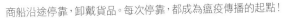

43

攜帶病菌的老鼠,在大部分城市裡都遭到貓的攻擊。

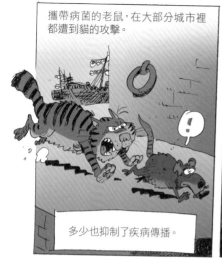

多少也抑制了疾病傳播。

但是在1347年的馬賽卻已經沒有貓了!教會認為貓生性邪惡,作惡多端,建議撲殺貓隻。

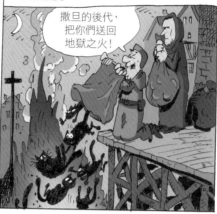

撒旦的後代,把你們送回地獄之火!

亞洲的黑死病老鼠終究是除之不盡,城市人口多半難逃一劫。

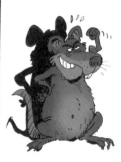

黑死病從馬賽迅速蔓延到教皇城亞維農,這個基督徒往來的重鎮,也讓疾病快速向外傳播。

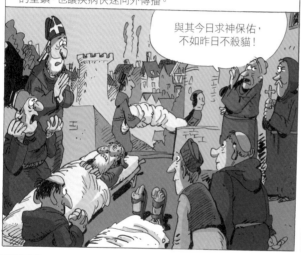

與其今日求神保佑,不如昨日不殺貓!

瘟疫蔓延到全歐洲,造成30~50%的人口死亡。

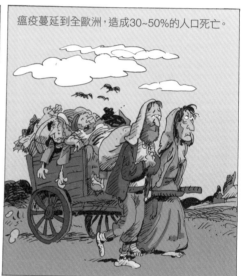

人們對治瘟疫的方法包括祈禱、舉行鞭笞儀式,和對異教徒、猶太人、麻瘋病患施予火刑,他們被指控傳播疾病。

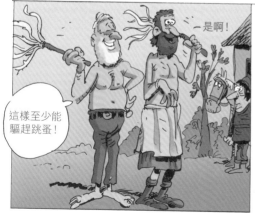

— 是啊!

這樣至少能驅趕跳蚤!

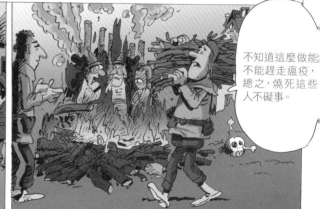

不知道這麼做能不能趕走瘟疫,總之,燒死這些人不礙事。

灌腸和放血是當時最慣用的醫療手段，但往往讓病情加重，造成休克或腹瀉，某種程度也縮短了病人痛苦……

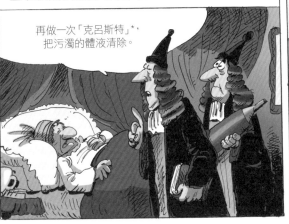

再做一次「克呂斯特」*，把污濁的體液清除。

出診的醫師會穿戴一身防護衣。

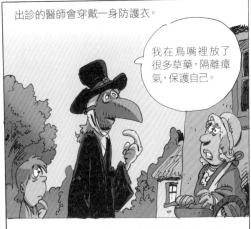

我在鳥嘴裡放了很多草藥，隔離瘴氣，保護自己。

人們認為疾病是經由空氣傳染的，事實上不是。

實際的病媒是跳蚤，病鼠死後，跳蚤便離開老鼠屍體，尋找其他有鮮血的對象飽餐一頓。

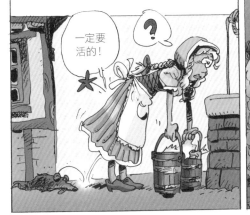

一定要活的！

十六世紀開始出現隔離措施，包括對住家進行消毒、煙薰，隔離病人，消毒郵件和貨幣，設立隔離驛站，火化死者。對可疑船隻進行系統性的檢疫隔離，避免新疫情再次大流行。

不過，在許多國家黑死病依舊猖獗，像是拿破崙出征埃及時，就不得不面對嚴峻的疫情。

大部分當地人都變成瘋子了，我絕對不要吸到他們的瘴氣。

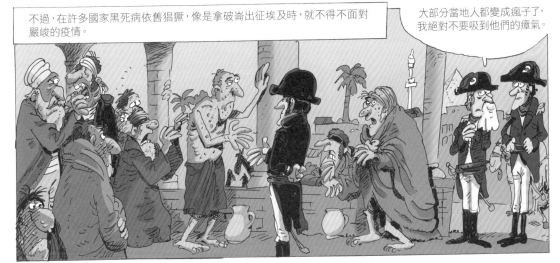

*灌腸。

1894年，巴斯德的學生亞歷山大·葉爾辛（Alexandre Yersin）前往鼠疫肆虐的香港，試圖找出瘟疫的傳染原。

為了這場硬仗，我特地從西貢背來一台顯微鏡，背包裡還準備了其他工具，準備往香港出發！

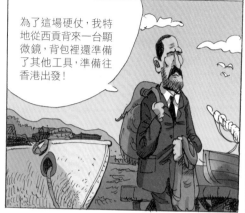

但是在他抵達時，他得知有日本團隊已經在當地研究這個疾病。葉爾辛刻意避開了醫院。

他們是我的病人，我不會把記錄這場瘟疫的機會平白讓給一個巴斯德的瑞士學生。

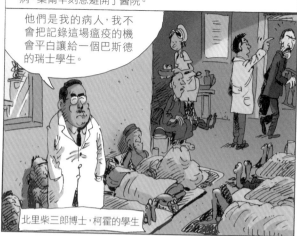

北里柴三郎博士，柯霍的學生

但千萬別低估了葉爾辛的決心。在被當地政府拒絕後，他在院區裡蓋了一間小屋，作為實驗室。

算不上舒適，但做研究綽綽有餘！

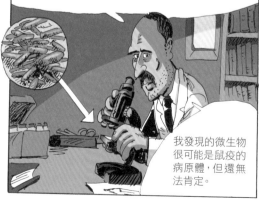

他買通負責掩埋屍體的水手，得以進入停屍間，採集患者身上的膿包，帶回實驗室裡檢驗。

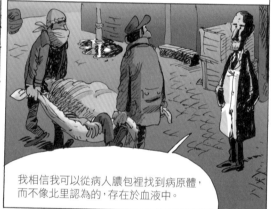

我相信我可以從病人膿包裡找到病原體，而不像北里認為的，存在於血液中。

我迅速把採集物放在顯微鏡下，一眼便認出一大堆的微生物，全都長得一模一樣。它們呈現短棒狀，兩端圓形，不易染色。

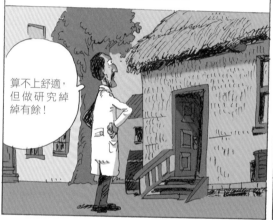

我發現的微生物很可能是鼠疫的病原體，但還無法肯定。

疾病出現的典型膿包症狀，其實是淋巴結受到感染。

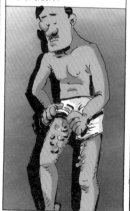

葉爾辛將桿菌做了精準的描述，寄出研究報告。1894年7月30日，法國科學院研讀了這份報告。

我發現的桿菌，是不動的革蘭氏陰性菌。

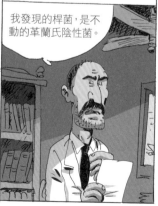

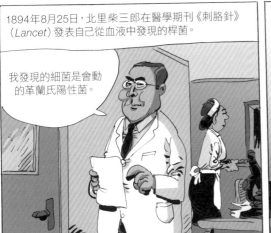

1894年8月25日，北里柴三郎在醫學期刊《刺胳針》（*Lancet*）發表自己從血液中發現的桿菌。

我發現的細菌是會動的革蘭氏陽性菌。

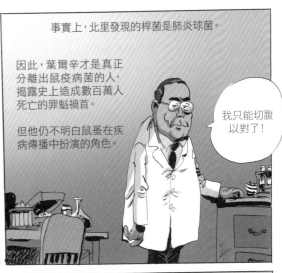

事實上，北里發現的桿菌是肺炎球菌。

因此，葉爾辛才是真正分離出鼠疫病菌的人，揭露史上造成數百萬人死亡的罪魁禍首。

但他仍不明白鼠蚤在疾病傳播中扮演的角色。

我只能切腹以對了！

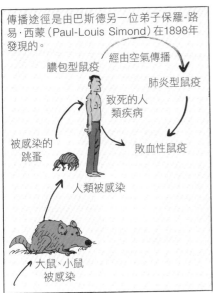

傳播途徑是由巴斯德另一位弟子保羅-路易·西蒙（Paul-Louis Simond）在1898年發現的。

膿包型鼠疫

經由空氣傳播

肺炎型鼠疫

致死的人類疾病

被感染的跳蚤

敗血性鼠疫

人類被感染

大鼠、小鼠被感染

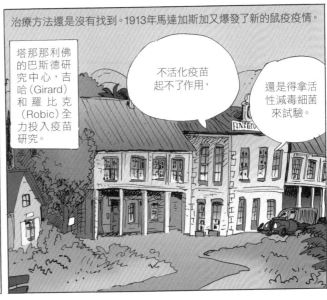

治療方法還是沒有找到。1913年馬達加斯加又爆發了新的鼠疫疫情。

塔那那利佛的巴斯德研究中心，吉哈（Girard）和羅比克（Robic）全力投入疫苗研究。

不活化疫苗起不了作用，

還是得拿活性減毒細菌來試驗。

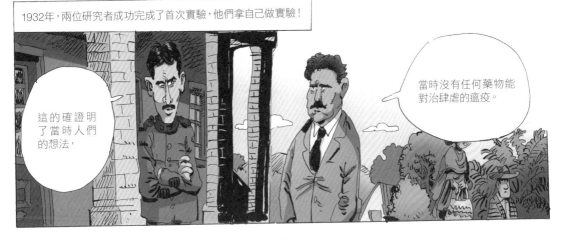

1932年，兩位研究者成功完成了首次實驗，他們拿自己做實驗！

這的確證明了當時人們的想法，

當時沒有任何藥物能對治肆虐的瘟疫。

霍亂是一種中毒性感染傳染病，能夠在幾天內引起嚴重腹瀉和嘔吐，導致脫水而死亡。

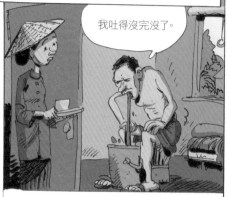

我吐得沒完沒了。

亞洲和中東都是疫情的溫床。

歐洲人對於霍亂的首次記載，出自1503年達伽馬（Vasco da Gama）手下的一名軍官。

老實說，當地人洗澡的這條河流，跟水溝差不了多少。

全球在十九世紀發生過六次霍亂大流行，新式交通工具加速了疫情傳播。

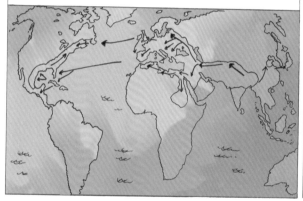

1832年的巴黎霍亂，造成大約十萬人死亡。

這是上帝的懲罰。

快逃，空氣裡有毒！

能吐的都吐光了！

這一年，愛丁堡外科醫生托馬斯·拉塔（Thomas Latta）萌生了將鹽水注入結腸，為患者補水的想法。

我想藉由結腸的吸收能力，注入足量的熱水來讓血液恢復正常。

太多水了，大夫！

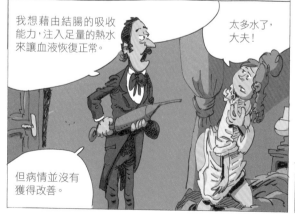

但病情並沒有獲得改善。

首度嘗試失敗後，他透過手臂插入的鵝毛管，將六品脫（未經消毒）的鹽水從靜脈緩緩注入。

我又感覺到她的脈搏了。

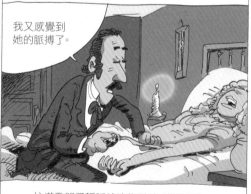

拉塔發明了靜脈輸液復甦法（打點滴）。

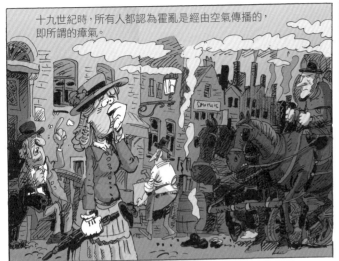

十九世紀時，所有人都認為霍亂是經由空氣傳播的，即所謂的瘴氣。

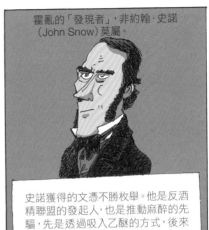

霍亂的「發現者」，非約翰·史諾（John Snow）莫屬。

史諾獲得的文憑不勝枚舉。他是反酒精聯盟的發起人，也是推動麻醉的先驅，先是透過吸入乙醚的方式，後來又研究氯仿的功效。

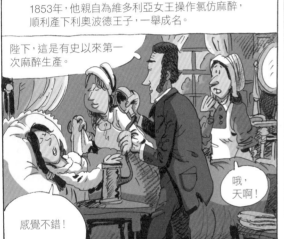

1853年，他親自為維多利亞女王操作氯仿麻醉，順利產下利奧波德王子，一舉成名。

陛下，這是有史以來第一次麻醉生產。

哦，天啊！

感覺不錯！

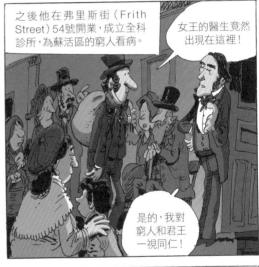

之後他在弗里斯街（Frith Street）54號開業，成立全科診所，為蘇活區的窮人看病。

女王的醫生竟然出現在這裡！

是的，我對窮人和君王一視同仁！

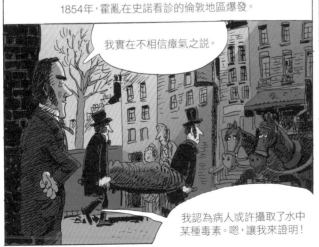

1854年，霍亂在史諾看診的倫敦地區爆發。

我實在不相信瘴氣之說。

我認為病人或許攝取了水中某種毒素。嗯，讓我來證明！

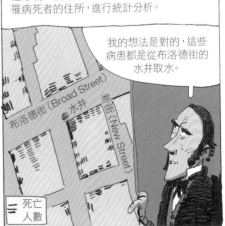

他浮現一個不凡的想法：在地圖上標記578名罹病死者的住所，進行統計分析。

我的想法是對的，這些病患都是從布洛德街的水井取水。

布洛德街（Broad Street）

水井

新街（New Street）

死亡人數

在克服重重障礙後，他總算令當局關閉了布洛德街的水井泵浦。

疫情也跟著停了。

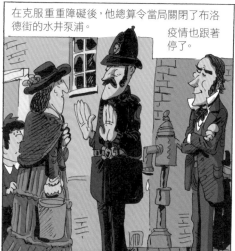

但瘴氣論者仍舊不信邪。

聽不懂史諾這傢伙在講什麼。這水裡明明什麼都沒有！

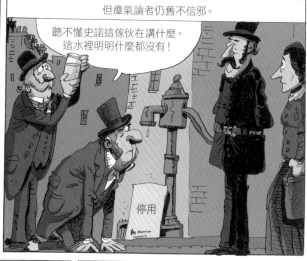

停用

亨利·懷海德（Henry Whitehead）牧師想證明史諾是錯的，但他在研究之後，推翻了自己的想法。

史諾説的對。

水井的底部距離一個集水池不到一公尺，這裡有在別處感染霍亂嬰兒的洗尿布髒水，流進了這個集水池。

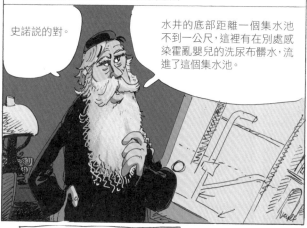

史諾因此證明水是流行病的元凶。他也提出了「微動物」（anumacule）*的説法，這些小生物進入人體後便在腸道增生，然後經由糞便排出。

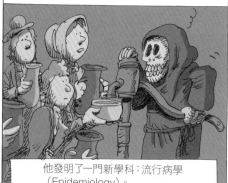

他發明了一門新學科：流行病學（Epidemiology）。

1883年，埃及爆發了新的霍亂疫情。

德國人和法國人均派出考察團，但沒有任何成果。

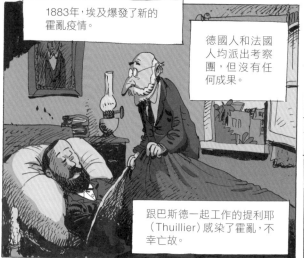

跟巴斯德一起工作的提利耶（Thuillier）感染了霍亂，不幸亡故。

隔年，羅伯·柯霍（Robert Koch）在加爾各答發現了霍亂弧菌。

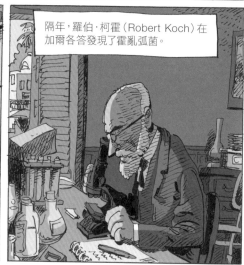

*當時尚未有微生物的概念，這個術語意指「微形動物」。

霍亂弧菌是一種彎曲的桿菌，他將其命名為Vibrio cholerae（或稱Kommabacillus／bacille virgule）—— 像「逗號」一樣的桿菌。

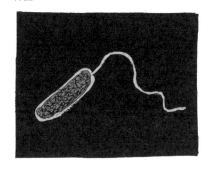

事實上，菲利波·帕西尼早在1854年就描述過這種細菌！

但他的發現並沒有引起注意，柯霍也不知道。

我發誓！

現在這種菌被稱為Vibrio cholerae Pacini。

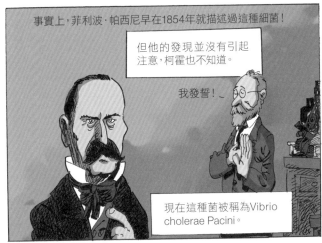

1885年，加泰隆尼亞人喬姆·費蘭（Jaume Ferran）發明了第一劑霍亂疫苗。

由於他的貢獻，歐洲才得以率先推動大規模疫苗接種。

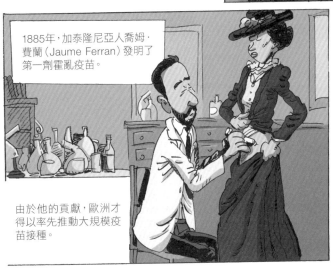

1950年代，印度人桑布·納特（Sambhu Nath De）和N.K.杜塔（N.K. Dutta）指出，霍亂弧菌會分泌一種強大的外毒素，導致腹瀉。

毒素附著在腸壁上。

引發不正常的脫水（腹瀉），流失鹽分和水分。

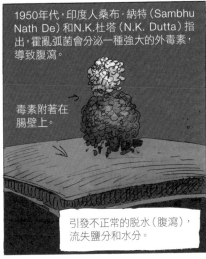

今日已有口服疫苗問世。

疫苗是由已殺死的霍亂弧菌整株菌體、結合霍亂毒素的次單位所製成的。

主要對象是暴露於霍亂流行病下的高風險族群。

世衛組織的說明。

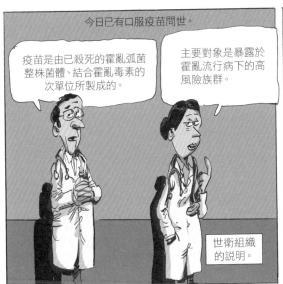

儘管如此，霍亂依舊是十分普遍的傳染病！

世衛組織在2009年發布了45個國家所通報的221,226起霍亂病例，包括 4946例死亡，除南美洲之外的各大洲均有案例。

世界衛生組織

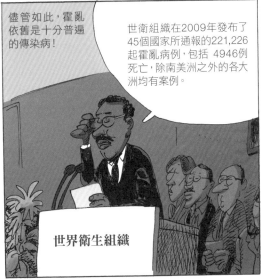

梅毒

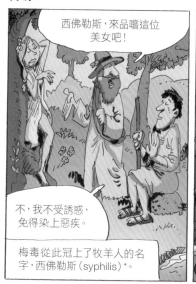

西佛勒斯，來品嚐這位美女吧！

不，我不受誘惑，免得染上惡疾。

梅毒從此冠上了牧羊人的名字，西佛勒斯（syphilis）*。

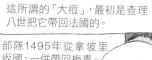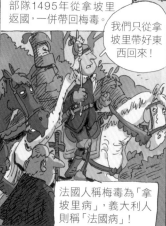

這所謂的「大痘」，最初是查理八世把它帶回法國的。

部隊1495年從拿坡里返國，一併帶回梅毒。

我們只從拿坡里帶好東西回來！

法國人稱梅毒為「拿坡里病」，義大利人則稱「法國病」！

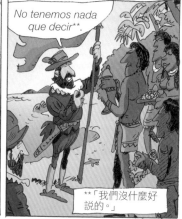

這種病似乎永遠是別人的錯：對俄國人來說，波蘭人是禍首，對波蘭人來說，是德國人害的，對英國人來說，這是法國人的痘痘。至於西班牙人，他們怎麼說呢？

*No tenemos nada que decir***.

**「我們沒什麼好說的。」

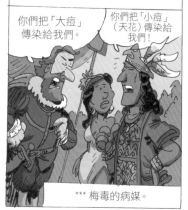

事實上，是科爾特斯的部下在邂逅印第安女人時，染上了梅毒螺旋體***。

你們把「大痘」傳染給我們。

你們把「小痘」（天花）傳染給我們！

*** 梅毒的病媒。

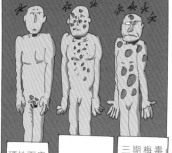

疾病迅速蔓延至全歐洲，人們束手無策。梅毒病情分成三個階段：

硬性下疳（下體潰瘍）。

身上出現紅疹。

三期梅毒侵犯到器官，包括血管、大腦、關節等。

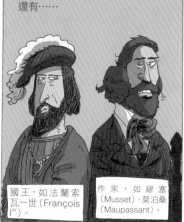

梅毒一視同仁，任何階級都無法倖免。妓女、士兵當然跑不掉，但還有……

國王，如法蘭索瓦一世（François 1er）。

作家，如繆塞（Musset）、莫泊桑（Maupassant）。

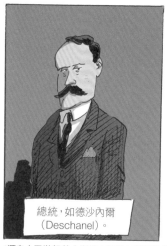

總統，如德沙內爾（Deschanel）。

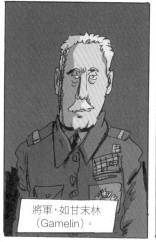

將軍，如甘末林（Gamelin）。

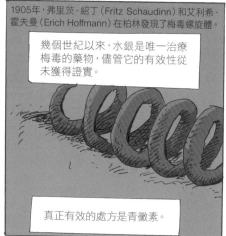

1905年，弗里茨·紹丁（Fritz Schaudinn）和艾利希·霍夫曼（Erich Hoffmann）在柏林發現了梅毒螺旋體。

幾個世紀以來，水銀是唯一治療梅毒的藥物，儘管它的有效性從未獲得證實。

真正有效的處方是青黴素。

*源自十五世紀義大利詩人弗拉卡斯托羅（Fracastor）的詩作。

麻瘋病

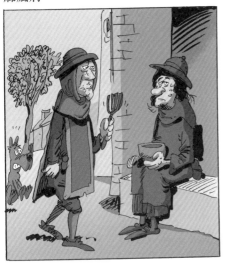

麻瘋病是一種桿菌引起的傳染病，由挪威人漢生（Hansen）在1873年發現，這種病流行於熱帶國家，傳染性並不強。

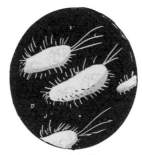

麻瘋桿菌

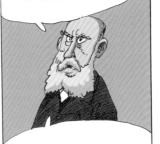

在我發現致病因之前，人們認為麻瘋病是遺傳疾病，或認為是瘴氣引起的。

我把採集來的樣本交給奈瑟（Neisser）*，請他上色。但這傢伙竟想偷取我的成果。

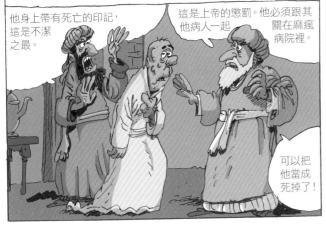

打從聖經時代，麻瘋病就已佔據人們的病態想像，皮膚上生出的恥辱印記，令人聯想到死亡。

他身上帶有死亡的印記，這是不潔之最。

這是上帝的懲罰。他必須跟其他病人一起關在麻瘋病院裡。

可以把他當成死掉了！

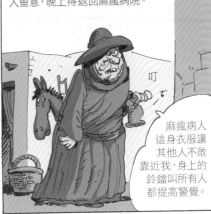

被視為不潔的麻瘋病人，被排拒於社會之外。他們進城乞討時，必須發出聲音提醒他人留意，晚上得返回麻瘋病院。

叮

麻瘋病人這身衣服讓其他人不敢靠近我，身上的鈴鐺叫所有人都提高警覺。

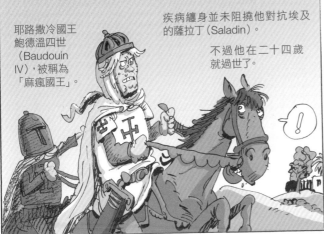

隨著十字軍返鄉，麻瘋病也在西歐傳播開來。

耶路撒冷國王鮑德溫四世（Baudouin IV），被稱為「麻瘋國王」。

疾病纏身並未阻撓他對抗埃及的薩拉丁（Saladin）。

不過他在二十四歲就過世了。

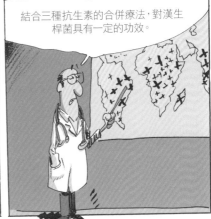

根據世界衛生組織統計，目前全世界仍有三十萬麻瘋病例。

結合三種抗生素的合併療法，對漢生桿菌具有一定的功效。

*德國細菌學家。

第 5 章
血液循環

　　文藝復興時期，蓋倫的理論受到了挑戰。教會向來鐵腕奉行蓋倫的醫學理論，並透過宗教裁判所施加恫嚇。屍體解剖即使並未明令禁止，實際施行起來仍然困難重重，也容易引人非議。

　　對於醫生來說，這個時代的使命就是致力突破前述的兩大原則。第一個重大的里程碑是，終於能夠開始以準確的方式描述人體。

　　這些知識讓人們認識心臟的作用，和理解血液循環的概念。

　　所有這一切全都發生在宗教戰爭、人倫悲劇、科學迫害、激情、戰爭的氛圍下。

　　畢竟，這就是文藝復興啊！

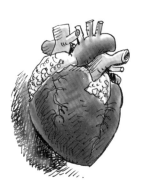

1924年12月的某一天，埃及學生慕赫尤（Muhyo）*在柏林普魯士圖書館裡蒐集論文資料，卻發現了一件怪事。

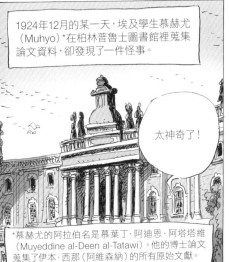

太神奇了！

*慕赫尤的阿拉伯名是慕葉丁·阿迪恩·阿塔塔維（Muyeddine al-Deen al-Tatawi）。他的博士論文蒐集了伊本·西那（阿維森納）的所有原始文獻。

助理圖書館員弗里茨提供了一份錯誤的資料給他，資料裡竟然出現肺循環的完美描述，比塞爾韋特（Servet，1553）早了三百年。

嘿，弗里茨，這份文獻的作者不是阿維森納，是伊本·納菲斯（Ibn Nafis）*寫的！

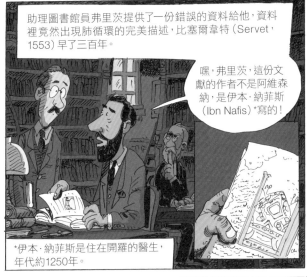

*伊本·納菲斯是住在開羅的醫生，年代約1250年。

慕赫尤將伊本·納菲斯的文字翻譯成德文，作為論文答辯資料。

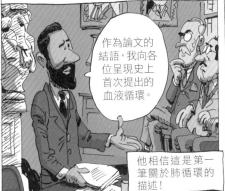

作為論文的結語，我向各位呈現史上首次提出的血液循環。

他相信這是第一筆關於肺循環的描述！

不過，另一位德國的埃及學者馬克斯·梅爾霍夫（Max Meyerhof）告訴他，這段敘述在1500年就已經被翻譯成拉丁文了。

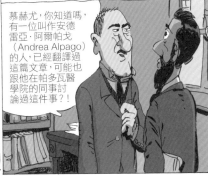

慕赫尤，你知道嗎，有一位叫作安德雷亞·阿爾帕戈（Andrea Alpago）的人，已經翻譯過這篇文章，可能也跟他在帕多瓦醫學院的同事討論過這件事？！

故事是這樣的……

身為貝盧諾伯爵的阿爾帕戈，是著名的帕多瓦醫學院的醫生，由於他能說一口流利的阿拉伯語，因此被威尼斯總督派往大馬士革擔任威尼斯使節團的外派醫師。

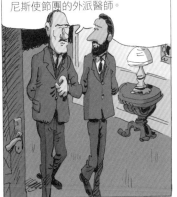

1487年，在馬里皮耶羅總督官邸裡，他被引薦給大馬士革總督。但他亦暗中擔任威尼斯總督的間諜。

我的代號是007……

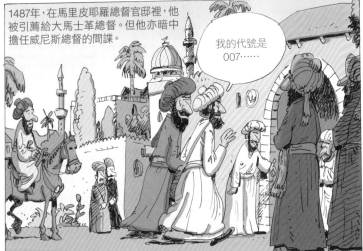

威尼斯總督阿葛斯提諾·巴巴里戈（Agostino Barbarigo）提醒過他：

你這趟任務是追縱鄂圖曼人、波斯人、馬木路克人（Mamluk）的行跡，瞭解我們的利益所在。

但你需要一個名目作掩護。不妨繼續前任拉穆西奧的工作，翻譯阿拉伯醫學文獻。

跟慕赫尤一樣，阿爾帕戈也就如此發現了伊本·納菲斯的論著！

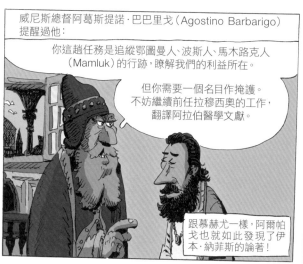

當阿爾帕戈了解到伊本·納菲斯的研究與蓋倫理論全盤不符時，他決定不發表這段文字和其他譯文，以免觸犯「宗教裁判所」。

如果我死了，我會把這些充滿新意的研究交給侄兒保羅，告訴那些值得知道的人，而且只讓他們知道。

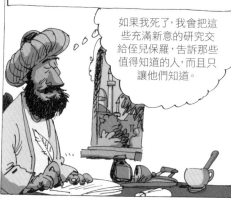

事實上，蓋倫的循環理論完全與真實不符。他將肝臟而非心臟視為人類的血液儲存庫，每天更新兩次。

食物中一部分有用的東西被輸送到肝臟，在那裡進行消化，便轉化成黑血。

這些黑血其中一部分從大靜脈注入右心臟；部分黑血又從心臟透過肺血管進入肺臟，在肺裡被「用掉」。

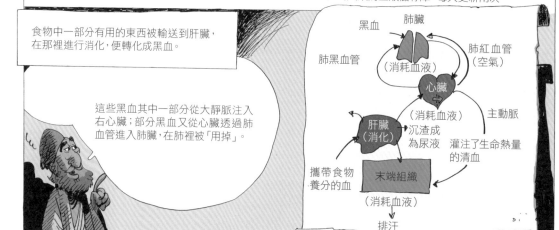

黑血　肺臟
肺黑血管
肺紅血管（空氣）
（消耗血液）
心臟
主動脈
肝臟（消化）沉渣成為尿液
（消耗血液）
灌注了生命熱量的清血
攜帶食物養分的血
末端組織
（消耗血液）
排汗

這些血液的另一部分從心室壁的孔隙滲入心室左半部，成為人體天生的體熱來源。

血液在這裡變得更紅、更多泡泡，跟肺靜脈送來的空氣相混合。

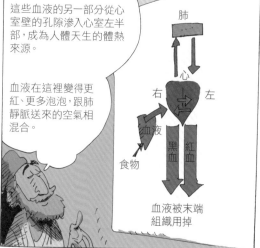

肺
心
右　左
血液
黑血　紅血
食物
血液被末端組織用掉

蓋倫的理論在今天看來不僅不符現實，而且還無謂地複雜。

錯誤一個接一個：以肝臟為中心的血液系統；肺臟消耗了血液，我們卻不知道血變成什麼；心室並不滲透血；左心室的氣體複循環是錯的；血液和空氣在心室混合也是錯的。

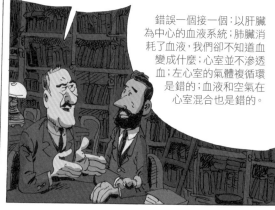

伊本·納菲斯的描述截然不同。他描述了「小循環」——所有血液都流往肺部，然後流回心臟。

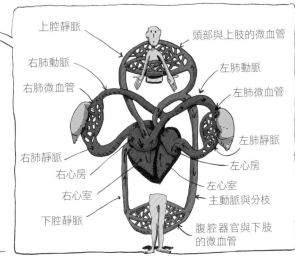

上腔靜脈　頭部與上肢的微血管
右肺動脈　左肺動脈
右肺微血管　左肺微血管
右肺靜脈　左肺靜脈
右心房　左心房
右心室　左心室
下腔靜脈　主動脈與分枝
　腹腔器官與下肢的微血管

親愛的慕赫尤，真正的關鍵問題是，誰在帕多瓦醫學院讀到阿爾帕戈的譯文，發揚了這項發現。

可能是塞爾韋特（Servet），或維薩留斯（Vesalius），或科倫坡（Colombo）。

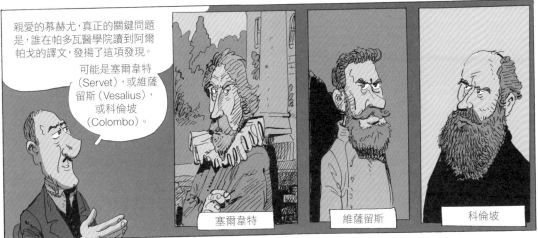

塞爾韋特

維薩留斯

科倫坡

阿爾帕戈在1520年回到帕多瓦，躲避鄂圖曼人的入侵。一年後，他在一頓豐盛的宴席上不幸暴斃，也有可能是被毒殺。

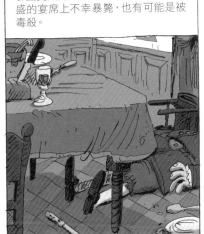

但是老師，有可能在他回來時，醫學已經起了很大的變化。

是的，慕赫尤，帕多瓦早已成為當時的醫學聖地。

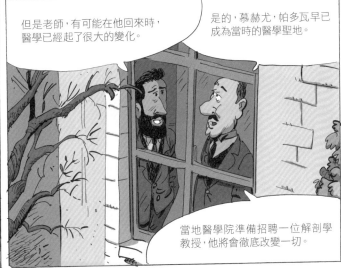

當地醫學院準備招聘一位解剖學教授，他將會徹底改變一切。

人體發現者維薩留斯

安德烈·凡·維薩爾（André Van Wesel，後拉丁化成為維薩留斯）出生在佛蘭德斯的醫生家庭。從家中望出，剛好可以看到絞刑架。

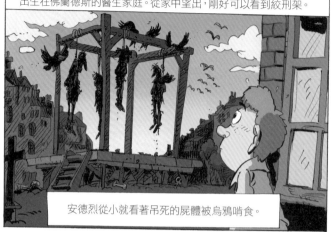

安德烈從小就看著吊死的屍體被烏鴉啃食。

他因此有機會細細觀察屍體逐步分解的過程。皮膚先被啃食完，然後出現肌肉，器官，最後是骨頭。

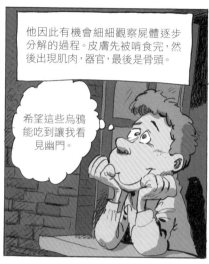

希望這些烏鴉能吃到讓我看見幽門。

1532年，在父親同意下，他前往索邦大學習醫，當時還未滿十八歲。

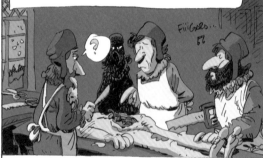

但是這裡令安德烈相當失望：一整年只在冬天解剖過三次屍體，而且負責下刀的理髮師根本對解剖學一竅不通。

有一天，負責為教授西爾烏斯（Jacobus Sylvius）的課程進行解剖的理髮師生病，學生們通過表決讓維薩留斯來執刀解剖。

維薩留斯，同學們認為你最優秀。拿起手術刀，向我們展現實力吧！

酷！

VESALE！VESALE！VESALE！

好。我來唸蓋倫寫的東西。

我們不在乎蓋倫了啦！

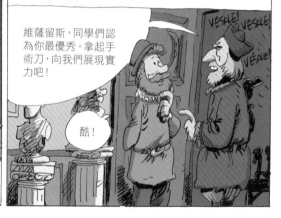

安德烈做的你都看到了，確實比理髮師強多了！

連西爾烏斯也不得不承認安德烈的完美技藝。

在半圓形大教室裡，一位旁聽者在維薩留斯示範結束後向他走來。

我叫塞爾韋特，米格爾·塞爾韋特。我是西班牙人。我從來沒有看過這樣的示範，您真是一位大師。

像您這樣的人，才讓我們更接近上帝的真理。

嗯，您過獎了！

這個西班牙人是有一點學問。

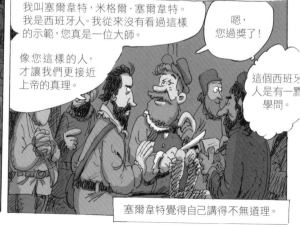

塞爾韋特覺得自己講得不無道理。

1537年，帕多瓦醫學院任命安德烈為解剖學教授。他一到任，就受到市執政官的款待。

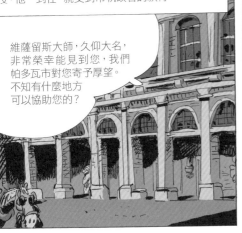

維薩留斯大師，久仰大名，非常榮幸能見到您，我們帕多瓦市對您寄予厚望。不知有什麼地方可以協助您的？

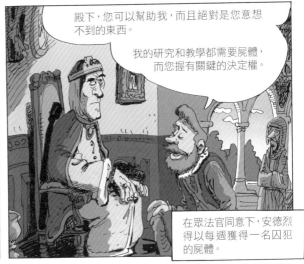

殿下，您可以幫助我，而且絕對是您意想不到的東西。

我的研究和教學都需要屍體，而您握有關鍵的決定權。

在眾法官同意下，安德烈得以每週獲得一名囚犯的屍體。

維薩留斯全力投入工作。下課後，他獨自一人留下，繼續進行解剖。他在頭腦中構思一冊鉅著，書中他欲表達的真相即使違背既有觀點，也在所不惜。

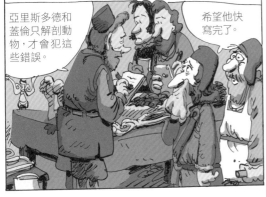

亞里斯多德和蓋倫只解剖動物，才會犯這些錯誤。

希望他快寫完了。

他在酒館裡認識了畫家提香的學生：揚·凡·卡爾卡（Jan Van Calcar）。

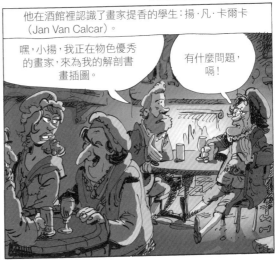

嘿，小揚，我正在物色優秀的畫家，來為我的解剖書畫插圖。

有什麼問題，嘔！

凡·卡爾卡以非凡的藝術功力，為解剖台上的屍體配上生動的場景。

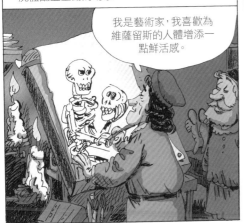

我是藝術家，我喜歡為維薩留斯的人體增添一點鮮活感。

他請老師提香為安德烈的大開本著作《人體的構造》卷首畫插畫。

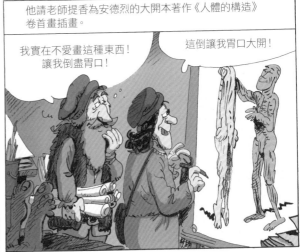

我實在不愛畫這種東西！讓我倒盡胃口！

這倒讓我胃口大開！

在此之前，解剖學多半只關注人體外觀，將各部位和黃道十二宮作連結。

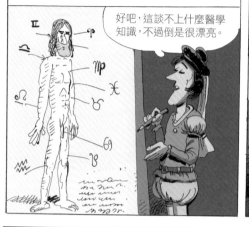

好吧，這談不上什麼醫學知識，不過倒是很漂亮。

偉大的達文西跟維薩留斯生活在同時代，他自己也進行解剖，也畫出了精彩的解剖圖。

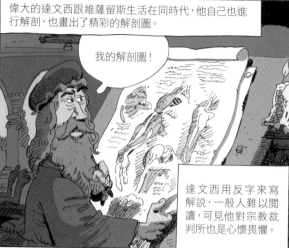

我的解剖圖！

達文西用反字來寫解說，一般人難以閱讀，可見他對宗教裁判所也是心懷畏懼。

《人體的構造》*是史上第一本帶有科學精神的解剖學專書。

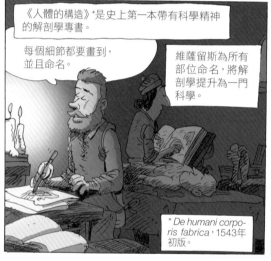

每個細節都要畫到，並且命名。

維薩留斯為所有部位命名，將解剖學提升為一門科學。

* De humani corporis fabrica，1543年初版。

他和凡·卡爾卡再度合作，出版解剖學教科書《解剖學概要》，方便醫學院學生將圖示剪下，貼到骨架模型上。

只需要複製和貼上。維薩留斯讓解剖學變容易了。

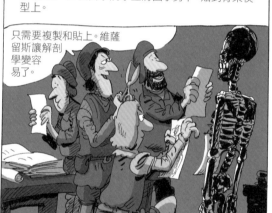

在第一版中，維薩留斯只糾正蓋倫的部分錯誤，不敢（或不想）走得太遠。

但仍引起老師雅各布斯·西爾烏斯的強烈批評。

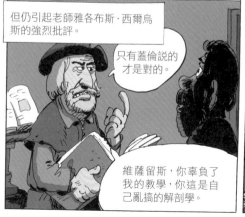

只有蓋倫說的才是對的。

維薩留斯，你辜負了我的教學，你這是自己亂搞的解剖學。

1555年維薩留斯出版了第二版，書中的血液循環描述和伊本·納菲斯相似。

我看不出來血液如何能穿透隔膜，從右心室通往左心室，根本連一滴血都通不過啊。

我在上一版的書裡寫的其實是錯的，只為了不觸犯蓋倫的信徒。

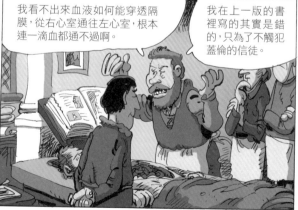

這些，
伊本·納菲斯
在1270年已經
在開羅說了。

當血液到達右心室時，它必須進入
左心室，但心室之間沒有通道。
所以血液必須繼續流往
肺動脈，進入肺部，
在那裡與空氣混合，
然後經由肺靜脈
抵達左心室。

蓋倫完全
搞錯了。

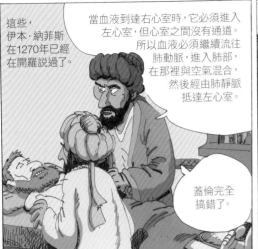

維薩留斯憑著響亮的名氣，接連擔任查理五世和
菲利普二世的御醫。

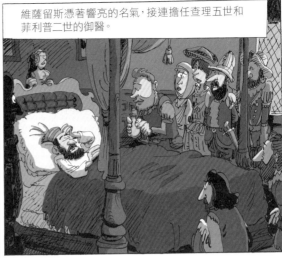

各地也爭相邀請他看診。在法王亨利二世過世的場合，
他遇到昂布瓦斯·帕雷，帕雷趁機向他提出要求。

嘿，想跟你借一點時
間……我的書裡，能不
能借用你的解剖插圖？

如果有合你用，
就拿去用吧。

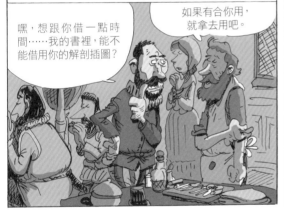

但是宗教裁判所早已在監視維薩留斯的一舉一動。
有一天，他在解剖一名前一晚剛過世的年輕女子。

我看見那隻手在動！

他被指控解剖活人，判處
火刑。

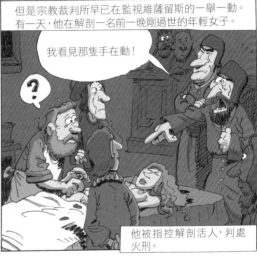

在菲利普二世的介入下，改判為前往耶路
撒冷的朝聖流刑。

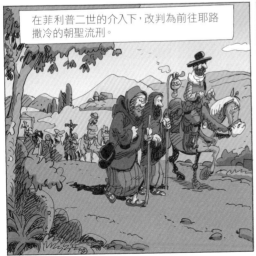

然而在返鄉途中他已病倒。他的船擱淺在札金索
斯島（Zakynthos），維薩留斯死在當地。宗教裁
判所贏得這場勝利。

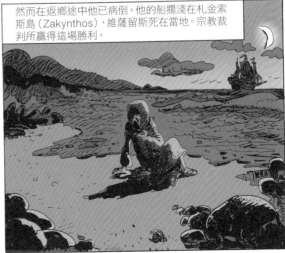

煽惑者塞爾韋特

在同一個時代，米格爾·塞爾韋特（Michel Servet）自始至終不曾改過他大放厥辭的本性。還記得他曾經跟維薩留斯在巴黎上過同一門課。但因為他沉迷於占星術和占卜，被學校開除。

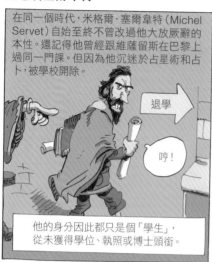

退學

哼！

他的身分因此都只是個「學生」，從未獲得學位、執照或博士頭銜。

然而，他是十六世紀最博學的人之一。

我憎惡教授、主教、教宗、彌撒、三位一體，還有那個混帳喀爾文！

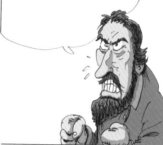

他出書駁斥三位一體，與新教徒為敵，也引起天主教宗教裁判所的震怒。

一個上帝分成三個位格，搞什麼鬼！

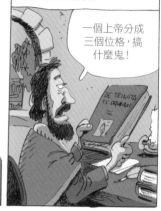

他的言論惹惱了身邊大部分新教徒友人，也被宗教裁判所追捕。然而他本性難改，繼續用充滿煙硝味的謾罵在歐洲各地煽風點火。

他們逮不到我的。我藏身在多菲內省的維埃納，化身成一名醫生，現在我自稱維勒紐夫先生。

戴上這個百折領，就沒人認得我啦。

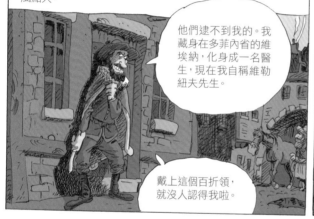

最後他還是決定去帕多瓦攻讀醫學博士。他在醫學院上了李奧多·科倫坡（Realdo Colombo）的課，科倫坡曾擔任過維薩留斯的解剖助理*。

啊，他對於肺循環的說法太有趣了。

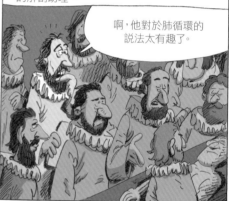

1553年他回到維埃納，在一間地下印刷廠出版了一本厚達七三四頁的《恢復基督教》（Christianismi Restitutio）。

好極了。

在這本神學著作中，他用五頁的篇幅介紹伊本·納菲斯的血液循環，作為闡釋神功的例子。

因此塞爾韋特很有可能在帕多瓦取得了安德雷亞·阿爾帕戈的譯本。

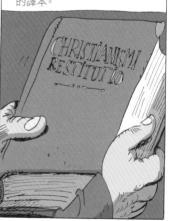

CHRISTIANISMI RESTITUTIO

*解剖學教授的助理解剖師

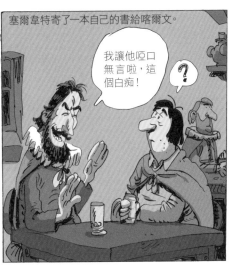

塞爾韋特寄了一本自己的書給喀爾文。

我讓他啞口無言啦，這個白痴！

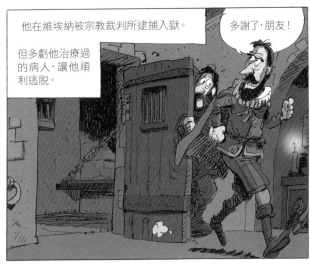

他在維埃納被宗教裁判所逮捕入獄。

但多虧他治療過的病人，讓他順利逃脫。

多謝了，朋友！

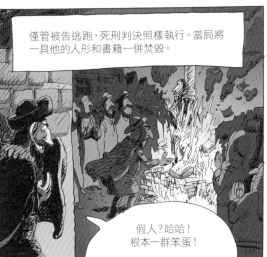

僅管被告逃跑，死刑判決照樣執行。當局將一具他的人形和書籍一併焚毀。

假人？哈哈！根本一群笨蛋！

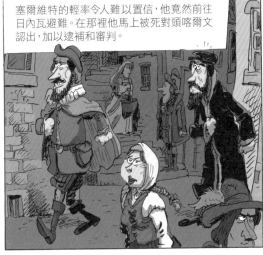

塞爾維特的輕率令人難以置信，他竟然前往日內瓦避難。在那裡他馬上被死對頭喀爾文認出，加以逮捕和審判。

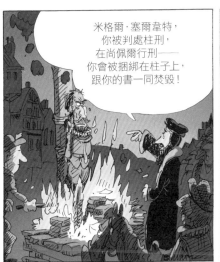

米格爾·塞爾韋特，你被判處柱刑，在尚佩爾行刑——你會被捆綁在柱子上，跟你的書一同焚毀！

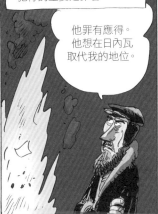

一般認為，喀爾文是這樁犯行的主要定罪者。

他罪有應得。他想在日內瓦取代我的地位。

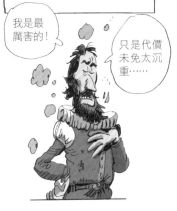

後世皆認為塞爾韋特是第一位發表肺循環的人，至今，這份榮耀仍歸屬於他。

我是最厲害的！

只是代價未免太沉重……

維薩留斯離開帕多瓦，成為神聖羅馬皇帝的外科醫生之後，他的位子由解剖助理李奧多‧科倫坡升任。

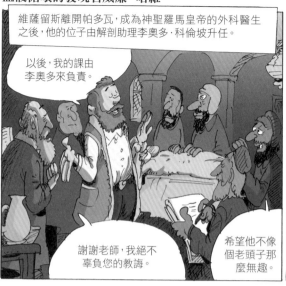

> 以後，我的課由李奧多來負責。

> 謝謝老師，我絕不辜負您的教誨。

> 希望他不像個老頭子那麼無趣。

科倫坡在專業上勤奮不歇，許多方面比起老師更青出於藍。

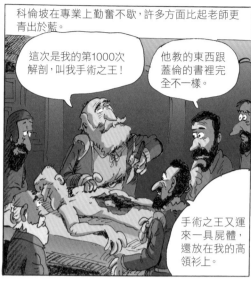

> 這次是我的第1000次解剖，叫我手術之王！

> 他教的東西跟蓋倫的書裡完全不一樣。

> 手術之王又運來一具屍體，還放在我的高領衫上。

但他的《解剖論》（De Re Anatomica）是在死後的1559年才出版，已經遲了塞爾維特六年，也比維薩留斯晚四年。

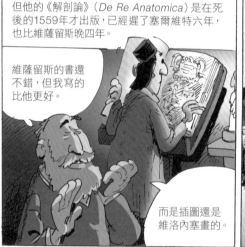

> 維薩留斯的書還不錯，但我寫的比他更好。

> 而是插圖還是維洛內塞畫的。

他的肺循環描述相當完美，但和蓋倫一樣，錯把心臟的地位歸給肝臟。

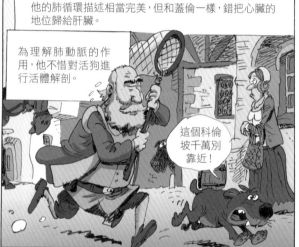

> 為理解肺動脈的作用，他不惜對活狗進行活體解剖。

> 這個科倫坡千萬別靠近！

他被比薩醫學院任命為教授，也教出一位傑出的學生，安德烈亞‧切薩爾皮諾（Andrea Cesalpino）。

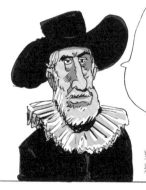

> 我是談論血液循環的第一人，我描述了靜脈瓣膜，也推論出動脈和靜脈之間分布了微血管！

> 對一位哲學家來說，這實在不簡單！

小循環的故事裡還有一段插曲，能讓我們明瞭這套描述的重大性。阿爾帕戈的侄子保羅，曾於1527至1541年間進入帕多瓦醫學院就讀。他將伊本‧納菲斯的譯稿帶給維薩留斯、科倫坡等老師們看，當時正在準備論文口試的塞爾韋特也讀到了。

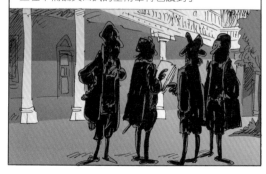

幾年之後的1600年，一個天分獨具的學生來到帕多瓦醫學院。

我叫威廉，威廉·哈維（William Harvey）。

我今年二十歲，英國人，我決定來帕多瓦習醫，贏過所有學生。

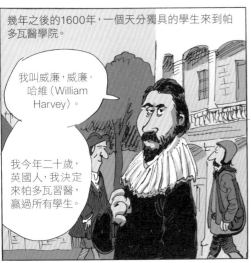

新任解剖學教授叫作法布里休斯·達夸奔登帖（Fabricius d'Acquapendente）。

學院終於同意興建半圓形大教室，維薩留斯當時期盼多年卻不可得。

要從校方獲得一些東西，簡直難如登天！

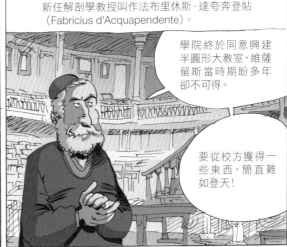

法布里休斯是蓋倫的忠實信徒。

你看，威廉，靜脈瓣膜的作用是減緩血液的速度，因為血液流向四肢的流速太快了。

這個推論難道沒有錯誤？

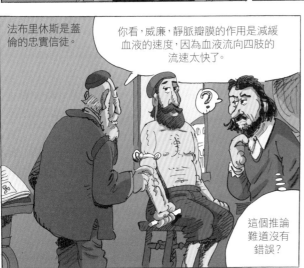

哈維也選修了伽利略的課。

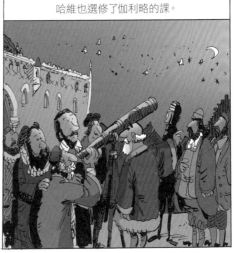

伽利略暗中教學生哥白尼的理論，這些理論並沒有被教會接受。

學生們留下了深刻印象，也不禁讓哈維想到……

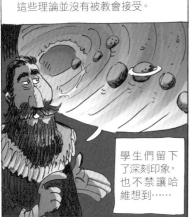

如果血液也跟星球一樣，在體內流轉，最終回到起點？

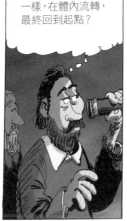

獲得醫學博士後，哈維回到倫敦，開始做實驗。

他解剖了大量青蛙，結紮動脈或靜脈，測量心室中的血量，比較心跳頻率。

我們是科學殉道者。

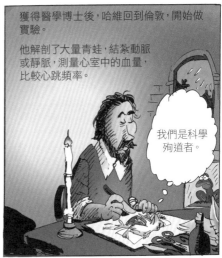

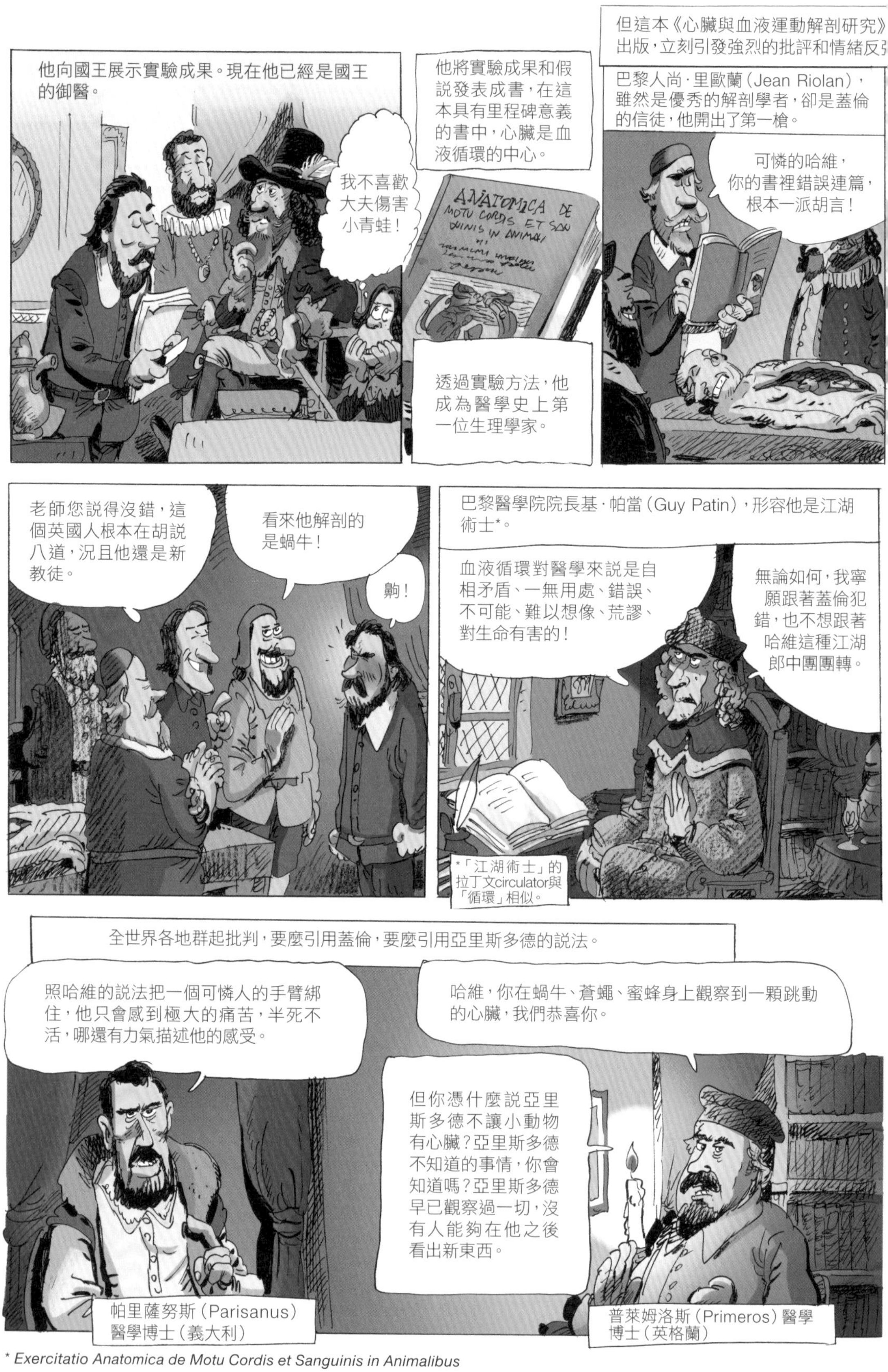
他向國王展示實驗成果。現在他已經是國王的御醫。
我不喜歡大夫傷害小青蛙！
他將實驗成果和假說發表成書，在這本具有里程碑意義的書中，心臟是血液循環的中心。
ANATOMICA DE MOTU CORDIS ET SAN GUINIS IN ANIMALI
透過實驗方法，他成為醫學史上第一位生理學家。
但這本《心臟與血液運動解剖研究》出版，立刻引發強烈的批評和情緒反彈
巴黎人尚·里歐蘭（Jean Riolan），雖然是優秀的解剖學者，卻是蓋倫的信徒，他開出了第一槍。
可憐的哈維，你的書裡錯誤連篇，根本一派胡言！
老師您說得沒錯，這個英國人根本在胡說八道，況且他還是新教徒。
看來他解剖的是蝸牛！
齁！
巴黎醫學院院長基·帕當（Guy Patin），形容他是江湖術士*。
血液循環對醫學來說是自相矛盾、一無用處、錯誤、不可能、難以想像、荒謬、對生命有害的！
無論如何，我寧願跟著蓋倫犯錯，也不想跟著哈維這種江湖郎中團團轉。
*「江湖術士」的拉丁文circulator與「循環」相似。
全世界各地群起批判，要麼引用蓋倫，要麼引用亞里斯多德的說法。
照哈維的說法把一個可憐人的手臂綁住，他只會感到極大的痛苦，半死不活，哪還有力氣描述他的感受。
哈維，你在蝸牛、蒼蠅、蜜蜂身上觀察到一顆跳動的心臟，我們恭喜你。
但你憑什麼說亞里斯多德不讓小動物有心臟？亞里斯多德不知道的事情，你會知道嗎？亞里斯多德早已觀察過一切，沒有人能夠在他之後看出新東西。
帕里薩努斯（Parisanus）醫學博士（義大利）
普萊姆洛斯（Primeros）醫學博士（英格蘭）

* *Exercitatio Anatomica de Motu Cordis et Sanguinis in Animalibus*

站在他這邊的人少之又少：

笛卡兒（Descartes）認為血液循環論和他的「動物機器」（l'animal-machine）理論不謀而合。

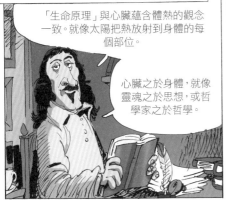

「生命原理」與心臟蘊含體熱的觀念一致。就像太陽把熱放射到身體的每個部位。

心臟之於身體，就像靈魂之於思想，或哲學家之於哲學。

諷刺作家也為血液循環辯護。布瓦婁（Boileau）故意發出一道滑稽的行政命令。

最高法院禁止血液在身體裡流竄、來回亂跑，否則將移交給醫學院，進行廢除。

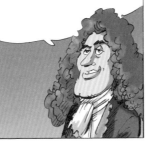

拉封丹（La Fontaine）也作了幾句小詩。

心臟有兩口，各自有閥門。生命之源的血液，從一門入，另一門自然得出，方能在動脈引領下，不斷在血管中循環。

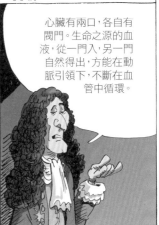

莫里哀（Molière）構思了迪亞法留斯（Diafoirus）這個迂腐的角色。

總之，所有事情裡他（我兒）最讓我開心的地方，是他以我為榜樣，盲目堅持我們長輩的意見，從來沒想去了解或聽取這個世紀所謂血液循環的發現——背後的原因和實驗，或是其他新知。

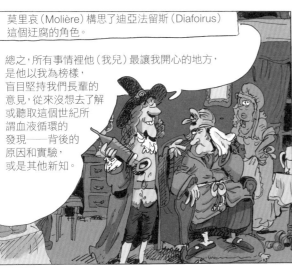

最終，必須由國王做出裁決。王后的外科醫師迪奧尼斯（Dionis）敦請路易十四就血液循環問題表態。

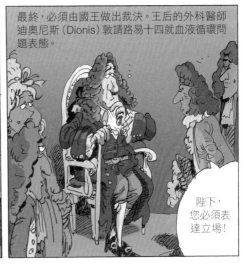

陛下，您必須表達立場！

藉由王權的威望，法國總算可以不遵照醫學院的意見，推行血液循環教育。

路易十四朕命：從主恩年1671年起，在法蘭西，血液循環不息。

令出必行！

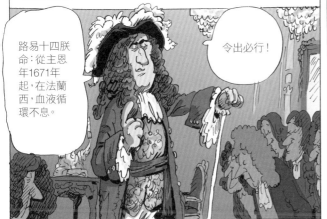

迪奧尼斯被拔擢為王室藥草園*的園丁長。

我們在這裡教授血液循環的全部知識。

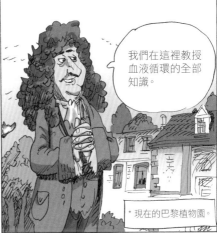

* 現在的巴黎植物園。

69

第 6 章

醫學儀器

醫學比其他學科都更需要儀器來探求疾病徵象，測量其程度，瞭解看不見的東西，並加以治療。

這些儀器的發明往往帶動相關知識領域的開拓。例如，顯微鏡幫助醫生理解眼睛無法看清的結構；聽診器聽見心臟和肺部的聲音，便能對主要病症進行描述和分類。

正如醫學界經常出現的情況，某些人窮畢生之力的研究成果，會在偶然情況下，促成醫學的大步邁進。

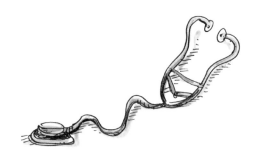

時間的測量

醫學，跟其他領域一樣，都離不開時間的測量。醫生總免不了要測量病人的脈搏。

由於沒有其他手段，古人用脈搏來測量時間。

那是一個倒果為因的世界！

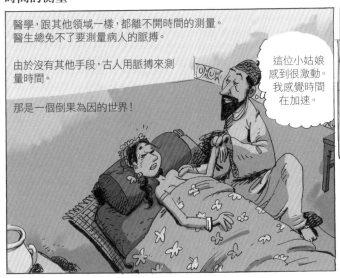

這位小姑娘感到很激動。我感覺時間在加速。

人們接著學會用手邊工具來計時。

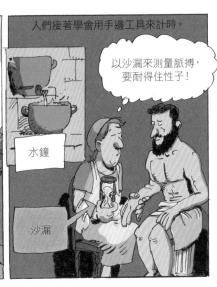

以沙漏來測量脈搏，要耐得住性子！

水鐘

沙漏

中世紀前期的人只會用水鐘，對醫生來說並不實用。

水如果流得不規律怎麼辦？

小鈴鐺會提醒我們。

滴答

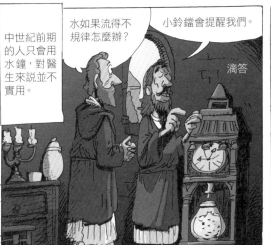

帶砝碼和鐘擺的鐘，是由克呂尼修院的修士葛培特（Gerbert d'Aurillac）發明的。他讓格·卡佩（Hugues Capet）當選為法蘭西國王，自己也在999年成為教皇。

我的機械鐘精巧無比，但只能每小時敲一下，無法為病人測量脈搏。

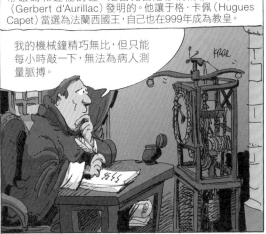

伽利略在比薩大教堂觀察吊燈的擺動，被它的平均性所震撼。

他提議將鐘擺原理應用於心跳頻率測量。

擺錘的長度可以調成和病人的脈搏同步，再量擺線的長度即可。

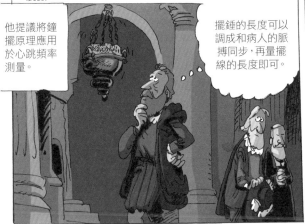

克里斯蒂安·惠更斯（Christian Huygens）在1670年發明了彈簧動力鐘擺，創造出等時時鐘。

因為有我的等時時鐘，我們現在知道正常的脈搏是每分鐘七十下。

醫生，我丈夫的心跳多少？

呃，不快。

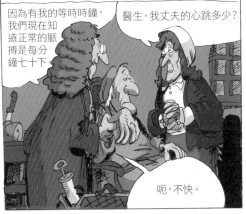

發現身體的聲音

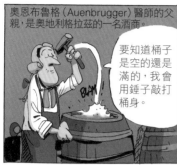

奧恩布魯格（Auenbrugger）醫師的父親，是奧地利格拉茲的一名酒商。

要知道桶子是空的還是滿的，我會用錘子敲打桶身。

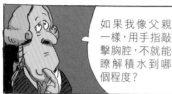

如果我像父親一樣，用手指敲擊胸腔，不就能瞭解積水到哪個程度？

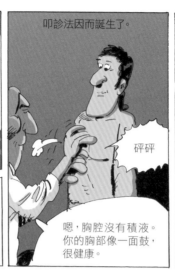

叩診法因而誕生了。

砰砰

嗯，胸腔沒有積液。你的胸部像一面鼓，很健康。

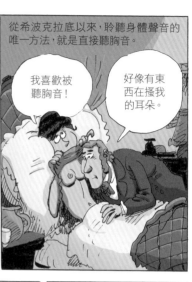

從希波克拉底以來，聆聽身體聲音的唯一方法，就是直接聽胸音。

我喜歡被聽胸音！

好像有東西在搔我的耳朵。

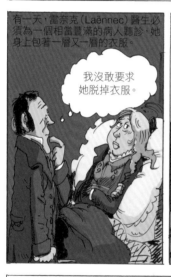

有一天，雷奈克（Laênnec）醫生必須為一個相當豐滿的病人聽診，她身上包著一層又一層的衣服。

我沒敢要求她脫掉衣服。

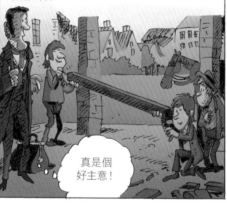

有沒有辦法解決這種窘境？他看見幾個孩子在羅浮宮前玩耍。一個孩子用樹枝在木條的一端點劃，另一端的朋友耳朵貼在木頭上，探聽聲音。

真是個好主意！

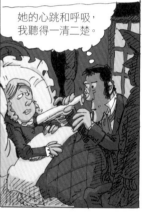

在他來到年輕心臟患者的床邊，向患者的妹妹要了幾張紙。

她的心跳和呼吸，我聽得一清二楚。

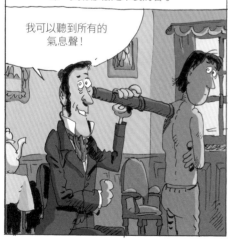

第一支聽診器是木製的管子。

我可以聽到所有的氣息聲！

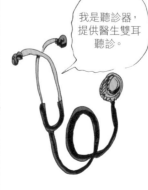

器材逐漸演進，最後出現了現代聽診器。

我是聽診器，提供醫生雙耳聽診。

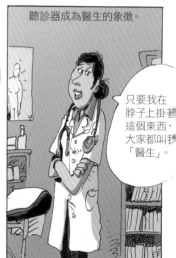

聽診器成為醫生的象徵。

只要我在脖子上掛著這個東西，大家都叫我「醫生」。

血壓

在威廉·哈維發表心臟研究之前,人們一直認為動脈會自行跳動,獨立於心跳。

特威克納姆的牧師史蒂芬·海爾斯 (Stephen Hales),將一根管子插入母馬動脈裡,證明動脈承受強大的壓力。

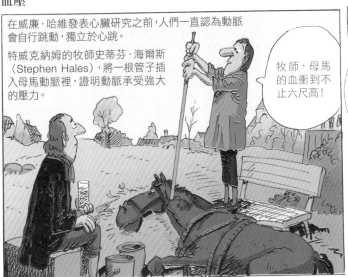

> 牧師,母馬的血衝到不止六尺高!

但是真正測量出血壓的人,是1844年的艾蒂安-朱爾·馬雷(Étienne-Jules Marey)。

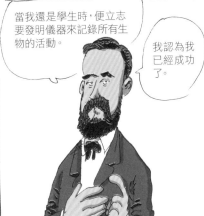

當我還是學生時,便立志要發明儀器來記錄所有生物的活動。

> 我認為我已經成功了。

馬雷憑著非凡的創造力設計出大量儀器,用來測量血壓、脈搏、呼吸和各種身體的運動。

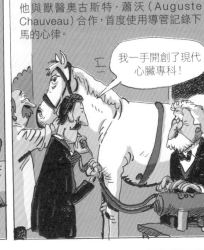

他與獸醫奧古斯特·蕭沃(Auguste Chauveau)合作,首度使用導管記錄下馬的心律。

> 我一手開創了現代心臟專科!

1909年,帕雄(Pachon)研發出一款示波儀,能夠連接聽診器度量收縮壓(血壓最大值)和舒張壓(血壓最小值)。

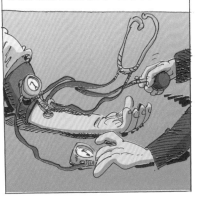

心臟跳動會引起電位變化,這個現象在1842年已經被卡洛·馬泰烏奇(Carlo Matteucci)發現。但是要如何測量,仍舊是個問題。

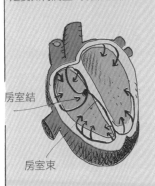

房室結

房室束

1895年在埃因托芬(Willem Einthoven)的研發下,終於能透過細導線的檢流計獲得心律活動記錄,埃因托芬也將心電圖的電極訊號加以標準化。

> 希望你能弄簡單一點,因為我快感冒了!

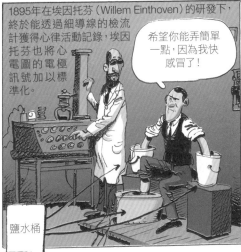

鹽水桶

他靠著在心電圖上的成就,獲得1924年諾貝爾獎。

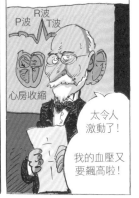

R波
P波 T波
心房收縮

> 太令人激動了!

> 我的血壓又要飆高啦!

顯微鏡的發明

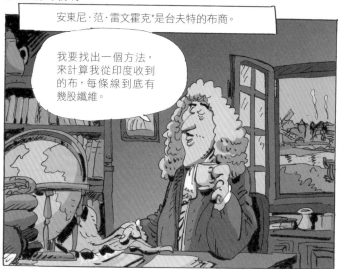

安東尼·范·雷文霍克*是台夫特的布商。

我要找出一個方法，來計算我從印度收到的布，每條線到底有幾股纖維。

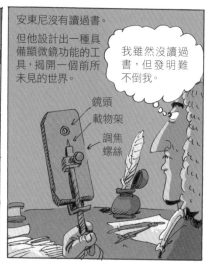

安東尼沒有讀過書。

但他設計出一種具備顯微鏡功能的工具，揭開一個前所未見的世界。

我雖然沒讀過書，但發明難不倒我。

鏡頭
載物架
調焦螺絲

*Antoni van Leeuwenhoek

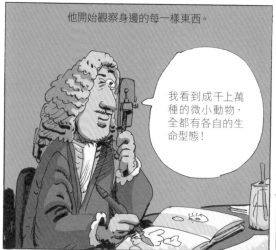

他開始觀察身邊的每一樣東西。

我看到成千上萬種的微小動物，全都有各自的生命型態！

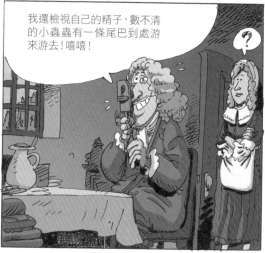

我還檢視自己的精子，數不清的小蟲蟲有一條尾巴到處游來游去！嘻嘻！

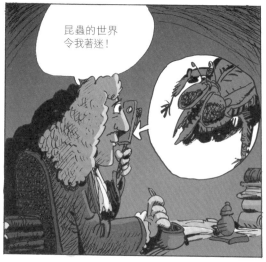

昆蟲的世界令我著迷！

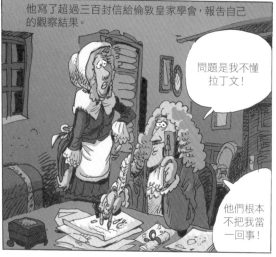

他寫了超過三百封信給倫敦皇家學會，報告自己的觀察結果。

問題是我不懂拉丁文！

他們根本不把我當一回事！

雷文霍克完全著迷於微觀世界，他放棄了原本的布商行業。

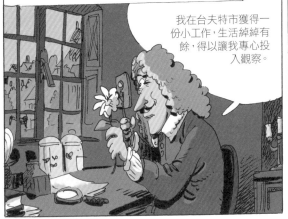

我在台夫特市獲得一份小工作，生活綽綽有餘，得以讓我專心投入觀察。

漸漸地，他的名氣越來越大，許多名人前來拜訪他，包括俄羅斯沙皇彼得大帝。

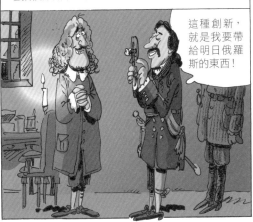

這種創新，就是我要帶給明日俄羅斯的東西！

雷文霍克是畫家維梅爾（Vermeer）的好友。有人認為，他曾是維梅爾筆下的模特兒。

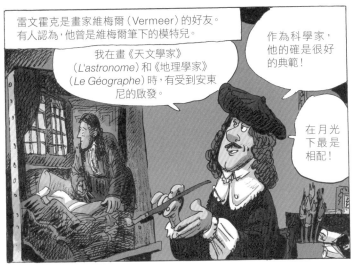

我在畫《天文學家》（L'astronome）和《地理學家》（Le Géographe）時，有受到安東尼的啟發。

作為科學家，他的確是很好的典範！

在月光下最是相配！

此後其他光學顯微鏡陸續設計出來，但放大倍率只比雷文霍克的設計略高（400倍）。

十八世紀時，約翰·多倫德（John Dollond）改良了楊森顯微鏡對焦滑動的缺點，楊森顯微鏡放大倍數只有十倍。

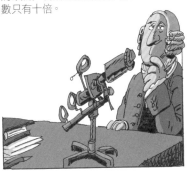

1932年，德國人魯斯卡（Ernst Ruska）研發出電子顯微鏡，可以放大五百萬倍。

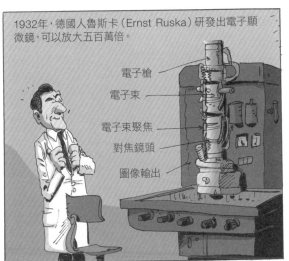

電子槍
電子束
電子束聚焦
對焦鏡頭
圖像輸出

有史以來第一次，我們終於看清楚病毒的樣貌。然而構成物質的細微結構，例如分子，依舊無從檢視。

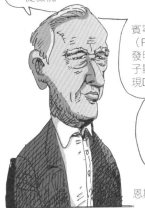

賓寧（Binnig）和羅雷爾（Rohrer）做到了。他們發明的新式「隧穿式」電子顯微鏡，有助於後來發現DNA的分子結構。

我們共同獲得1986年的諾貝爾獎。這個獎也該來了：我已經八十五歲！

恩斯特·魯斯卡

X 射線

1878年，威廉·克魯克斯（William Crookes）研究玻璃管中的氣體在低壓狀態下的導電性，發現陰極會射出光線。

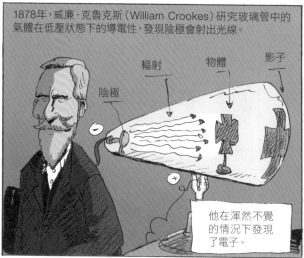

輻射

物體

影子

陰極

他在渾然不覺的情況下發現了電子。

後來，在1895年11月的某個晚上，德國物理學家威廉·倫琴（Wilhelm Röntgen）突發奇想地把克魯克斯的管子用紙板封住，好奇在一片黑暗中會發生什麼現象。

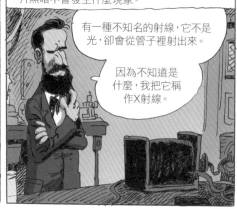

有一種不知名的射線，它不是光，卻會從管子裡射出來。

因為不知道是什麼，我把它稱作X射線。

令倫琴訝異的還不只於此。

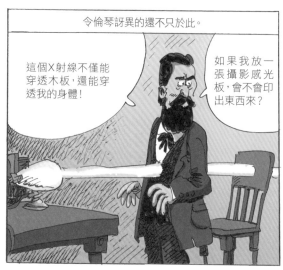

這個X射線不僅能穿透木板，還能穿透我的身體！

如果我放一張攝影感光板，會不會印出東西來？

倫琴請太太來做實驗。

倫琴夫人的手，成為史上第一張X光片。

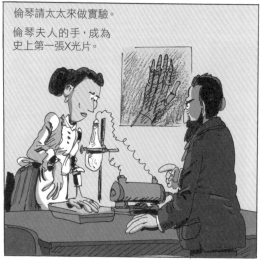

探視人體內部的大門打開了。

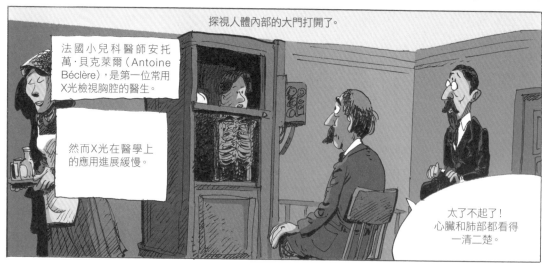

法國小兒科醫師安托萬·貝克萊爾（Antoine Béclère），是第一位常用X光檢視胸腔的醫生。

然而X光在醫學上的應用進展緩慢。

太了不起了！心臟和肺部都看得一清二楚。

放射治療

法國物理學家亨利·貝克勒（Henri Becquerel），有一次將具有磷光性質的鈾鹽放在抽屜裡，抽屜裡原本就有一張被黑紙密封的空白底片板。

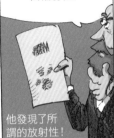

幾天後，板子上竟然出現感光現象，儘管完全隔絕了光源。

如果鈾本身就會放出輻射呢？

他發現了所謂的放射性！

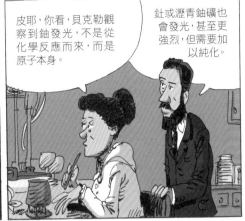

某位研究生瑪麗·居里（Marie Curie），正在尋找論文主題。

皮耶，你看，貝克勒觀察到鈾發光，不是從化學反應而來，而是原子本身。

鈾或瀝青鈾礦也會發光，甚至更強烈，但需要加以純化。

兩人在1898年發現了鐳，放射性是鈾的九百倍。

有了鐳這種東西，我們就能對癌症進行「轟炸」了。

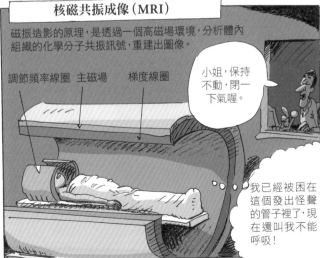

但是真正的炸彈，還有待鈷和粒子加速器的出現，才有辦法對治深層腫瘤。

現在的立體定位放射治療，可根據掃描儀上的腫瘤影像來定位。

旋轉的光束只會殺死腫瘤，不傷害鄰近的器官。

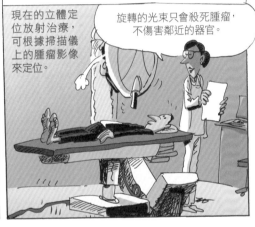

核磁共振成像（MRI）

磁振造影的原理，是透過一個高磁場環境，分析體內組織的化學分子共振訊號，重建出圖像。

調節頻率線圈　主磁場　梯度線圈

小姐，保持不動，閉一下氣喔。

我已經被困在這個發出怪聲的管子裡了，現在還叫我不能呼吸！

核磁共振成像也能讓我們進一步瞭解器官的運作方式。

我體內的質子一被擾動，就透露全部的祕密了。

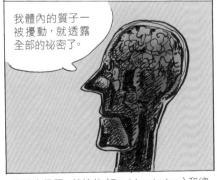

發明人保羅·勞特伯（Paul Lauterbur）和彼得·曼斯菲爾德（Peter Mansfield），獲得2003年的諾貝爾獎。

超音波

醫學超音波起源於保羅·朗之萬（Paul Langevin）在1917年的聲納研究。

> 透過聲波回聲，我能夠探測潛藏在水底下的任何物體。

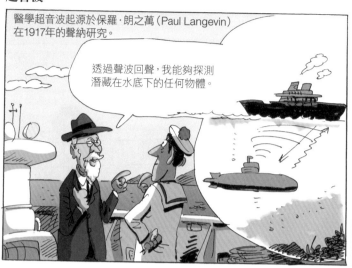

超音波探測儀是透過貼在皮膚上的探頭，感應底下的器官。

探頭發出的超音波穿透組織，以回音的形式反彈回來。

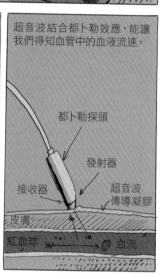

訊號經電腦處理後，在螢幕上呈現即時影像。

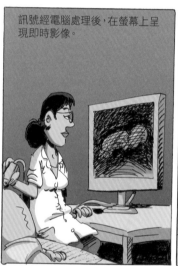

都卜勒（Doppler）在1842年指出，對一個固定的觀察者來説，聲波信號的頻率變化與聲源的運動速度成正比。

都卜勒效應

「都卜勒效應」在醫學上具有極大的應用價值。

超音波結合都卜勒效應，能讓我們得知血管中的血液流速。

都卜勒探頭

發射器

接收器

超音波傳導凝膠

皮膚

紅血球

血流

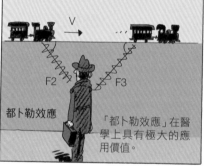

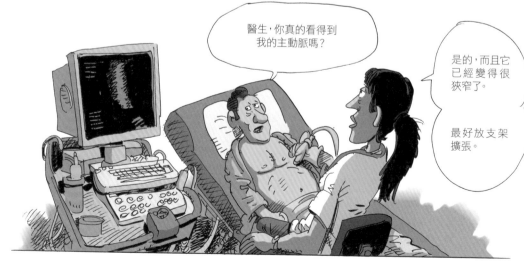

> 醫生，你真的看得到我的主動脈嗎？

> 是的，而且它已經變得很狹窄了。
>
> 最好放支架擴張。

第 7 章

步入現代

啟蒙運動之後，革命的年代接踵而至。

一如過往，醫學在接連發生的大事件裡搖搖欲墜，法國醫學界甚至瀕臨滅頂，卻在邁入十九世紀之際出人意表再度挺立，在革命戰場和帝國擴張戰場上展露鋒芒，贏回醫院。

三場完全屬於醫學的革命，即將改變世界的面貌：麻醉的發現、對抗感染、實驗醫學。

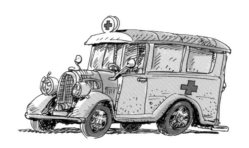

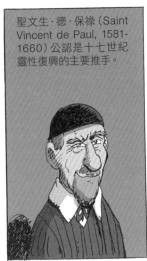

聖文生·德·保祿（Saint Vincent de Paul, 1581-1660）公認是十七世紀靈性復興的主要推手。

他創立了仁愛女修會，致力於扶貧濟苦。他募集資金，創立救濟貧困的機構，即所謂的慈善機構。

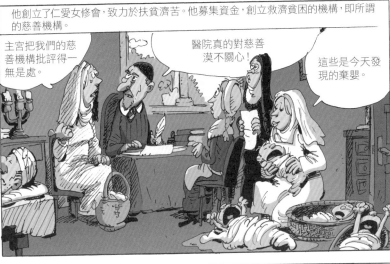

主宮把我們的慈善機構批評得一無是處。

醫院真的對慈善漠不關心！

這些是今天發現的棄嬰。

到了十八世紀，透過熱心的神職人員，如尚德尼·科相（Jean-Denis Cochin）神父，或富有的捐助者，如金融家尼古拉·博瓊（Nicolas Beaujon）和路易十六財政大臣的妻子，延續了慈善運動。

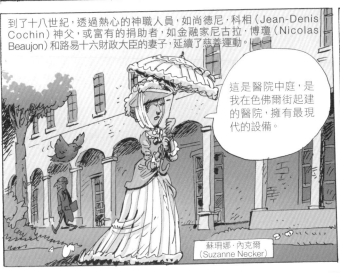

這是醫院中庭，是我在色佛爾街起建的醫院，擁有最現代的設備。

蘇珊娜·內克爾（Suzanne Necker）

但是這些慈善運動多半離不開宗教動機，正好觸怒了革命分子。

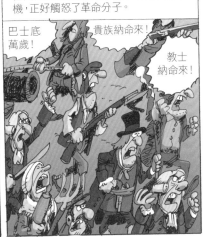

巴士底萬歲！

貴族納命來！

教士納命來！

1793年，卡諾（Carnot）驅逐了在醫院工作的修女。

大部分的醫院仍由方濟會修女進行照料，她們在護理資源分配上明顯有偏頗。

醫院成為狂熱主義和反革命的溫床！

國民公會下令將醫院資產國有化。

革命結束後，我們之中如果還有人覺得不幸，革命的努力就都白費了！

別再搞施捨，別再搞醫院！

把醫生吊死在燈柱上！

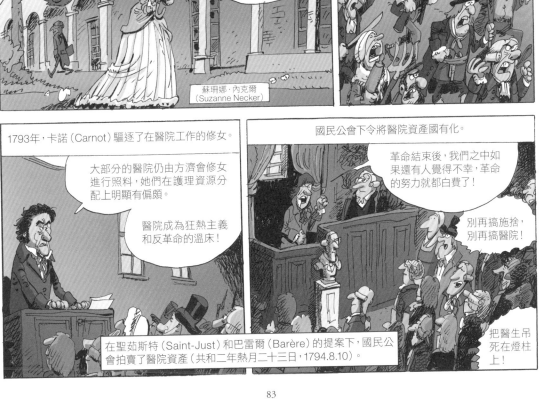

在聖茹斯特（Saint-Just）和巴雷爾（Barère）的提案下，國民公會拍賣了醫院資產（共和二年熱月二十三日，1794.8.10）。

然而，偉大的解剖學家菲力克斯·維克達吉爾（Félix Vicq d'Azyr）已受國民制憲議會委託，規劃「法國醫療制度新計劃」。

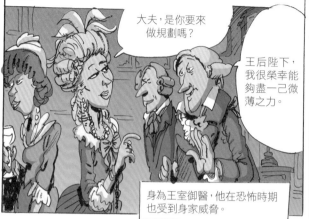

大夫，是你要來做規劃嗎？

王后陛下，我很榮幸能夠盡一己微薄之力。

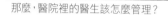

身為王室御醫，他在恐怖時期也受到身家威脅。

第一執政拿破崙，接手先前留下的醫療災難。

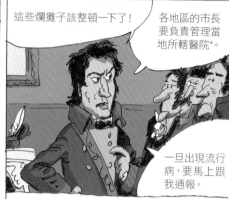

這些爛攤子該整頓一下了！

各地區的市長要負責管理當地所轄醫院*。

一旦出現流行病，要馬上跟我通報。

*全國醫療委員會成立（1801）。

那麼，醫院裡的醫生該怎麼管理？

還有這種事？那我們該怎麼做，夏普塔爾（Chaptal）？

白天偶爾會有零星幾名醫師過來醫院。

這樣已經算不錯了。事實上，醫院裡早就沒什麼醫師了。

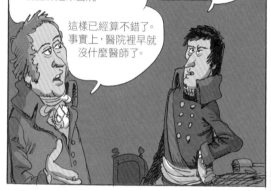

好。我們要建立一套考試制度，留住最好的人才，這些人會成為住院醫師*。

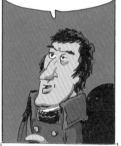

*醫師住院制（共和十年風月四日法令，1802.2.10）

夏普塔爾，接著要責成富克羅瓦（Fourcroy）和圖雷（Thouret）制定法律，重整醫療專業。

最後，你們著手重建醫學院*。

一定要做到！

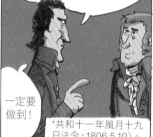

*共和十一年風月十九日法令，1806.5.10）。

大革命期間即使風風雨雨，卻有一位傑出的外科醫生，皮耶·約瑟夫·德索（Pierre Joseph Desault），兢兢業業地在巴黎主宮醫院進行手術。

手術和教學是我一輩子的熱情。但是在我的年代很難安穩做事，我沒辦法寫作。

幸好我有一位得意門生，畢夏（Xavier Bichat）。

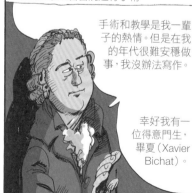

畢夏工作認真，孜孜不倦。革命分子將我監禁後，他繼承我的位置。

我替德索完成他來不及寫下的課程。我做了六百次屍體解剖，出版一本解剖專書，還提到滑液膜**。

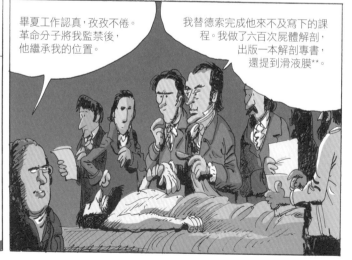

**包覆器官的薄膜。

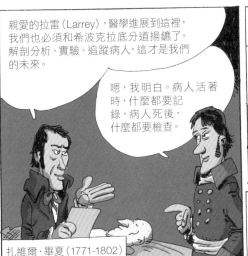

親愛的拉雷（Larry），醫學進展到這裡，我們也必須和希波克拉底分道揚鑣了。解剖分析、實驗、追蹤病人，這才是我們的未來。

嗯，我明白。病人活著時，什麼都要記錄，病人死後，什麼都要檢查。

扎維爾·畢夏（1771-1802）

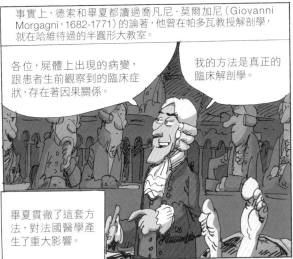

事實上，德索和畢夏都讀過喬凡尼·莫爾加尼（Giovanni Morgagni，1682-1771）的論著，他曾在帕多瓦教授解剖學，就在哈維待過的半圓形大教室。

各位，屍體上出現的病變，跟患者生前觀察到的臨床症狀，存在著因果關係。

我的方法是真正的臨床解剖學。

畢夏貫徹了這套方法，對法國醫學產生了重大影響。

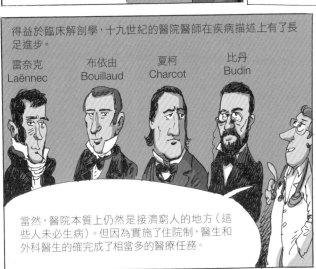

得益於臨床解剖學，十九世紀的醫院醫師在疾病描述上有了長足進步。

雷奈克 Laënnec

布依由 Bouillaud

夏柯 Charcot

比丹 Budin

當然，醫院本質上仍然是接濟窮人的地方（這些人未必生病）。但因為實施了住院制，醫生和外科醫生的確完成了相當多的醫療任務。

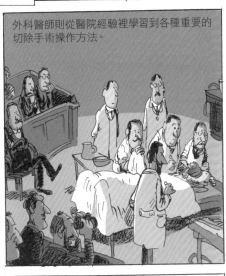

外科醫師則從醫院經驗裡學習到各種重要的切除手術操作方法。

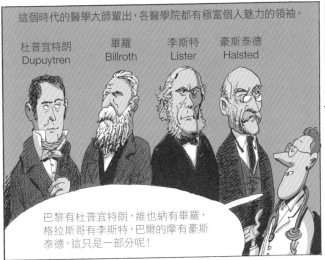

這個時代的醫學大師輩出，各醫學院都有極富個人魅力的領袖。

杜普宜特朗 Dupuytren

畢羅 Billroth

李斯特 Lister

豪斯泰德 Halsted

巴黎有杜普宜特朗，維也納有畢羅，格拉斯哥有李斯特，巴爾的摩爾有豪斯泰德，這只是一部分呢！

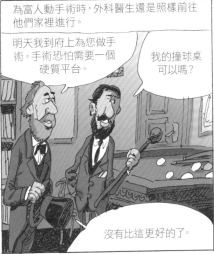

為富人動手術時，外科醫生還是照樣前往他們家裡進行。

明天我到府上為您做手術。手術恐怕需要一個硬質平台。

我的撞球桌可以嗎？

沒有比這更好的了。

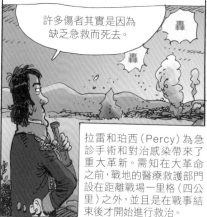

拉雷是畢夏的學生,曾擔任國民公會和帝國部隊的軍醫。

許多傷者其實是因為缺乏急救而死去。

轟

轟

拉雷和珀西(Percy)為急診手術和對治感染帶來了重大革新。需知在大革命之前,戰地的醫療救護部門設在距離戰場一里格(四公里)之外,並且是在戰事結束後才開始進行救治。

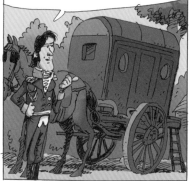

1792年,拉雷受到屈斯汀侯爵的啟發,這位作家描繪了一門飛行大砲⋯⋯

於是我想出將輕型馬車作為救護車的想法。這台救護車只需一匹馬來拉,可深入前線救治傷患。

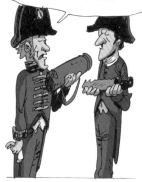

珀西則準備了手術隨身包。

包包裡有刀和鋸,和所有外科手術裝備,可以即時在戰場上進行截肢。

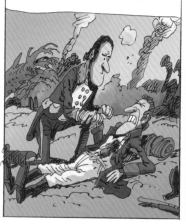

這些外科醫生憑著非凡的勇氣,毅然在前線砲火下進行手術。

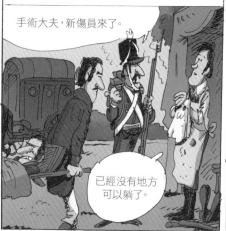

拉雷救護車為傷兵帶來一線生機。

手術大夫,新傷員來了。

已經沒有地方可以躺了。

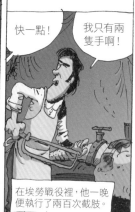

拉雷認為,立即截肢是避免感染的最佳做法。

快一點!

我只有兩隻手啊!

在埃勞戰役裡,他一晚便執行了兩百次截肢。

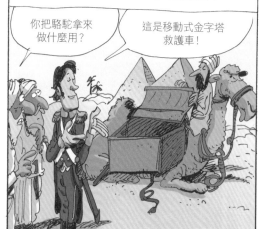

埃及戰役中,法軍也找到相應的救護馬車。

你把駱駝拿來做什麼用?

這是移動式金字塔救護車!

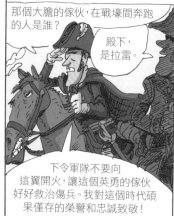

拉雷的名聲享譽國際。滑鐵盧戰役時,威靈頓詢問劍橋公爵:

那個大膽的傢伙,在戰壕間奔跑的人是誰?

殿下,是拉雷。

下令軍隊不要向這翼開火,讓這個英勇的傢伙好好救治傷兵。我對這個時代碩果僅存的榮譽和忠誠致敬!

十九世紀的四個重大發現,徹底改變了醫學,也讓醫學真正邁入現代。

‧柯霍的微生物學和巴斯德的滅菌技術。

‧威爾士和辛普森的麻醉術。

‧倫琴的X射線。

‧貝爾納的實驗醫學。

第 8 章

姍姍來遲麻醉術

如果有什麼發現是能夠減輕人類痛苦的，麻醉必然當之無愧。

在第一帝國的戰場上，截肢手術還是這麼進行的：「咬緊菸斗，我要切了」，拉雷這麼告訴士兵。如果菸斗摔落折斷，代表死者熬不過截肢衝擊和極度的痛苦。醫生的這句名言也因此流傳後世……

一如眾多醫學故事，麻醉也出現在一個偶然的場合裡，起因是某位牙醫師在星期天的遊樂園裡散步……

維多利亞女王，在這場沒有人預料得到的進步中，無意間扮演了重要的一角。

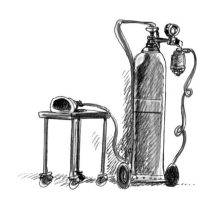

麻醉

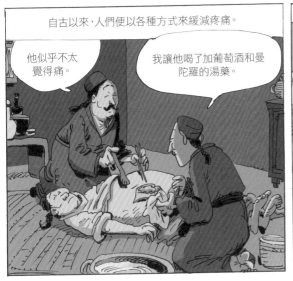

自古以來，人們便以各種方式來緩減疼痛。

他似乎不太覺得痛。

我讓他喝了加葡萄酒和曼陀羅的湯藥。

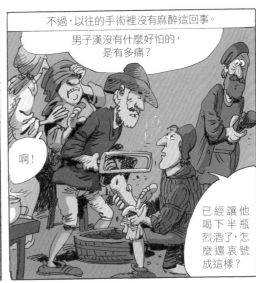

不過，以往的手術裡沒有麻醉這回事。

男子漢沒有什麼好怕的，是有多痛？

啊！

已經讓他喝下半瓶烈酒了，怎麼還哀號成這樣？

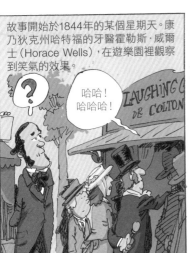

故事開始於1844年的某個星期天。康乃狄克州哈特福的牙醫霍勒斯·威爾士（Horace Wells），在遊樂園裡觀察到笑氣的效果。

哈哈！哈哈哈！

LAUGHING G DE COLTON

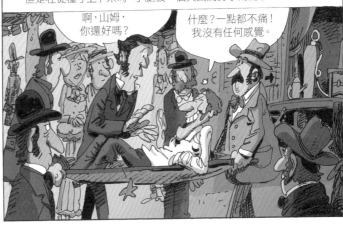

他的朋友山姆充當新來的白老鼠，在吸入氣體後，突然大笑起來。但是在從檯子上下來時，小腿被一個突出的釘子刮傷了。

啊，山姆，你還好嗎？

什麼？一點都不痛！我沒有任何感覺。

威爾士想瞭解笑氣（一氧化二氮）是否是造成麻醉的背後原因。

這種笑氣可能導致嚴重的後果。

試過你就知道了！

一試就會上癮！

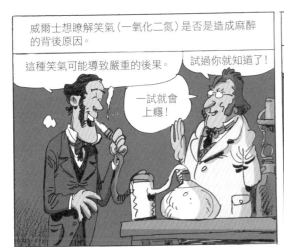

他請助理當著笑氣大師科爾頓（Colton）的面，拔掉一顆他的蛀牙。

牙齒已經鉗住了。沒有弄痛你吧？

我完全沒感覺，你拔吧！

為了宣傳他的發現，他請求波士頓麻省總醫院的外科主治醫師約翰·沃倫（John Warren）讓他做公開示範。可惜這次卻失敗了，被拔牙的學生痛得哇哇大叫。

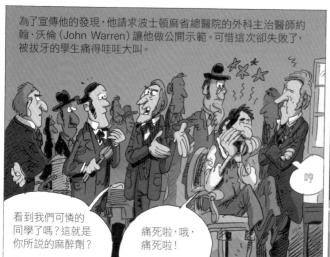

看到我們可憐的同學了嗎？這就是你所說的麻醉劑？

痛死啦，哦，痛死啦！

哼

沃倫的鄙視令威爾士意志消沉，他決定一走了之，把所有東西都留給自己的學生威廉·莫頓（William Morton）。

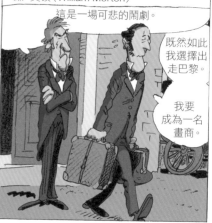

這是一場可悲的鬧劇。

既然如此我選擇出走巴黎。

我要成為一名畫商。

威廉·莫頓有意繼續實驗，這次他採用乙醚。喬治亞州的傑佛遜已經研究乙醚很長一段時間。莫頓拜訪了哈佛大學的化學家傑克遜（Charles T. Jackson）。

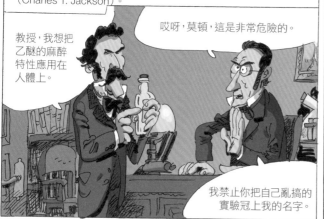

教授，我想把乙醚的麻醉特性應用在人體上。

哎呀，莫頓，這是非常危險的。

我禁止你把自己亂搞的實驗冠上我的名字。

但莫頓心意已決。他向沃倫要求另一次示範，應用他宣稱自己發明的氣體「雷特龍」。

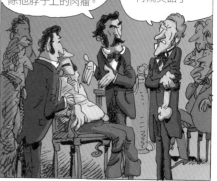

大夫，您的病人已經就緒。您可以動手進行切除他脖子上的肉瘤。

希望這次不會再鬧笑話了。

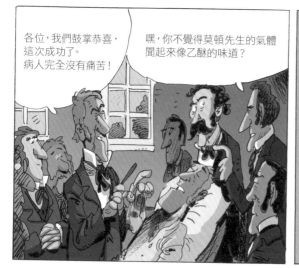

各位，我們鼓掌恭喜，這次成功了。病人完全沒有痛苦！

嘿，你不覺得莫頓先生的氣體聞起來像乙醚的味道？

莫頓的騙術很快被揭穿，他也從未取得乙醚專利或從中獲利。

此外，傑克遜一改最初的懷疑態度，聲稱他才是真正的發現者。

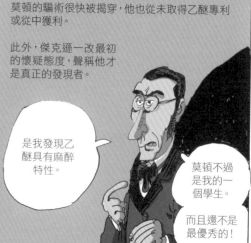

是我發現乙醚具有麻醉特性。

莫頓不過是我的一個學生。

而且還不是最優秀的！

1847年的愛丁堡，蘇格蘭助產士詹姆斯·楊·辛普森（James Young Simpson），興致勃勃研究另一種具有麻醉功效的新分子：氯仿。

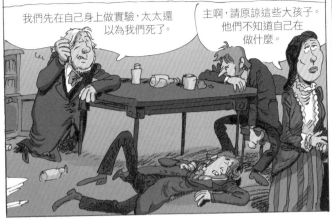

我們先在自己身上做實驗，太太還以為我們死了。

主啊，請原諒這些大孩子。他們不知道自己在做什麼。

接著他為產婦試行無痛分娩。但天主教會很快出面反對。

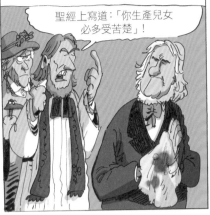

聖經上寫道：「你生產兒女必多受苦楚」！

所幸，維多利亞女王願意用辛普森的方法來生她的第八胎。

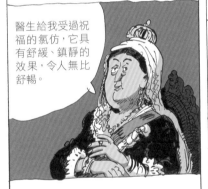

醫生給我受過祝福的氯仿，它具有舒緩、鎮靜的效果，令人無比舒暢。

女王作為英國聖公會的領袖，解除了氯仿在大英帝國的禁令。

然而，氣體麻醉花了很長時間才被重視。維爾波（Velpeau，胳膊吊帶發明人）便認為麻醉切斷了他與病人的連繫。

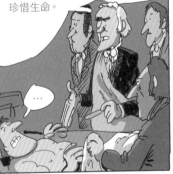

逃避手術疼痛是個不切實際的幻想，只會讓我們不去好好珍惜生命。

...

另一方面，人們很早就知道亞馬遜印第安人會應用箭毒來麻痺獵物。

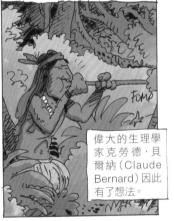

FOMP

偉大的生理學家克勞德·貝爾納（Claude Bernard）因此有了想法。

他在1856年證實，箭毒（curare）能作用於神經肌肉接合點。

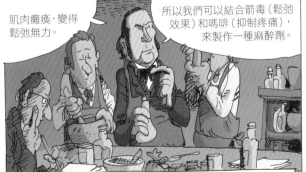

肌肉癱瘓，變得鬆弛無力。

所以我們可以結合箭毒（鬆弛效果）和嗎啡（抑制疼痛），來製作一種麻醉劑。

但箭毒也會導致呼吸肌群癱瘓，因此需要呼吸器協助。一個世紀之後，人們才能駕馭箭毒的特性。

呼吸因此成為麻醉的關鍵問題。很久以前，維薩留斯就已證明，空氣是生命不可或缺的要素。

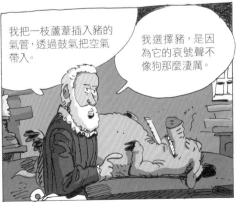

我把一枝蘆葦插入豬的氣管，透過鼓氣把空氣帶入。

我選擇豬，是因為它的哀號聲不像狗那麼淒厲。

拉瓦錫（Lavoisier）證明了呼吸是一種消耗氧氣的燃燒過程。

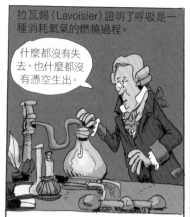

什麼都沒有失去，也什麼都沒有憑空生出。

他被革命分子送上斷頭台，失去了他的頭。

確保呼吸成為一大難題。氣管插管是到1900年才由德國外科醫生法蘭茲・庫恩（Franz Kuhn）發明。

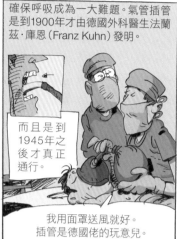

而且是到1945年之後才真正通行。

我用面罩送風就好。插管是德國佬的玩意兒。

二十世紀起，有巴比妥類藥物可透過靜脈注射進行麻醉。

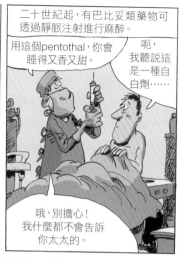

用這個pentothal，你會睡得又香又甜。

呃，我聽說這是一種自白劑⋯⋯

哦，別擔心！我什麼都不會告訴你太太的。

接下來就是發明呼吸器了。1876年，尤金・沃耶茲（Eugène Woillez）製造出第一部「鐵肺」Spirophore（負壓式外呼吸器）。

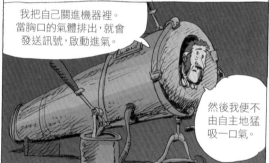

我把自己關進機器裡。當胸口的氣體排出，就會發送訊號，啟動進氣。

然後我便不由自主地猛吸一口氣。

小兒麻痺在美國（1948）和歐洲（1952）大流行期間，成千上萬的病人受惠於德林克（Drinker）兄弟開發的鐵肺，得以挽救性命。

另一方面，海因利希・德拉格（Heinrich Dräger）已在1907年設計出一款透過壓縮空氣送氣的正壓式內呼吸器：Pulmotor。

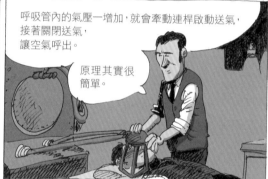

呼吸管內的氣壓一增加，就會牽動連桿啟動送氣，接著關閉送氣，讓空氣呼出。

原理其實很簡單。

這台機器成為現代眾多呼吸機的先驅，其中最多人採用的是Engström 150。

現代麻醉技術包含以下層面：

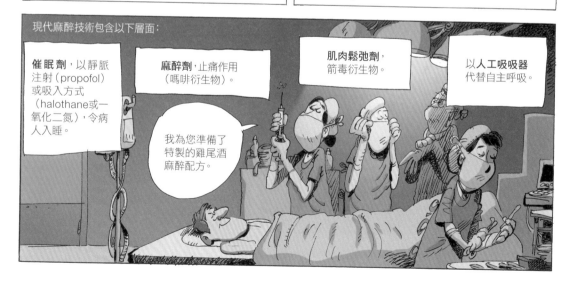

催眠劑，以靜脈注射（propofol）或吸入方式（halothane或一氧化二氮），令病人入睡。

麻醉劑，止痛作用（嗎啡衍生物）。

肌肉鬆弛劑，箭毒衍生物。

以**人工吸吸器**代替自主呼吸。

我為您準備了特製的雞尾酒麻醉配方。

第 9 章

對治感染的戰爭

德國的柯霍對於微生物的發現，和法國的巴斯德在滅菌技術和疫苗開發上的貢獻，毫無疑問是十九世紀最重要的醫學進步，也成為醫學史上的重大事件。

這些發現者擁有卓越的人格，他們堅毅不拔，為了成就使命甚至願意犧牲生命。譬如醫師艾米爾‧滬（Émile Roux）和同伴在研究狂犬病期間，在他們的實驗桌上放了一把上膛手槍，萬一有人被瘋狗咬傷，其他人允諾幫助他一槍畢命，不讓他陷入痛苦的垂死掙扎。

能夠敘述這些英勇的行為，是一種福氣。

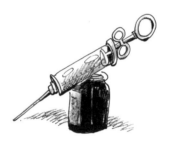

塞麥爾維斯

塞麥爾維斯（Semmelweis）是一位匈牙利醫生，1846年時他在維也納克萊因（Klein）醫師的婦產科部門擔任接生指導。

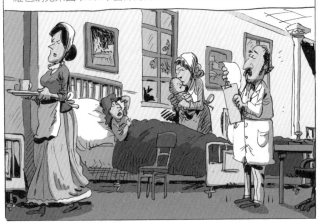

在克萊因的病房裡，許多婦女在產後都得了產褥熱。

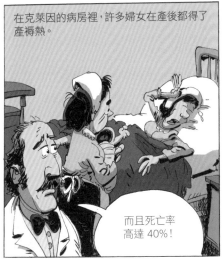

而且死亡率高達 40%！

但是在維也納另一間醫院布拉希特（Bracht）醫生的婦產科，感染率卻低得多，僅有 3%。

但是醫院設備都一樣，技術也大同小異。

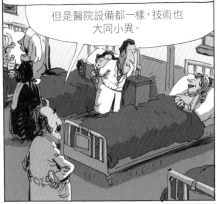

我看到的唯一差別，是在布拉希特的部門裡，我只有指導助產婦。

但是在克萊因的部門，我們要教住院醫師。

難不成這就是造成高死亡率的原因？！

我一定得找出理由！

住院醫師每天早上都要檢查前晚死去的遺體，他們都沒有戴手套。

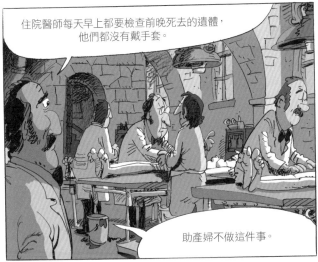

助產婦不做這件事。

接著，他們不洗手便去檢查產房裡的孕婦。

幹嘛要洗手？

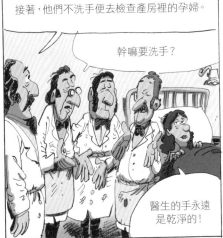

醫生的手永遠是乾淨的！

當時的人對微生物還不瞭解。但有一次，他的朋友柯萊契卡（Kolletschka）在解剖屍體時弄傷自己，塞麥爾維斯意識到問題的嚴重性。

噢，我在解剖屍體時被手術刀劃傷了！希望不嚴重。

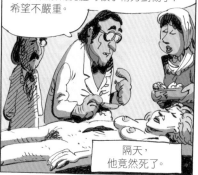

隔天，他竟然死了。

是屍體上的毒素造成他死亡嗎？

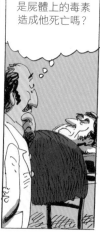

各位，我十分肯定告訴你們，解剖完屍體後一定要洗手。

又是你那套偏執狂！

我的手不髒嘛，都用圍裙擦乾淨了。

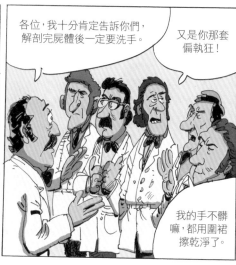

我在臉盆裡裝了一些水和次氯酸鈣粉。

每個人都要洗手！

我也得洗手嗎？

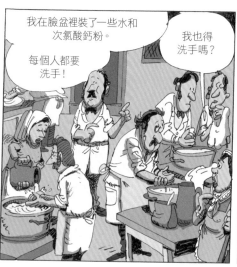

成效十分顯著，我的直覺是正確的。

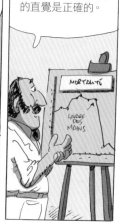

但是塞麥爾維斯被克萊因叫來辦公室。

是誰叫你下這個愚蠢的命令？全世界都在恥笑我們，你知道嗎？

洗手，你瘋了嗎，塞麥爾維斯？你是在羞辱我吧！

先生，您也不過是……

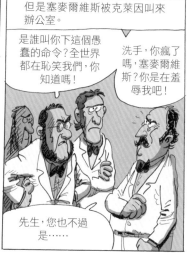

塞麥爾維斯對老闆犯下不敬的過錯！克萊因藉機解聘了他。

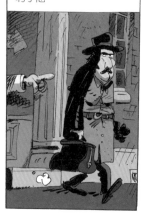

他不得不返回匈牙利，在一家精神病院裡潦倒地結束了一生。

洗手……一定要洗手。

洗手，洗手！

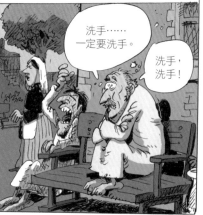

1924年，一位年輕的醫科學生以塞麥爾維斯為主題撰寫博士論文，平反了他的名聲。這位學生名叫路易·德托什（Louis Destouches），也就是後來知名的作家塞利納（Céline）。

這個塞麥爾維斯真是了不起的人物。小害蟲的大便沾在那些不洗手的醫生手上，這些人解剖完晚上死掉的人，又忙不迭地接生早上的產婦。而那些大咖，頭腦永遠一樣死板。

96

巴斯德與柯霍：微生物學的革命

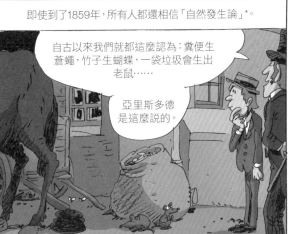

即使到了1859年，所有人都還相信「自然發生論」*。

自古以來我們就都這麼認為：糞便生蒼蠅，竹子生蝴蝶，一袋垃圾會生出老鼠……

亞里斯多德是這麼說的。

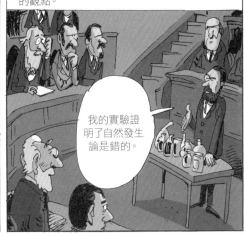

只有巴斯德膽敢違背貝爾納的看法，堅持相反的觀點。

我的實驗證明了自然發生論是錯的。

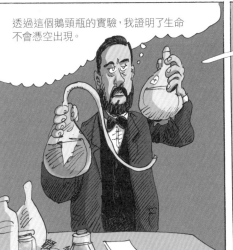

透過這個鵝頸瓶的實驗，我證明了生命不會憑空出現。

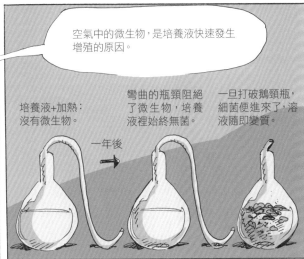

空氣中的微生物，是培養液快速發生增殖的原因。

培養液+加熱：沒有微生物。

彎曲的瓶頸阻絕了微生物，培養液始終無菌。

一旦打破鵝頸瓶，細菌便進來了，溶液隨即變質。

一年後

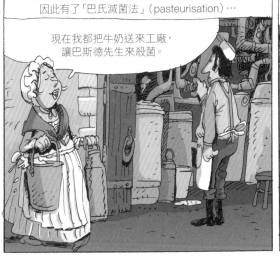

因此有了「巴氏滅菌法」（pasteurisation）…

現在我都把牛奶送來工廠，讓巴斯德先生來殺菌。

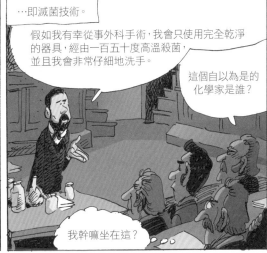

…即滅菌技術。

假如我有幸從事外科手術，我會只使用完全乾淨的器具，經由一百五十度高溫殺菌，並且我會非常仔細地洗手。

這個自以為是的化學家是誰？

我幹嘛坐在這？

*所有的小生物會在特定環境下自行誕生的理論。

巴斯德的論點，在法國手術界反應冷淡。但在1865年的格拉斯哥，有一位醫師約瑟夫·李斯特（Joseph Lister）接受了。

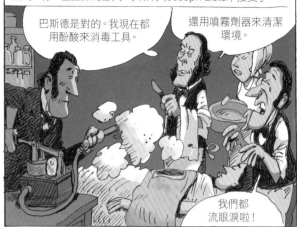

> 巴斯德是對的。我現在都用酚酸來消毒工具。

> 還用噴霧劑器來清潔環境。

> 我們都流眼淚啦！

巴斯德和他的滅菌技術徹底改變了我的工作成效。感染率直線下降，術後死亡率從60%下降到15%。

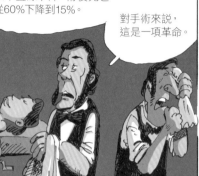

> 對手術來説，這是一項革命。

同一時間在柏林，羅伯·柯霍發明了微生物培養技術。他將微生物分離，染色，進行觀察、操作，再將它們放入健康宿主身上。他發明的這套學問，稱為「微生物學」。

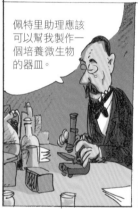

> 佩特里助理應該可以幫我製作一個培養微生物的器皿。

> 至於培養基，就用太太做果醬的洋菜為材料。

柯霍提出了微生物和疾病之間因果關係的假設。

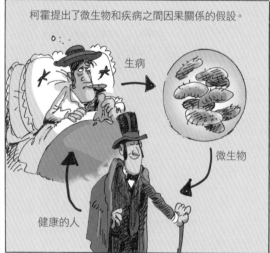

生病

微生物

健康的人

當時拜柯霍的技術，許多桿菌陸續被發現。

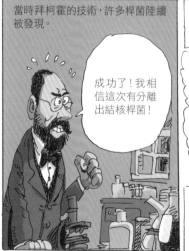

> 成功了！我相信這次有分離出結核桿菌！

巴斯德沒有發現過微生物，卻註定要成為疫苗的發明者。

在巴黎的巴斯德，密切追蹤柯霍的研究。儘管兩人競爭激烈，巴斯德還是同意柯霍的微生物致病理論。

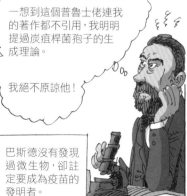

> 一想到這個普魯士佬連我的著作都不引用，我明明提過炭疽桿菌孢子的生成理論。

> 我絕不原諒他！

事實上，這一切都始於1880年的一場霍亂雞瘟。巴斯德的助理夏爾·張伯倫（Charles Chamberland）剛度完假回來。

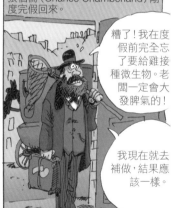

> 糟了！我在度假前完全忘了要給雞接種微生物。老闆一定會大發脾氣的！

> 我現在就去補做，結果應該一樣。

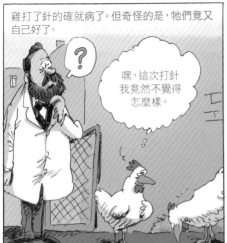

雞打了針的確就病了。但奇怪的是,牠們竟又自己好了。

嘿,這次打針我竟然不覺得怎麼樣。

?

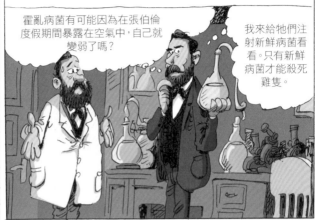

張伯倫把這一切都向巴斯德報告,這讓他陷入深思。

霍亂病菌有可能因為在張伯倫度假期間暴露在空氣中,自己就變弱了嗎?

我來給牠們注射新鮮病菌看看。只有新鮮病菌才能殺死雞隻。

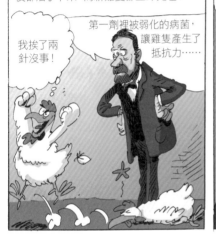

但巴斯德發現,張伯倫照顧的雞,在注射後都活了下來,而新雞隻卻立即死亡!

我挨了兩針沒事!

第一劑裡被弱化的病菌,讓雞隻產生了抵抗力……

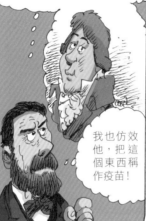

我這個發現,跟簡納的結果很像。

我也仿效他,把這個東西稱作疫苗!

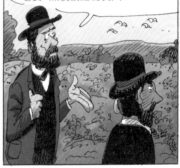

兩位巨人之間的戰爭,因為「炭疽事件」而越演越烈。1876年,柯霍發現了炭疽桿菌,而巴斯德則提出這種菌會以孢子的形式存在,存活力極強。

這片「被詛咒的田野」,是因為遍布炭疽菌孢子,孢子被蚯蚓帶到地表,然後被動物食入。

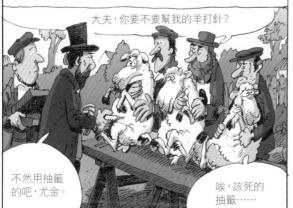

1881年5月5日,巴斯德在普依勒佛替健康綿羊注射弱化細菌,成功實現了炭疽疫苗接種。

大夫,你要不要幫我的羊打針?

不然用抽籤的吧,尤金。

唉,該死的抽籤……

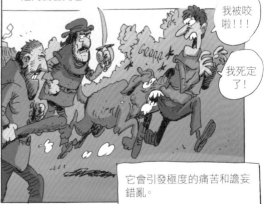

這次的成功讓巴斯德信心大增,他嘗試用同樣方法對治狂犬病。這種病十分致命,被咬後數週內就會死亡。

我被咬啦!!!

我死定了!

它會引發極度的痛苦和譫妄錯亂。

就算這麼危險，艾米爾、滬、提利耶、張伯倫，還是選擇與巴斯德一起研究這種可怕的疾病。

吼！

如果這隻瘋狗咬我，我就死定了！

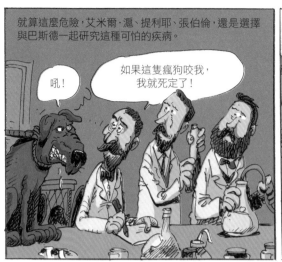

我們得打開瘋狗的頭殼取腦，培養「新的」狗脊髓，因為我們看不到其中的微生物*。

實驗桌上留了一把上膛手槍給同事。如果我們其中有人被咬，其他人答應會開槍，結束我們的痛苦。

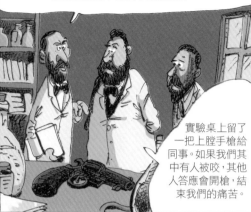

幸好實驗的對象可以改成兔子，減輕了不少心理負擔。

看來，我沒有瘋狗那麼危險！

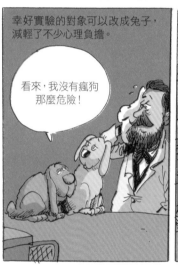

滬，你要把病毒接種在兔子大腦附近，再逐次接種到其他兔子上，讓症狀穩定下來。

是的，老師。然後我會把脊髓放在瓶子裡陰乾。

藉由乾燥的病兔子脊髓，可以減弱病毒的活力。

減弱後，這種病毒就可以對狗進行預防接種。

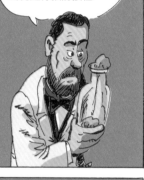

巴斯德研擬出一套疫苗培育方法，並成功在五十多種動物身上進行了測試。

他說這是為了我好，但……

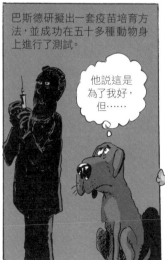

1885年，亞爾薩斯一位麵包師傅的兒子約瑟夫·邁斯特，到附近的村子去為父親買酵母，沿途經過田野時，被一隻瘋狗嚴重咬傷。

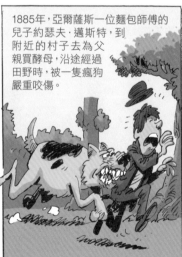

他的母親透過村裡的醫生得知，巴黎有一位了不起的科學家正在研究狂犬病疫苗。她帶著九歲的兒子來到巴斯德的巴黎高等師範學院實驗室。

巴斯德先生，請救救我的兒子！

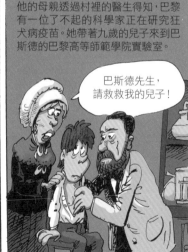

*實際上是一種病毒，只能透過電子顯微鏡觀察到。

當時，巴斯德還未達到後來的「科學界教父」地位。

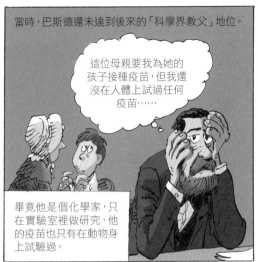

這位母親要我為她的孩子接種疫苗，但我還沒在人體上試過任何疫苗……

畢竟他是個化學家，只在實驗室裡做研究，他的疫苗也只有在動物身上試驗過。

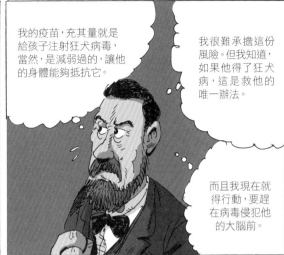

我的疫苗，充其量就是給孩子注射狂犬病毒，當然，是減弱過的，讓他的身體能夠抵抗它。

我很難承擔這份風險。但我知道，如果他得了狂犬病，這是救他的唯一辦法。

而且我現在就得行動，要趕在病毒侵犯他的大腦前。

巴斯德猶豫不決。但兩位資深醫生維爾比安（Vulpian）和葛倫謝（Grancher）開始執行十三針減毒病毒注射，每次的病毒力都比前次更強。

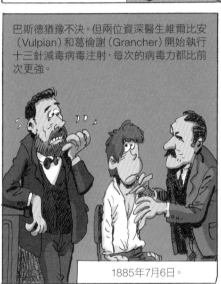

1885年7月6日。

為了釐清疑慮，最後，巴斯德冒著危險為約瑟夫接種一劑特別兇猛的狂犬病毒，但他依舊安好無恙。約瑟夫免疫了。

嗯，這有點人體實驗的味道。

不過簡納也這麼做過。

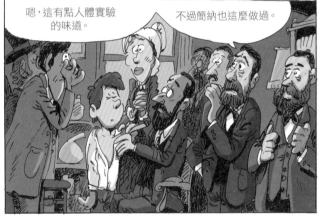

然而，滬對這一切相當不悅，他拒絕參與約瑟夫的疫苗試驗，認為動物實驗仍然進行得不夠充分。

不過，跟老闆的爭執是暫時的啦。我未來會和葉爾辛合作，成為研究中心真正的規劃者。

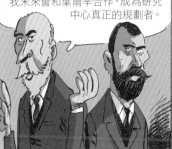

巴斯德研究中心在1888年11月14日落成。

現在人人都愛巴斯德。

這不是愛，是因為狂犬病！

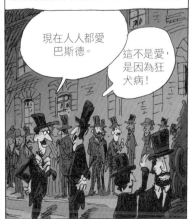

至於小約瑟夫·邁斯特，他後來擔任巴斯德研究中心的門房。

每天我都能來墓窖裡，緬懷我的救命恩人。

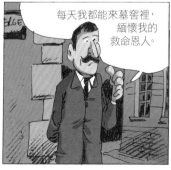

1940年，邁斯特不忍目擊納粹佔領研究中心，他選擇了自殺。

101

研究者的工作依舊面臨重重危險。提利耶在亞歷山卓城研究霍亂時遭到感染，死時才26歲，滬則感染了肺結核。

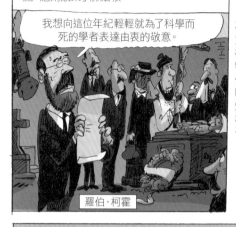

> 我想向這位年紀輕輕就為了科學而死的學者表達由衷的敬意。

羅伯·柯霍

不過，生物體究竟透過什麼天然機制來對抗微生物，以及疫苗如何發揮作用，這時我們仍一無所知，還有待日後柯霍和巴斯德弟子的研究。

1890年，滬和葉爾辛指出，白喉桿菌的培養液經過濾後，雖然不含菌，但仍帶有毒素。

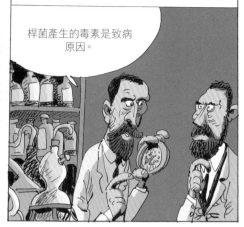

> 桿菌產生的毒素是致病原因。

隔年，柯霍的學生貝林（Behring）和北里柴三郎指出，注射桿菌的毒素到血液中，會產生一種對抗毒素的物質「抗毒素」。

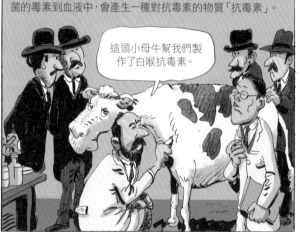

> 這頭小母牛幫我們製作了白喉抗毒素。

他們開發出了血清療法。

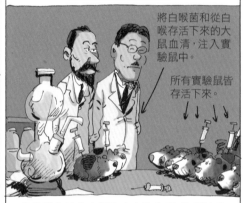

> 將白喉菌和從白喉存活下來的大鼠血清，注入實驗鼠中。
>
> 所有實驗鼠皆存活下來。

生物體能夠生產對抗毒素的物質，這種物質我們現在通稱為「抗體」。

滬在這個基礎上再接再勵。1894年，他利用馬血清的血清療法，治癒了許多病人。

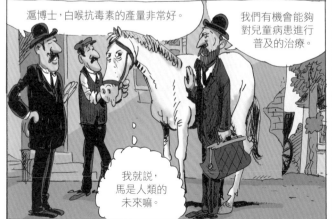

> 滬博士，白喉抗毒素的產量非常好。
>
> 我們有機會能夠對兒童病患進行普及的治療。
>
> 我就說，馬是人類的未來嘛。

幾年後，梅契尼科夫（Metchnikoff）發現了吞噬作用。

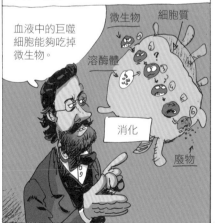

> 血液中的巨噬細胞能夠吃掉微生物。

微生物　細胞質
溶酶體
消化
廢物

身體可以透過製造抗體或動員白血球的方式來對抗微生物。

疫苗接種其實就是誘發身體對感染做出快速回應，動員淋巴和細胞的自然防禦機制。

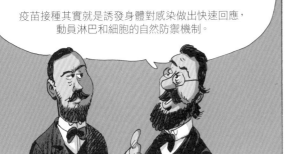

貝林和梅契尼科夫開發了「免疫學」這門新學科。

柯霍已發現了肺結核桿菌，但還沒開發出疫苗；有兩位巴斯德派的科學家開始著手研發。

卡米爾·介蘭（Camille Guérin，），獸醫

阿爾貝·卡爾梅特（Albert Calmette）里爾巴斯德研究中心所長

我們需要一位牛隻專家！

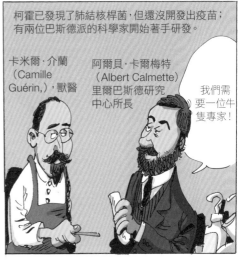

在介蘭的參與下，我們開始研究牛的肺結核病。我們在馬鈴薯上培養結核桿菌，我們也從牛膽汁裡分離出桿菌。

真的很麻煩…這惱人的菌種需要三週才能長成。

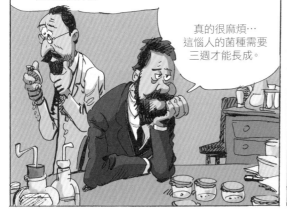

我們得反覆從牛身上抽取菌種來培養，不然它們會失去活性。

我得抽取230次，持續13年！

我們先成功做到了讓小牛對結核病免疫。

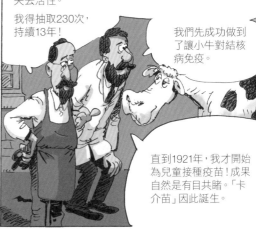

直到1921年，我才開始為兒童接種疫苗！成果自然是有目共睹。「卡介苗」因此誕生。

透過當時的光學顯微鏡，柯霍和巴斯德的學生們已能清楚觀察染色的細菌。

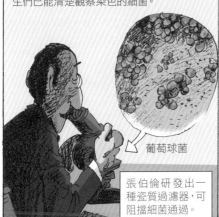

葡萄球菌

張伯倫研發出一種瓷質過濾器，可阻擋細菌通過。

不過，1898年貝傑林克（Beijerinck）在台夫特研究菸草鑲嵌病，他把被感染的葉片揉碎……

被感染的碾碎菸葉

← 張伯倫的阻擋細菌過濾器

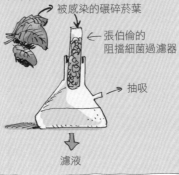

→ 抽吸

↓

濾液

然而濾液仍對新植株具有感染性！他發現的是「濾過性病毒」。

必須等到電子顯微鏡出現，我們才能看清這些病毒。

我們被發現了！

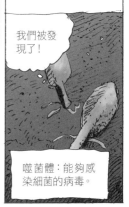

噬菌體：能夠感染細菌的病毒。

豪斯泰德的愛情手套

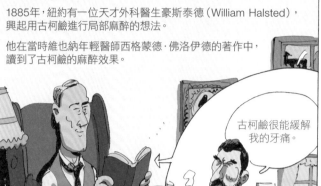

1885年，紐約有一位天才外科醫生豪斯泰德（William Halsted），興起用古柯鹼進行局部麻醉的想法。

他在當時維也納年輕醫師西格蒙德·佛洛伊德的著作中，讀到了古柯鹼的麻醉效果。

古柯鹼很能緩解我的牙痛。

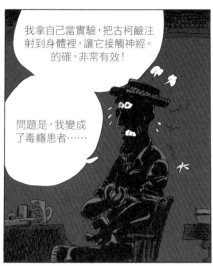

我拿自己當實驗，把古柯鹼注射到身體裡，讓它接觸神經。的確，非常有效！

問題是，我變成了毒癮患者……

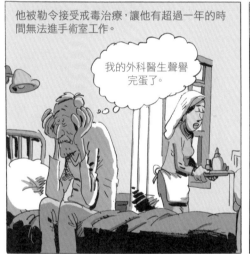

他被勒令接受戒毒治療，讓他有超過一年的時間無法進手術室工作。

我的外科醫生聲譽完蛋了。

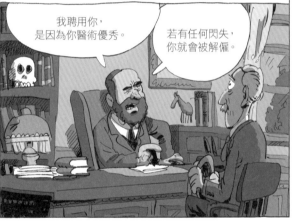

不過，剛為巴爾的摩建立約翰霍普金斯醫院的威廉·韋爾奇（William Welch），招聘了他。

我聘用你，是因為你醫術優秀。

若有任何閃失，你就會被解僱。

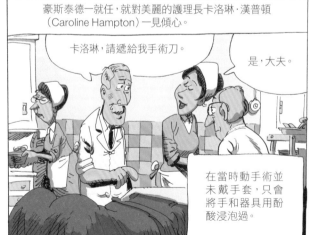

豪斯泰德一就任，就對美麗的護理長卡洛琳·漢普頓（Caroline Hampton）一見傾心。

卡洛琳，請遞給我手術刀。

是，大夫。

在當時動手術並未戴手套，只會將手和器具用酚酸浸泡過。

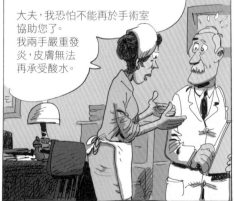

但豪斯泰德不敢公然向卡洛琳示愛，以免流言蜚語遭致批評，但有一天……

大夫，我恐怕不能再於手術室協助您了。
我兩手嚴重發炎，皮膚無法再承受酸水。

一想到要與卡洛琳分別，豪斯泰德就無法忍受。他前往固特異公司尋找解決方案，這家公司剛發明了一種新材料：橡膠。

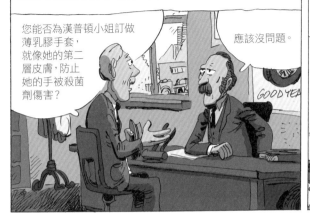

您能否為漢普頓小姐訂做薄乳膠手套，就像她的第二層皮膚，防止她的手被殺菌劑傷害？

應該沒問題。

卡洛琳因此能繼續待在醫師身邊。

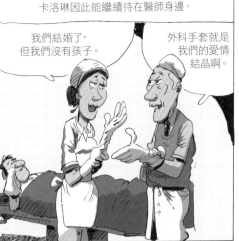

我們結婚了，但我們沒有孩子。

外科手套就是我們的愛情結晶啊。

所以，外科手套是因為愛而發明的，為了保護卡洛琳的玉手。

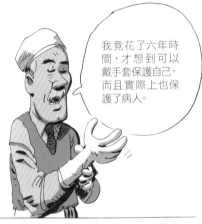

我竟花了六年時間，才想到可以戴手套保護自己，而且實際上也保護了病人。

豪斯泰德的手術成績斐然，韋爾奇當初的確有識人之明。

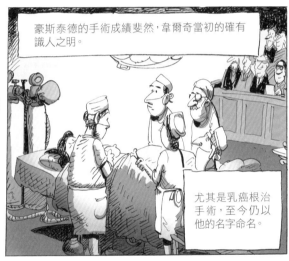

尤其是乳癌根治手術，至今仍以他的名字命名。

他成為教授，和韋爾奇、奧斯勒（Osler）、凱利（Kelly）並列為約翰霍普金斯醫院的四大創始人。

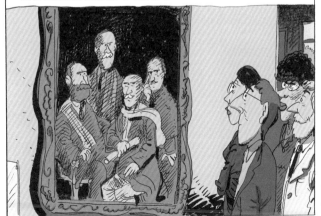

至於他的毒癮呢？

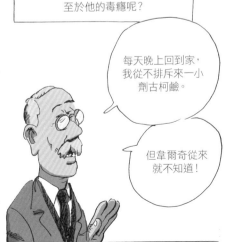

每天晚上回到家，我從不排斥來一小劑古柯鹼。

但韋爾奇從來就不知道！

維生素的發現

1883年，年輕的荷蘭軍醫克里斯蒂安·艾克曼（Christiaan Eijkman）被派往北爪哇的三寶瓏。

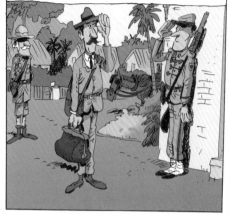

當地有一座關政治犯的監獄，犯人都罹患了一種怪病——腳氣病。

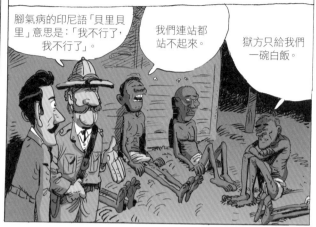

腳氣病的印尼語「貝里貝里」意思是：「我不行了，我不行了」。

我們連站都站不起來。

獄方只給我們一碗白飯。

這種疾病會無可避免地導致死亡！艾克曼深信這是一種傳染病。

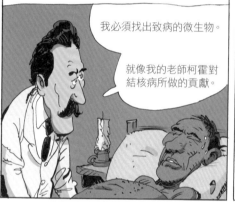

我必須找出致病的微生物。

就像我的老師柯霍對結核病所做的貢獻。

艾克曼以身為柯霍的學生自豪，柯霍是所有德國年輕世代醫生的精神典範。

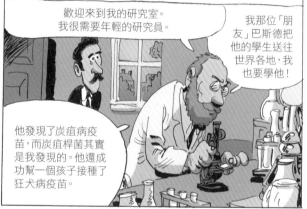

歡迎來到我的研究室。我很需要年輕的研究員。

我那位「朋友」巴斯德把他的學生送往世界各地，我也要學他！

他發現了炭疽病疫苗，而炭疽桿菌其實是我發現的。他還成功幫一個孩子接種了狂犬病疫苗。

艾克曼加入佩克爾哈林（Cornelis Pekelharing）的研究室擔任專員，投入多年時間尋找他的「微生物」。

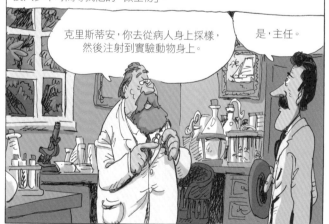

克里斯蒂安，你去從病人身上採樣，然後注射到實驗動物身上。

是，主任。

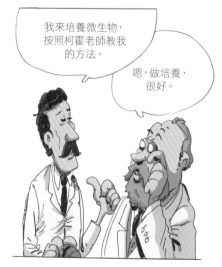

我來培養微生物，按照柯霍老師教我的方法。

嗯，做培養，很好。

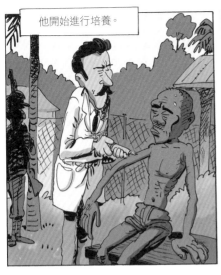

他開始進行培養。

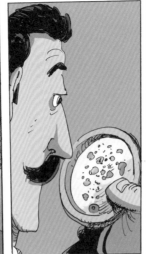

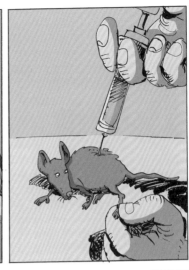

研究結果令人失望，接種工作並不順利。囚犯們仍相繼死亡，駐紮的士兵無人為他們的努力感動。

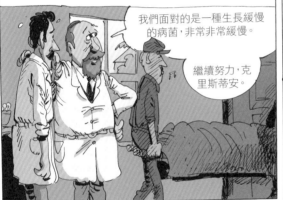

我們面對的是一種生長緩慢的病菌，非常非常緩慢。

繼續努力，克里斯蒂安。

艾克曼決定改變實驗的動物種類。他選擇了雞。

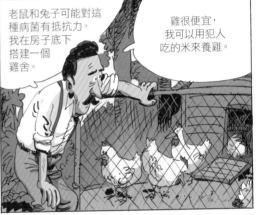

老鼠和兔子可能對這種病菌有抵抗力。我在房子底下搭建一個雞舍。

雞很便宜，我可以用犯人吃的米來養雞。

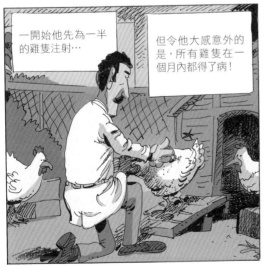

一開始他先為一半的雞隻注射⋯

但令他大感意外的是，所有雞隻在一個月內都得了病！

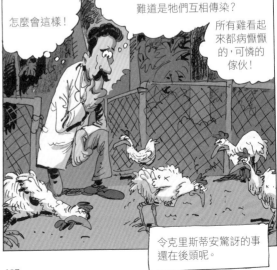

怎麼會這樣！

難道是牠們互相傳染？

所有雞看起來都病懨懨的，可憐的傢伙！

令克里斯蒂安驚訝的事還在後頭呢。

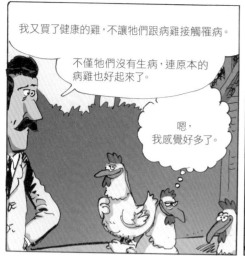

我又買了健康的雞，不讓牠們跟病雞接觸罹病。

不僅牠們沒有生病，連原本的病雞也好起來了。

嗯，我感覺好多了。

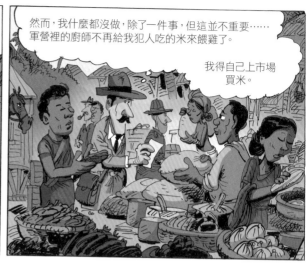

然而，我什麼都沒做，除了一件事，但這並不重要……軍營裡的廚師不再給我犯人吃的米來餵雞了。

我得自己上市場買米。

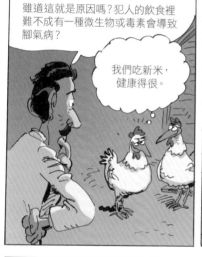

難道這就是原因嗎？犯人的飲食裡難不成有一種微生物或毒素會導致腳氣病？

我們吃新米，健康得很。

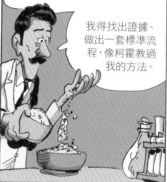

兩種米之間只有一點不同：第一種有煮過，已去掉米糠；第二種保留了外殼，是沒煮過的全米。

我得找出證據、做出一套標準流程，像柯霍教過我的方法。

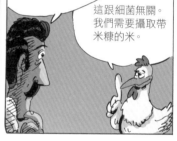

他的實驗很嚴謹。沒有米糠的米讓雞生病，有米糠的米讓雞痊癒。

所以米糠裡有一種物質可以防止腳氣病；簡而言之，有一種抗腳氣病因子。

這跟細菌無關。我們需要攝取帶米糠的米。

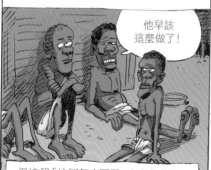

艾克曼繼續進行動物實驗。他想獲得明確的結論，才願意在人類身上嘗試。雞隻換了一批又一批，直到1895年，他才在犯人身上做實驗，成效令人讚嘆。

他早該這麼做了！

但這個「抗腳氣病因子」究竟是什麼，我們仍然不知道。

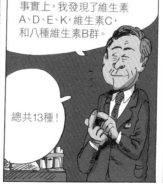

直到1912年，化學家芬克（Casimir Funk）才發現了這種對生命不可或缺的胺基酸，在米糠中就有這種物質，維他命B。

事實上，我發現了維生素A、D、E、K，維生素C，和八種維生素B群。

總共13種！

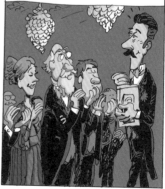

曾經如此賣力尋找細菌卻徒勞無功的艾克曼──但也多虧他的努力──1929年獲頒諾貝爾獎。一個安慰獎！

第 10 章

實驗醫學

　　十九世紀的最後一場醫學革命，是由馬讓迪（François Magendie）提出的實驗醫學，特別是他的學生貝爾納（Claude Bernard）的貢獻。他們把目標放在認識器官的功能以及測量血液成分，不像過去僅止於描述，而是實際操作實驗。

　　開頭的摸索總是困難重重，甚至遭到當時許多醫生的蔑視！

　　然而實驗開啟的新頁，卻促成現代醫學大步邁進。

　　這是醫學史上的重大進展，甚至是歷史本身的重大進展。

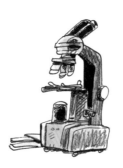

十九世紀初的醫生對生物學漠不關心，沒人知道如何分析血液成分。

對於生命的理解方式，有兩種對立的看法：「機械論」和「生機論」。

相同的因會產生相同的果，因此應該把動物看成一台機器，動物不存在目的因。

笛卡兒

生命是對物質世界破壞力的一種對抗。生命力灌注到物質裡，才有了生命。

畢夏

威廉·哈維是第一位投入生理學研究的人，他從動物實驗裡發現了血液循環。但他還未能看見循環過程欠缺的一環：微血管*。顯微解剖學之父馬爾皮基（Malpighi）在1661年才描述了微血管。

微血管前括約肌

我描述過的部位不可勝數，全世界的醫學都知道我的名字。

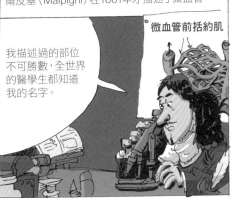

畢夏（Bichat）強烈主張對生理學作全盤革新。

醫學必須成為一門科學，要做到這一點，就得以解剖學和實驗為基礎。

他在1800年發表了《生命與死亡的生理學研究》**。

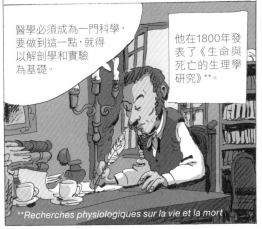

**Recherches physiologiques sur la vie et la mort

然而他的生機論思想在二十年後受到馬讓迪的嚴厲批評。

我必須說，畢夏的想法是個搖搖欲墜的框架。

只有通過實驗、發現定律的作用，才是真實存在的東西，就像拉普拉斯在天文學或居維葉在動物學裡的發現。

不過，我承認畢夏的「實驗方法」是有優點。

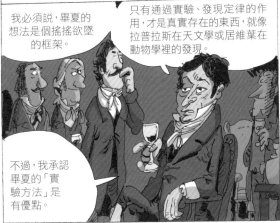

馬讓迪是偉大的實驗者，也是活體解剖的支持者。

人和動物有共通的機能，研究這些機能，可以促進人類的利益，因此有必要進行活體動物解剖。

靠著活體解剖，我補足了貝爾研究的不足，證明位於脊髓背角的神經纖維是感覺神經，而腹角的神經纖維是運動神經。

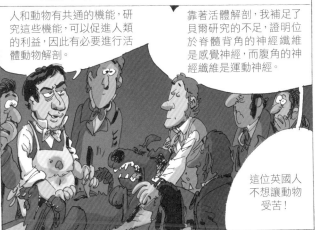

這位英國人不想讓動物受苦！

馬讓迪靠著虐待動物，補足我提出的神經纖維原理。

查爾斯·貝爾 ***

至於我，我是一位紳士！法國人欠缺人性的本質，從他們發動革命、送國王上斷頭台那時起，就一直根深蒂固。

*連通靜脈和動脈之間的微小血管。

***Charles Bell

然而，馬讓迪對其他事情的立場，也招致了一些批評。

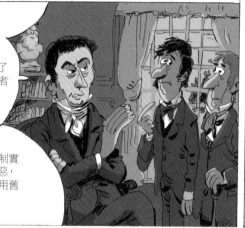

麻醉毫無益處，而且違反自然。

顯微鏡不過是為了滿足沒事幹收藏者的好奇心。

我對革命分子強制實施的公制極為厭惡，我的實驗還是照用舊的度量衡制。

不可否認，馬讓迪是位傑出的醫生，他在法蘭西公學院創立了生理學教席。

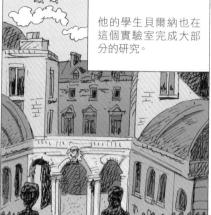

他的學生貝爾納也在這個實驗室完成大部分的研究。

貝爾納沿用馬讓迪的方法，開創出實驗醫學，提出醫學生物學的概念。

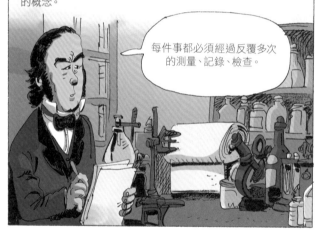

每件事都必須經過反覆多次的測量、記錄、檢查。

他用這套方法證明了箭毒對青蛙的麻痺作用。

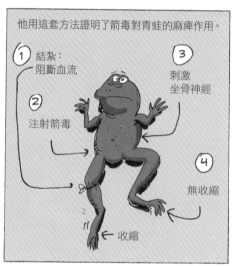

① 結紮：阻斷血流

② 注射箭毒

③ 刺激坐骨神經

④ 無收縮

← 收縮

他也指出血液的作用。身體裡的細胞在這個由血液構成的內環境裡，方得以生存和溝通。

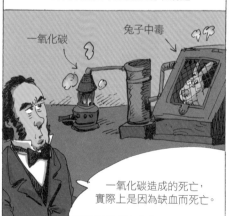

一氧化碳

兔子中毒

一氧化碳造成的死亡，實際上是因為缺血而死亡。

他也對糖十分好奇。

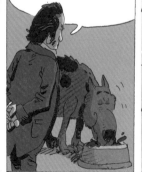

我曾經給一隻大狗餵食好幾天的肉。

然後我取出肝臟，用冷水清洗，把所有的血都洗掉。

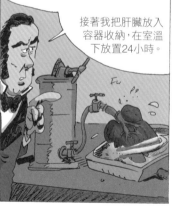

接著我把肝臟放入容器收納，在室溫下放置24小時。

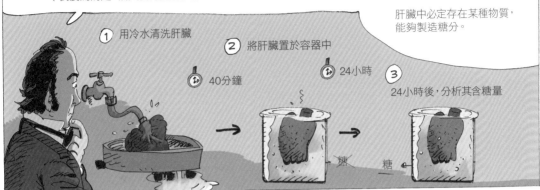

令我震驚的是，隔天我再度清洗肝臟，發現它仍含有糖分！

肝臟中必定存在某種物質，能夠製造糖分。

① 用冷水清洗肝臟　40分鐘

② 將肝臟置於容器中　24小時

③ 24小時後，分析其含糖量

糖　糖

他教課時毫無任何派頭，也不事先準備，直接在學生面前演示實驗，就像一場精彩的表演。

實驗者如果不知道自己要找什麼東西，就不會了解自己發現了什麼。你說是不是，勒薩吉神父？

是的，但我不過是您的助理而已。您說什麼，我就照著做。

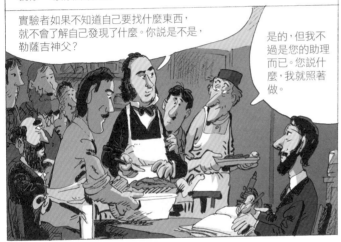

他在著作中提出「觀察，假設，證實/可否證性」的架構，制定一套非常有效的實驗方法，理論演繹亦極其出色，至今仍是一本暢銷書。

這本書的確寫得很好。我年輕時差一點就成為劇作家。

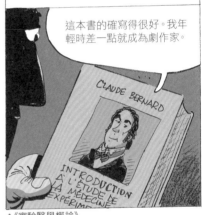

CLAUDE BERNARD

INTRODUCTION À L'ÉTUDE DE LA MÉDECINE EXPÉRIMEN...

*《實驗醫學概論》

貝爾納在二十年裡發現的東西，比全世界生理學家加起來發現的東西還多。

實驗，是為了生出新想法而引發的觀察。

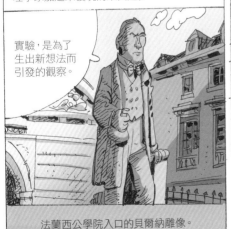

法蘭西公學院入口的貝爾納雕像。

儘管貝爾納做出這麼多貢獻，與醫院結合的醫學實驗中心竟然到十九世紀末才出現。

一個人在實驗室裡孤軍奮戰，多少也覺得寂寞啊。

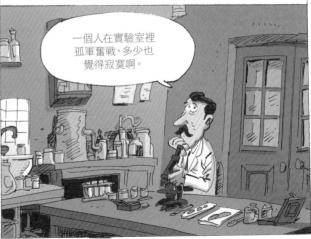

第 11 章

兒童醫學

人生的兒童階段長期以來皆被醫生忽視。實則嬰兒死亡率是一件太過沉重的負擔，只有上帝能夠決定誰可以活下來。

「命中注定」既如此沉重，連蒙田也不得不承認「失去了兩、三個襁褓裡的孩子，不能說沒有遺憾，但也無可怨尤。」

一直到十八世紀，一方面受到盧梭的影響，加上生活條件有所改善，人們才開始認真看待童年，把它當成一段正式的人生時期，一個應該專注於學習的階段。

醫生開始對這些小小人類感興趣。

事實上，「小兒科」一詞是到1907年才出現在拉魯斯法語字典裡。

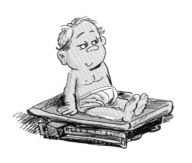

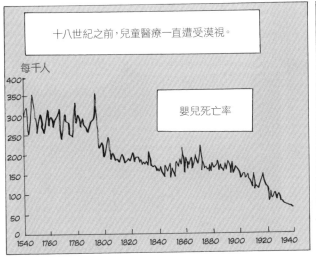

十八世紀之前，兒童醫療一直遭受漠視。

每千人

嬰兒死亡率

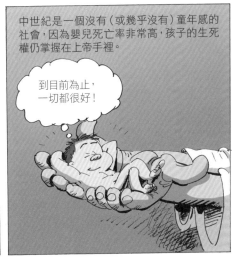

中世紀是一個沒有（或幾乎沒有）童年感的社會，因為嬰兒死亡率非常高，孩子的生死權仍掌握在上帝手裡。

到目前為止，一切都很好！

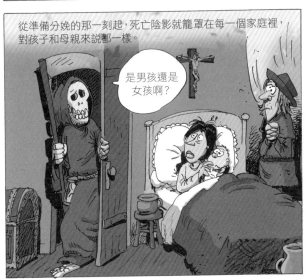

從準備分娩的那一刻起，死亡陰影就籠罩在每一個家庭裡，對孩子和母親來說都一樣。

是男孩還是女孩啊？

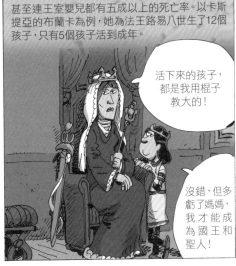

甚至連王室嬰兒都有五成以上的死亡率。以卡斯提亞的布蘭卡為例，她為法王路易八世生了12個孩子，只有5個孩子活到成年。

活下來的孩子，都是我用棍子教大的！

沒錯，但多虧了媽媽，我才能成為國王和聖人！

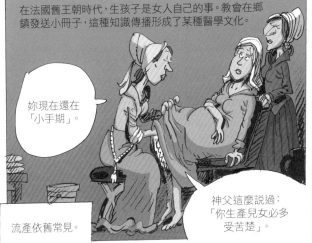

在法國舊王朝時代，生孩子是女人自己的事。教會在鄉鎮發送小冊子，這種知識傳播形成了某種醫學文化。

妳現在還在「小手期」。

神父這麼說過：「你生產兒女必多受苦楚」。

流產依舊常見。

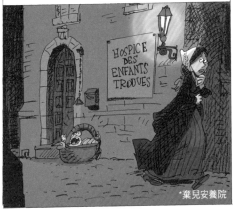

教會嚴令禁止墮胎和殺嬰，違反者可被判處死刑。遺棄嬰兒之事也就經常發生。

HOSPICE DES ENFANTS TROUVES

*棄兒安養院

117

兒童一旦度過高死亡率時期（順利通過這段時期難上加難），就會被看作成年人。在農村，兒童開始從事農作。

不工作，就沒有湯喝！

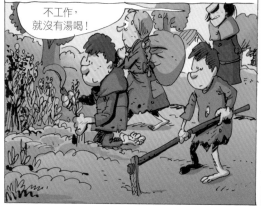

工人階級的小孩，從事更辛苦的工作。

因為我們很小隻，我們被派到最窄的坑道裡。

大人把我們留在礦坑裡，不讓我們回地面上。

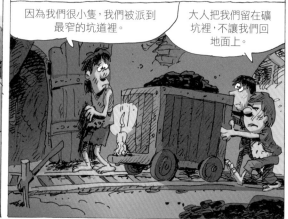

十七世紀末開始有了變化，童年逐漸被視為自成一格的生命階段。

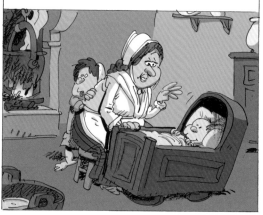

這個全新的概念，充分展現在盧梭的著作《愛彌兒》（Émile）裡。

只要手邊出現任何一丁點事，嬰兒就會像一包衣服一樣被掛在牆上；奶媽慢條斯理處理自己的事情，可憐的孩子像被釘十字架一樣釘在牆上。

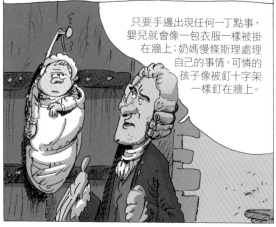

由於防治流行病的能力大幅進步，嬰兒死亡率也就大大降低，關鍵功臣即在於疫苗接種。

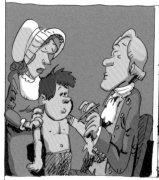

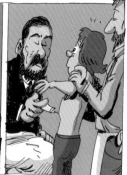

首度為兒童接種疫苗的簡納（1796）和巴斯德（1885）。

十七世紀的約翰尼斯·法第歐（Johannes Fatio），在瑞士巴塞爾成功分離了第一對連體嬰。

再見，我的老弟！

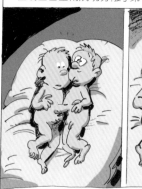

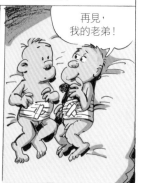

當時在旁全程觀看的伊曼紐爾·科尼希（Emanuel Koenig），竟把這當作自己的案例，在1689年發表。

十九世紀末的助產士，像是史蒂芬·塔尼耶（Stéphane Tarnier），仍是站在第一線對抗新生兒死亡的功臣。

用我這個夾子，把嬰兒拉出來容易多了，而且也快得多。

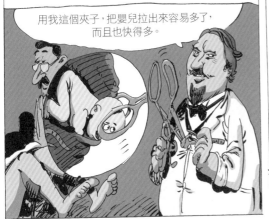

但遇到早產兒仍是束手無策，所有早產的孩子最後都死了。

我試過用乾草和熱水盆來保暖，但都無法取代母親子宮的溫暖。

幸好我的孩子足月出生，否則他早就死了。

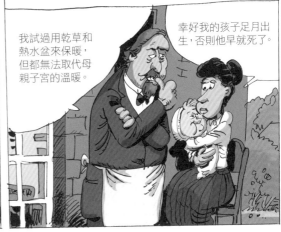

有一天，塔尼耶受邀參觀一座新落成的熱帶花園，園長帶他參觀園中鳥舍。

教授，您知道我費了好大一番功夫，才能幫這些異國鳥類的鳥蛋好好保溫。

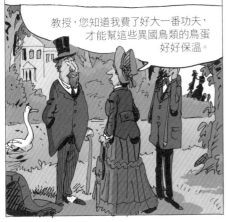

但現在我已經抓到訣竅了。我把這些蛋放在有熱空氣的保溫箱裡孵化

有熱空氣的保溫箱……能不能用在早產兒身上呢？

我的呼吸是溫暖的，就跟鳥蛋一樣。

暖空氣

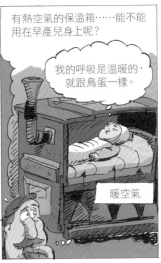

保溫箱就此誕生。

嗨，小寶寶，我們來幫你保暖。

還會給你喝比丹博士準備的牛奶。

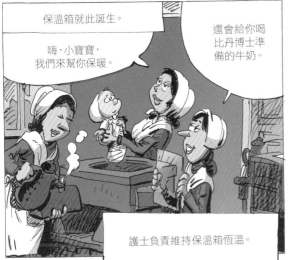

護士負責維持保溫箱恆溫。

早產兒餵的奶是按照比丹博士的指示準備的。

我幫這對雙胞胎準備牛奶。牛奶加熱過，避免病菌滋生。

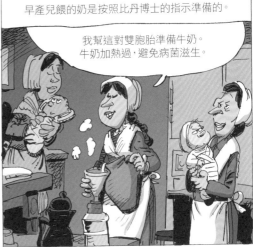

比丹（Pierre Budin）是塔尼耶的學生，他們都相信巴斯德的滅菌新理論。

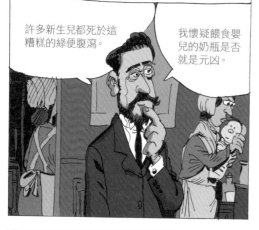

許多新生兒都死於這糟糕的綠便腹瀉。

我懷疑餵食嬰兒的奶瓶是否就是元凶。

步入工業時代之後，許多女工都被迫用奶瓶幫孩子餵牛奶。

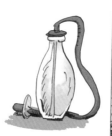

這些奶瓶和軟管都沒有消過毒，加上牛奶對大多數人來說太貴，往往摻入不衛生的生水。

最家喻戶曉的奶瓶「蘿菠」，也變成女性乳房的同義詞。

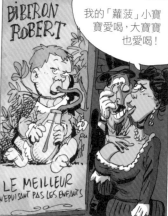

我的「蘿菠」小寶寶愛喝，大寶寶也愛喝！

*圖中文案：寶寶永遠愛喝最好的

比丹在巴斯德中心做研究。

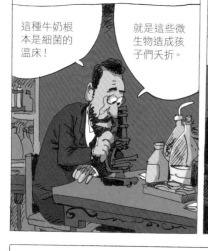

這種牛奶根本是細菌的溫床！

就是這些微生物造成孩子們夭折。

他決定教育年輕媽媽們將奶瓶消毒，也首開先例，為新生兒安排產後門診。

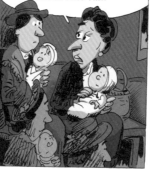

我在等比丹大夫，我的寶寶體重都沒有增加。

隨後他意識到，有必要幫寶寶定期記錄體重。

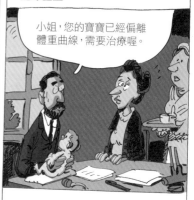

小姐，您的寶寶已經偏離體重曲線，需要治療喔。

比丹發明了新生兒科。

當時，兒童肺結核病仍是個嚴重的公衛問題。病房裡的孩童全都罹患了「白色瘟疫」。

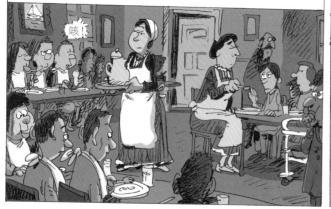

咳！

興建療養院顯得極為必要，才得以隔離這些罹患傳染病的兒童，並提供新鮮空氣。法國北部的貝爾克（Berck）就有這麼一棟療養院。

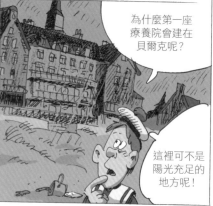

為什麼第一座療養院會建在貝爾克呢？

這裡可不是陽光充足的地方呢！

這裡必須講一段「瑪莉安獨自帶孩子」的故事。瑪莉安每天都推著一群她負責照顧的孩子，外出呼吸貝爾克海灘鹹鹹的新鮮空氣。

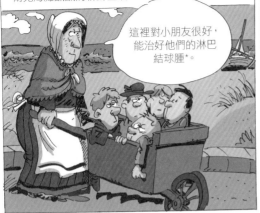

這裡對小朋友很好，能治好他們的淋巴結球腫*。

從蒙特勒伊來的醫生佩羅修（Perrochaud），驚豔於瑪莉安的育兒成績，決定將八個患有肺結核的孩子委託給她照料，他們也很快康復了。

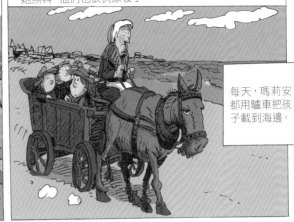

每天，瑪莉安都用驢車把孩子載到海邊。

1861年，佩羅修說服了巴黎公共照服中心的主任，將結核病童交給他來照顧，並在海灘邊興建一座木造醫院。

到了1869年，這座醫院擴充為一間擁有五百張床位的「拿破崙醫院」。

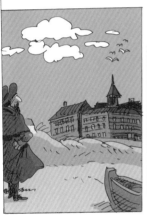

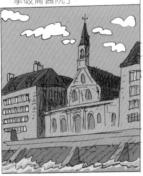

由於結核菌造成的關節病變相當頻繁，醫院也變成「波特氏病」（Pott disease）的專門治療所。

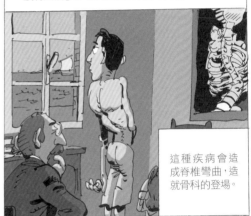

這種疾病會造成脊椎彎曲，造就骨科的登場。

當時的治療方法，是在身上打石膏，進行矯正。

小朋友，卡洛（Calot）醫生的石膏衣還舒服嗎？

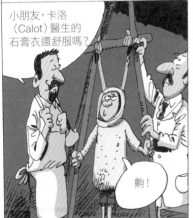

齁！

卡洛想用更大膽的方式來治療。他將病人麻醉，將拱起的駝背壓回去。卡洛也因此被封為「駝背矯正師」。

這種技術令人背脊發涼。

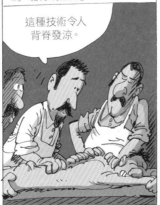

卡洛的手術轟動國際。全世界的人都跑來貝爾克看他表演。

不幸的是，我有過一些慘痛的失敗……

最後還是回歸較為溫和的手段。

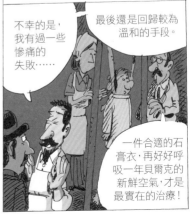

一件合適的石膏衣，再好好呼吸一年貝爾克的新鮮空氣，才是最實在的治療！

*以前神經結發炎的術語。

121

孩子們每天都在海灘上躺成一排，等待身體恢復健康，這種療養至少要花一年的時間。

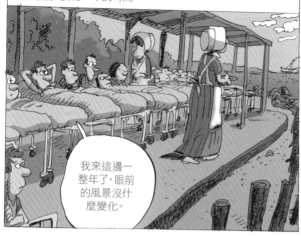

我來這邊一整年了，眼前的風景沒什麼變化。

遲至1944年，在巴爾的摩小兒科醫師海倫‧道希葛（Helen Taussig）的巧手下，才為心臟發育不全的「小藍嬰」動手術。

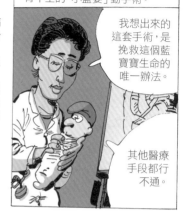

為兒童疾病動手術開始露出曙光。但還要再過一段時間，醫師才有能力處理特殊和嚴重的疾病。

我想出來的這套手術，是挽救這個藍寶寶生命的唯一辦法。

其他醫療手段都行不通。

海倫‧道希葛和阿爾弗雷德‧布拉洛克（Alfred Blalock），將新手術的前期實驗工作，交由維維安‧托馬斯（Vivien Thomas）進行。

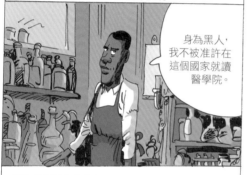

身為黑人，我不被准許在這個國家就讀醫學院。

身為技術員的維維安，實驗操作能力過人，他將道希葛為狗設計的手術發展出一套完善的流程。

1945年的第一次手術進行，維維安就在手術台旁，指導布拉洛克。

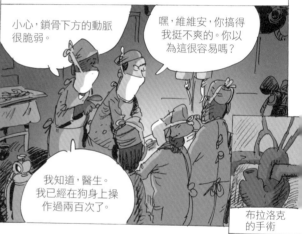

小心，鎖骨下方的動脈很脆弱。

嘿，維維安，你搞得我挺不爽。你以為這很容易嗎？

我知道，醫生。我已經在狗身上操作過兩百次了。

布拉洛克的手術

在法國，羅伯‧德布雷（1882-1978，Robert Debré）堪稱醫學院小兒科之父。他在巴黎兒童醫院的門診舉世聞名。

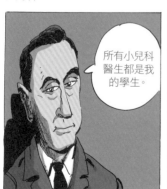

所有小兒科醫生都是我的學生。

他的兒子米歇爾是政治人物，因此他能在1958年推動大學教學醫院制度，成立醫學中心，革新了法國的醫學體系。

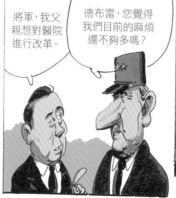

將軍，我父親想對醫院進行改革。

德布雷，您覺得我們目前的麻煩還不夠多嗎？

將軍，我準備徹底改革法國的醫療體系，推動「全職醫師住院制」。

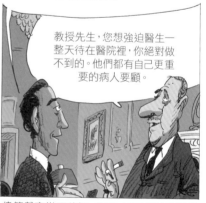

教授先生，您想強迫醫生一整天待在醫院裡，你絕對做不到的。他們都有自己更重要的病人要顧。

儘管戴高樂不積極，第58-1373號法案還是在1958年12月30日通過，醫學中心成立。

小兒科研究持續進行。1958年，德布雷的學生瑪爾特·戈蒂耶（Marthe Gautier）赴哈佛大學學習細胞培育技術。

我當時正在研究蒙古症纖維母細胞。有一天，我數了一下他們的染色體，發現竟然有47條，而不是46條！

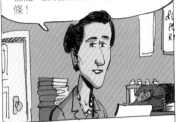

她發現了三染色體症（trisomie 21，唐氏症）。

基因研究的進展，使得遺傳疾病陸續被診斷出。除了與染色體相關的疾病，也有病症是由一個或多個基因所引起。

這些疾病在出生時就會顯現出來，例如：

囊腫纖維症　和　裘馨氏肌肉失養症

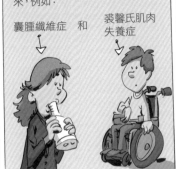

日益精密的儀器，高效的光學設備，尤其是關鍵的急救技術越趨成熟，讓醫生開始能對新生兒進行手術，甚至可能在母親子宮裡動手術。

幸好有這副大眼鏡的幫忙！

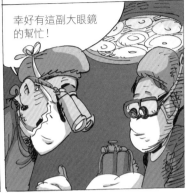

聖文生德保祿醫院的吉爾貝·于歐（Gilbert Huault），追隨塔尼耶和比丹的志業，發展出新生兒急救術。

新生兒也需要急救照護。但是要用非常小的設備。

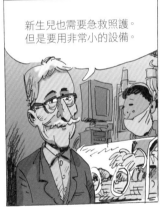

拜疫苗和抗生素之賜，新生兒的死亡率從1945年起已大幅下降。

死亡率（每千名嬰兒）

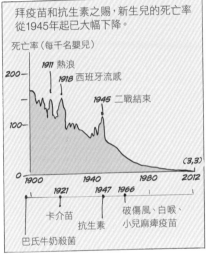

巴氏牛奶殺菌

二十世紀末出爐的重要研究，讓人們對嬰兒改觀。在此之前，人們都還覺得嬰兒不過是個需要餵食的生物，對疼痛無感，也沒有感情。

大人們覺得我不過是長了一副手腳，外加一張嘴。

他們錯啦！

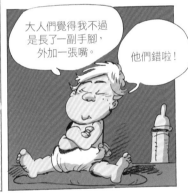

人們以為小孩子的神經系統還沒有發育到足以讓他們能感覺任何東西，因此醫療甚至外科手術都是在不使用止痛劑*之下進行的。直到1987年，印度麻醉醫師康瓦爾杰·阿南德（Kanwaljeet Anand）才證明並非如此。

我說，新生兒很怕痛。止痛劑可以降低手術死亡率。

他們竟然說我的神經系統不發達，不知道什麼叫痛！

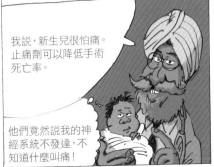

拉岡的學生朵爾托（Françoise Dolto），研究的是兒童心理學。

是的，孩子就是一個人。而且嬰孩把一切都當作語言，包括動作、觀看。

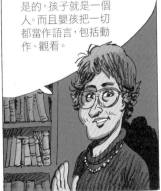

朵爾托的重要貢獻在於，宣示兒童和大人一樣是平等的個體，也應該被獨立研究。

多虧朵爾托，我現在是小皇帝啦。

而且我還想娶我的母親，殺死父親。

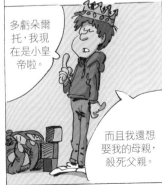

*用來減緩疼痛的藥物。

第 12 章

發現大腦病變

笛卡兒和古希臘人皆認為心靈的本質是非物質性的，與大腦不一樣。兩百年後的勒南（Ernest Renan），卻告訴學生思想是由大腦生成的，就像是肝臟製造膽汁。

人們在發現大腦疾病時，仍帶有這種強烈的二元思路。以理性方式探索的神經學，把腦問題歸為身體疾病，而精神醫學（psychiatry）則先把這個問題看成精神形上學，探討瘋狂的概念。不過，更現代的精神醫學視野也開始從機能失調的觀點來看待問題。

隨著知識進步，證明了神經傳導發生異常時會影響精神疾病的發生。也許到明天，精神醫學不過就是大腦化學物質和傳導異常的某種表現。

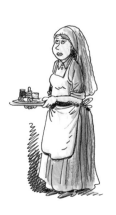

第一部：精神醫學：生病的心靈

希波克拉底已經根據體液來區分精神疾病。

如果黑膽汁*支配了身體，會表現出「神聖病」（癲癇）；黑膽汁進入大腦，就成為憂鬱症。

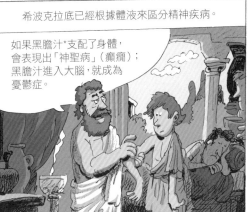

*黑膽汁的希臘語melankholia（mela為「黑暗」，khole為「膽汁」），構成了憂鬱（症）「melancholy」。

關於歇斯底里（hysteria），他則提出子宮遷移理論。

沒有性經驗的女性，她們又乾又輕的子宮上升到肝臟來尋找水分，甚至會讓她感到喘不過氣來。

但也可能進一步影響整個身體，造成焦慮和生病。

這就是歇斯底里窒息。

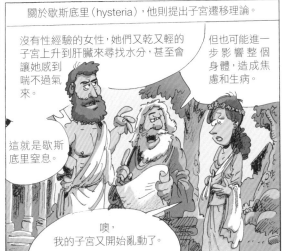

噢，我的子宮又開始亂動了。

中世紀時期，精神疾病被認為是惡靈附身。

撒旦，離開這具身體！

好吧，走就走。

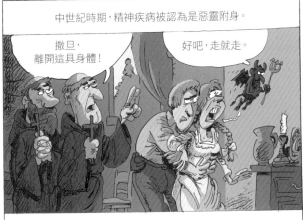

一開始，這些「瘋人」尚且被善待，僅以頌念福音書來驅魔。

但後來他們被打為異端或操弄巫術，被判處火刑。

又是搞巫術的，她們都承認被撒旦附身。

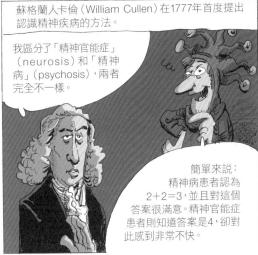

十七世紀起，瘋子遭到「全面監禁」的命運。他們被集中收容，財產被剝奪。

我失去了一切，連我的腦袋也不例外。

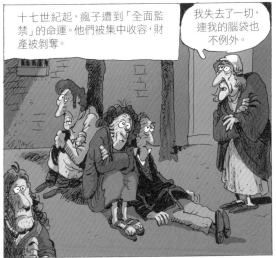

蘇格蘭人卡倫（William Cullen）在1777年首度提出認識精神疾病的方法。

我區分了「精神官能症」（neurosis）和「精神病」（psychosis），兩者完全不一樣。

簡單來說：精神病患者認為2+2＝3，並且對這個答案很滿意。精神官能症患者則知道答案是4，卻對此感到非常不快。

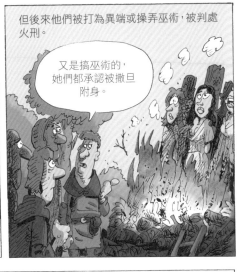

當時，病徵最輕微的患者可以從梅斯梅爾（Franz Mesmer）的「動物磁性說」尋求一線希望。

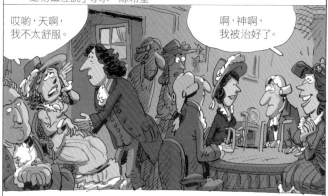

哎喲，天啊，我不太舒服。

啊，神啊，我被治好了。

病人圍坐在名聞遐邇的「磁盆」*旁，接受磁流的治療。磁療極為轟動，梅斯梅爾也靠著它攢了大量財富。

法國大革命之前，嚴重精神病患所受的待遇與罪犯沒有兩樣。他們被鏈條栓起來，遭受遺棄。

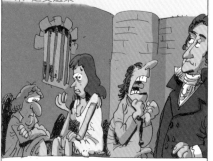

大革命期間，比塞特醫院的醫生皮內爾（Philippe Pinel），主張這些「精神失常」的病人應該被釋放，並加以治療。

有一天，救國委員會委員庫通（Couthon）來稽察皮內爾的精神病患。

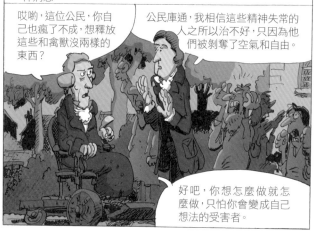

哎喲，這位公民，你自己也瘋了不成，想釋放這些和禽獸沒兩樣的東西？

公民庫通，我相信這些精神失常的人之所以治不好，只因為他們被剝奪了空氣和自由。

好吧，你想怎麼做就怎麼做，只怕你會變成自己想法的受害者。

儘管有討人厭的庫通在背後施壓阻撓，皮內爾還是照著自己的想法走。巡房員普桑也決定支援他。

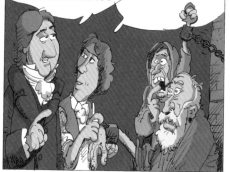

來吧，普桑，我們把這些可憐人的鍊子解開。這樣栓著，把人都變成動物了。

他們一定會感激你的，公民大夫。

皮內爾隨後被任命為巴黎硝石庫醫院（Salpêtrière）主治醫師，他提出「道德治療」原則，並嘗試對精神疾病進行分類。

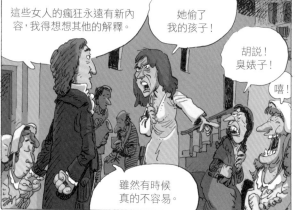

這些女人的瘋狂永遠有新內容，我得想想其他的解釋。

她偷了我的孩子！

胡說！臭婊子！

嘻！

雖然有時候真的不容易。

1820年，埃斯基羅爾（Jean-Etienne Esquirol）接替老師皮內爾在硝石庫的位子，後來又成為夏宏頓之家的主治大夫。

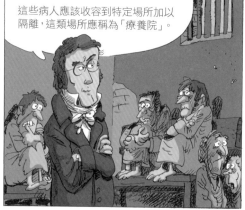

這些病人應該收容到特定場所加以隔離，這類場所應稱為「療養院」。

*以集體方式進行的磁療。

128

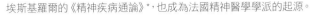

埃斯基羅爾的《精神疾病通論》*，也成為法國精神醫學學派的起源。

我們必須和皮內爾一樣，致力為病人做出精確的臨床描述，不能參雜草率的解釋。

呃呃

咕嚕

嘎嘎

而且就現況來看，還需要更多努力。

噗滋

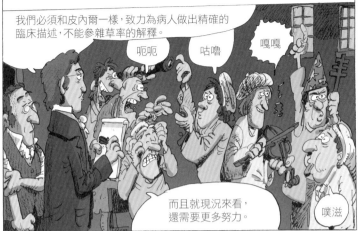

在醫生兼督察主任帕爾夏普（Parchappe）的推動下，一個理想中的「埃斯基羅爾式」療養院逐步邁向實現。

根據埃斯基羅爾的想法，一切都必須符合秩序和對稱性，病人不分階級，一律按照病情來進行隔離或分組。

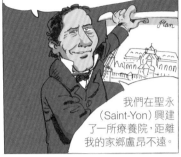

我們在聖永（Saint-Yon）興建了一所療養院，距離我的家鄉盧昂不遠。

* Le Grand Traité des maladies mentales

埃斯基羅爾也是法國1838年精神衛生法的起草人。

委員們，這部法律的目的是保護精神病患者，設立專門療養院，規範收容條件，保障病人的自由和財產。

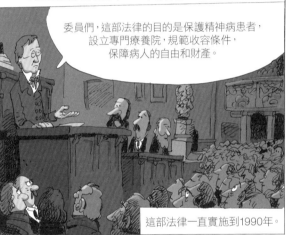

這部法律一直實施到1990年。

然而，精神疾病的概念在世界各地一直有很大的爭議性。

皮內爾和埃斯基羅爾認為這些疾病係患者對外在環境所起的反應，因此是可以治癒的。

其他人如貝勒（Bayle），想尋找醫學上的成因。

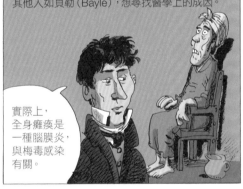

實際上，全身癱瘓是一種腦膜炎，與梅毒感染有關。

莫雷爾（Morel）和馬尼昂（Magnan）主張退化理論。

退化有可能是遺傳性的，加爾（Gall）的頭顱區塊論**已經明確指出了。
但退化也可能是後天性的，受到社會環境所影響，或因酗酒導致。

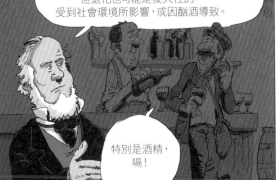

特別是酒精，嗝！

1883年起，巴伐利亞精神病學家埃米爾·克雷佩林（Emil Kraepelin）提出了具有說服力的精神疾病分類法。

只有病人的主體意識與現實嚴重脫節者，才能算是精神分裂。

躁鬱症與早發性痴呆***，兩者必須加以區別。

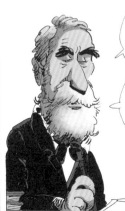

***1908年布魯勒（Bleuler）將早發性痴呆修正名稱為精神分裂症／思覺失調症（schizophrénies）。

**參閱第137和205頁。

克雷佩林認為這些疾病多半是退化性疾病，因此是無法治療的。

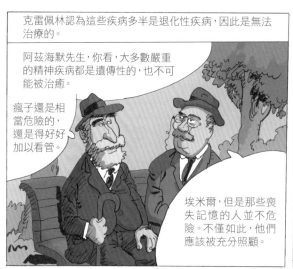

阿茲海默先生，你看，大多數嚴重的精神疾病都是遺傳性的，也不可能被治癒。

瘋子還是相當危險的，還是得好好加以看管。

埃米爾，但是那些喪失記憶的人並不危險。不僅如此，他們應該被充分照顧。

同一年代，夏柯（Jean-Martin Charcot）在硝石庫醫院成立了第一個神經學教席。夏柯是優秀的解剖學家，他指出精神疾病未必是大腦病變引起的。他對歇斯底里症尤其倍感好奇。

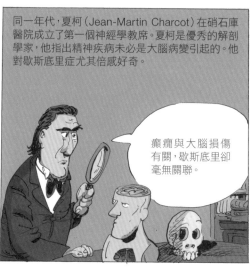

癲癇與大腦損傷有關，歇斯底里卻毫無關聯。

各位，我們看到威特曼夫人的案例，她有非常嚴重的歇斯底里症，一旦劇烈發作，便會陷入昏迷。

只有靠催眠才能重現這種狀態，再經由暗示來加以治療。

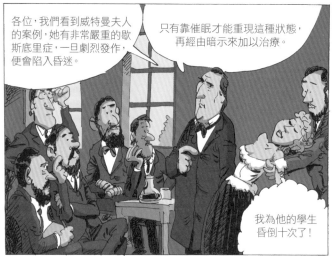

我為他的學生昏倒十次了！

他對無意識的作用具有直觀洞見，台下一位學生掌握了這點。

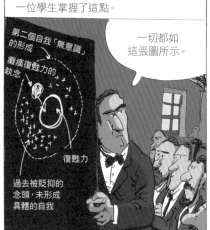

一切都如這張圖所示。

第二個自我「無意識」的形成

顛癲復甦力的執念

復甦力

過去被貶抑的念頭，未形成具體的自我

這位學生，西格蒙德·佛洛伊德（Sigmund Freud），認為催眠的效果不彰。

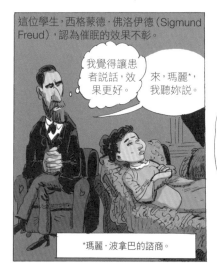

我覺得讓患者說話，效果更好。

來，瑪麗*，我聽妳說。

*瑪麗·波拿巴的諮商。

他的理念轟動全世界。

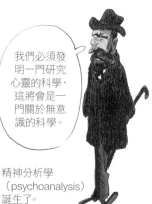

我們必須發明一門研究心靈的科學，這將會是一門關於無意識的科學。

精神分析學（psychoanalysis）誕生了。

他開宗明義強調「性」對於成人和兒童的重要性（伊底帕斯情結）。

無意識係透過隱藏的話語來表達。要搞懂腦袋裡究竟在想些什麼，並沒有那麼容易。

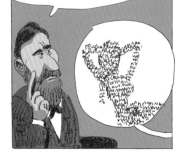

不過，繼承佛洛伊德思想的弟子們，見解已出現分歧。

將語言學帶入精神分析的拉岡（Jacques Lacan），在1953年將佛洛伊德的發展三階段（口腔期，肛門期，陽具期），加入了鏡像階段。

阿德勒（Adler）認為，精神官能症的起源並不是性。

應是自卑感。

榮格（Carl Jung）則認為是集體無意識的幾種原型。

大夫，我來總結一下。我的精神官能症是誘惑人的蛇，是處女誕生，是世界創生，是阿基里斯之踵，和浩瀚大海。

呃，我們會試著把範圍縮小一點…

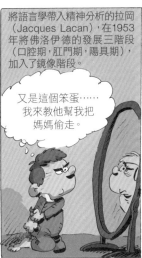

又是這個笨蛋……我來教他幫我把媽媽偷走。

賈內（Pierre Janet）則致力於創立一門科學式的心理學。

我們現在該把心理學抽離原本的哲學範疇了。

心理學也要應用實驗方法，在實驗室裡進行，我的老師里博（Théodule-Armand Ribot）當年就這麼說過。

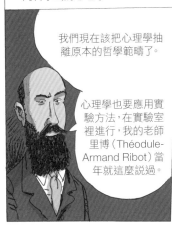

在他的弟子中，皮亞傑（Jean Piaget）對兒童的心理發展最有貢獻。

噗

原本埃斯基羅爾想像中的完美療養院，在這時已變成名副其實的「石頭矯正衣」。病患有任何違規行為都會遭到嚴厲的懲罰。稱得上治療的方式不多，有的手法甚至相當野蠻。

我們表現不好。

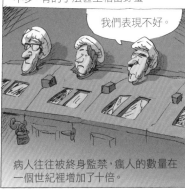

病人往往被終身監禁，瘋人的數量在一個世紀裡增加了十倍。

病人出現妄譫躁動或攻擊行為時，因應方式就是關禁閉，再加上不人道的對待，譬如以冰水沖身體…

貪玩的傢伙，嚐嚐這個，讓你們頭腦恢復清醒。

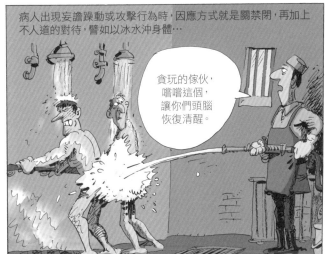

…或電擊…

滋滋！給腦袋來點震撼教育！

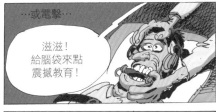

…或穿上束縛衣。

這些東西真的會讓你發瘋。

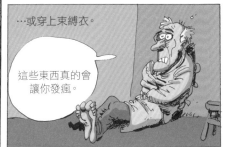

甚至進行前額葉切除術（切除前額葉的白質）。

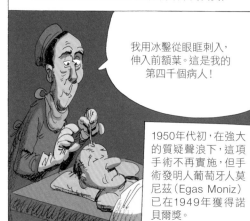

我用冰鑿從眼眶刺入，伸入前額葉。這是我的第四千個病人！

1950年代初，在強大的質疑聲浪下，這項手術不再實施，但手術發明人葡萄牙人莫尼茲（Egas Moniz）已在1949年獲得諾貝爾獎。

生物有機療法從1917年開始應用於治療精神分裂。

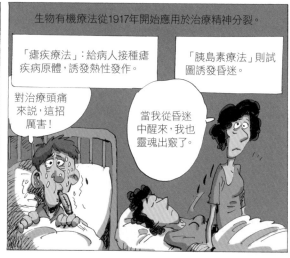

「瘧疾療法」：給病人接種瘧疾病原體，誘發熱性發作。

「胰島素療法」則試圖誘發昏迷。

對治療頭痛來說，這招厲害！

當我從昏迷中醒來，我也靈魂出竅了。

經歷1939-45年的第二次世界大戰，人們開始良心發現。

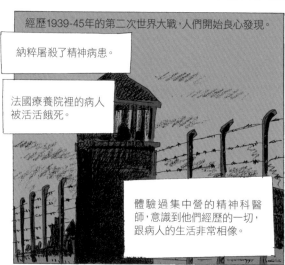

納粹屠殺了精神病患。

法國療養院裡的病人被活活餓死。

體驗過集中營的精神科醫師，意識到他們經歷的一切，跟病人的生活非常相像。

1960年後，法國的精神醫學開始施行專業分化，這有助於照顧到「療養院外」的病人，療養院本身則已擺脫不掉宛如集中營的形象。

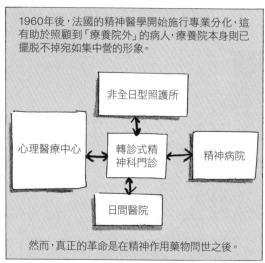

非全日型照護所

心理醫療中心

轉診式精神科門診

精神病院

日間醫院

然而，真正的革命是在精神作用藥物問世之後。

具有遠見卓識的醫生拉弗里特（Henri Laborit）在1952年提出用氯普麻（Chlorpromazine）來平撫躁動的病人。

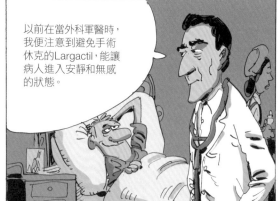

以前在當外科軍醫時，我便注意到避免手術休克的Largactil，能讓病人進入安靜和無感的狀態。

尚·德雷（Jean Delay）和皮耶·丹尼克（Pierre Deniker）在聖安娜（Sainte-Anne）醫院對精神分裂患者使用氯普麻。

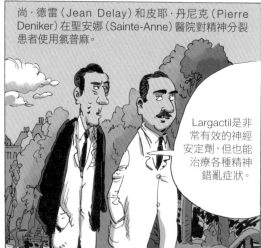

Largactil是非常有效的神經安定劑，但也能治療各種精神錯亂症狀。

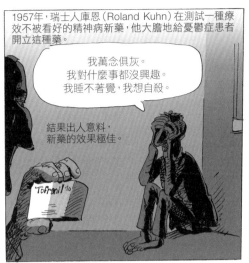

1957年，瑞士人庫恩（Roland Kuhn）在測試一種療效不被看好的精神病新藥，他大膽地給憂鬱症患者開立這種藥。

> 我萬念俱灰。
> 我對什麼事都沒興趣。
> 我睡不著覺，我想自殺。

> 結果出人意料，
> 新藥的效果極佳。

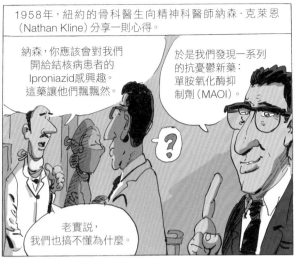

1958年，紐約的骨科醫生向精神科醫師納森·克萊恩（Nathan Kline）分享一則心得。

> 納森，你應該會對我們開給結核病患者的Iproniazid感興趣。這藥讓他們飄飄然。

> 於是我們發現一系列的抗憂鬱新藥：單胺氧化酶抑制劑（MAOI）。

> 老實説，
> 我們也搞不懂為什麼。

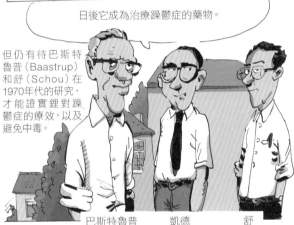

1948年，澳洲精神科醫師凱德（John Cade）發現一種含鋰溶劑能讓老鼠平靜下來。

> 日後它成為治療躁鬱症的藥物。

但仍有待巴斯特魯普（Baastrup）和舒（Schou）在1970年代的研究，才能證實鋰對躁鬱症的療效，以及避免中毒。

巴斯特魯普　　凱德　　舒

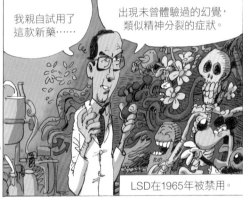

1943年，霍夫曼（Albert Hofmann）在山德士藥廠從事麥角菌的衍生化合物研究。他調整出名為LSD 25的配方，自認發現了一種精神病新藥。

> 我親自試用了這款新藥……

> 出現未曾體驗過的幻覺，類似精神分裂的症狀。

LSD在1965年被禁用。

因此我們可以説，大腦一方面會對化學物質起反應。

另一方面，精神疾病也許和大腦化學物質的不正常作用有關。

許多問題也由此衍生而出。

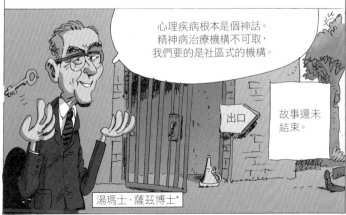

1960年代出現了反精神醫學運動，反對精神病院和精神疾病治療的壓迫性。

> 心理疾病根本是個神話。
> 精神病治療機構不可取，
> 我們要的是社區式的機構。

出口

故事還未結束。

湯瑪士·薩茲博士*

*Dr Thomas Szasz

第二部：發現神祕的大腦

古代人對於大腦的作用見解分歧。古埃及人認為心臟才是人體的主宰。

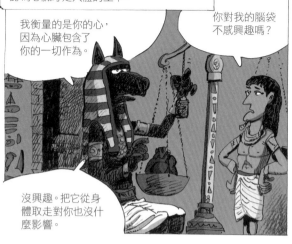

我衡量的是你的心，因為心臟包含了你的一切作為。

你對我的腦袋不感興趣嗎？

沒興趣。把它從身體取走對你也沒什麼影響。

古希臘醫生對於思維的位置也看法不一。

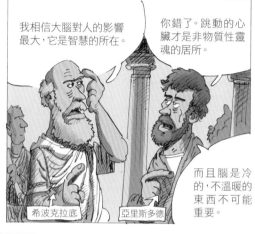

我相信大腦對人的影響最大，它是智慧的所在。

你錯了。跳動的心臟才是非物質性靈魂的居所。

而且腦是冷的，不溫暖的東西不可能重要。

希波克拉底　　亞里斯多德

希羅菲盧斯（Herophilus）描述過腦室。

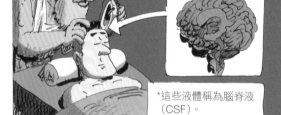

腦室位於大腦中心，充滿水*，正是心靈的所在。

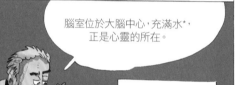

*這些液體稱為腦脊液（CSF）。

和他一起行醫的埃拉西斯特拉圖斯，比較過動物的大腦。

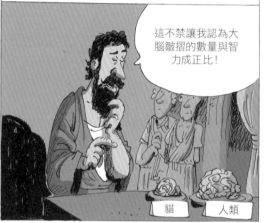

這不禁讓我認為大腦皺摺的數量與智力成正比！

貓　　人類

蓋倫認為靈魂和思想位於腦室裡。

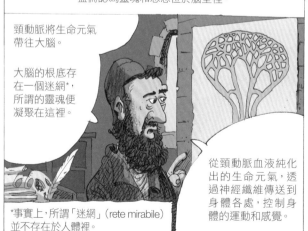

頸動脈將生命元氣帶往大腦。

大腦的根底存在一個迷網*，所謂的靈魂便凝聚在這裡。

從頸動脈血液純化出的生命元氣，透過神經纖維傳送到身體各處，控制身體的運動和感覺。

*事實上，所謂「迷網」（rete mirabile）並不存在於人體裡。

被教會視為權威的蓋倫觀點，一直到十七世紀都是標準答案。聖奧古斯丁這麼說道：

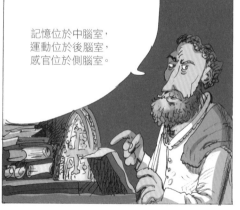

記憶位於中腦室，運動位於後腦室，感官位於側腦室。

忠於蓋倫的阿維森納，也持同樣的看法。

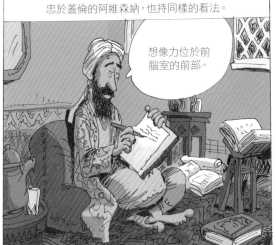

想像力位於前腦室的前部。

維薩留斯在他的著作第一版裡還提到這個迷網。

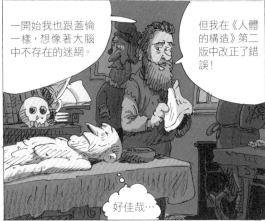

一開始我也跟蓋倫一樣，想像著大腦中不存在的迷網。

但我在《人體的構造》第二版中改正了錯誤！

好佳哉…

笛卡兒對大腦的概念仍非常地蓋倫式。

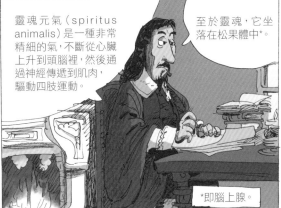

靈魂元氣（spiritus animalis）是一種非常精細的氣，不斷從心臟上升到頭腦裡，然後通過神經傳遞到肌肉，驅動四肢運動。

至於靈魂，它坐落在松果體中*。

*即腦上腺。

英國人托馬斯·威利斯（Thomas Willis）在1664年出版的《大腦解剖學》（Cerebri Anatome），邁出關鍵的一大步。

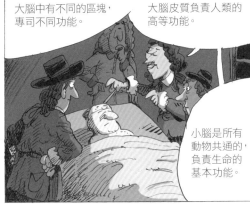

大腦中有不同的區塊，專司不同功能。

大腦皮質負責人類的高等功能。

小腦是所有動物共通的，負責生命的基本功能。

威利斯擅長發明新名詞。他發明了「神經學」（neurology）和「心理學」（psychology），兩個術語也都相當成功。

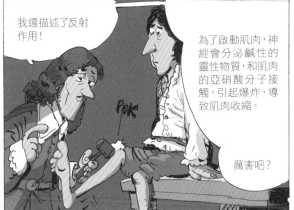

我還描述了反射作用！

為了啟動肌肉，神經會分泌鹹性的靈性物質，和肌肉的亞硝酸分子接觸，引起爆炸，導致肌肉收縮。

POK

厲害吧？

生物電力

賈法尼（Galvani）是波隆那大學的解剖學教授。他在1791年證實，連接到避雷針上的青蛙腿，會隨著閃電而收縮。

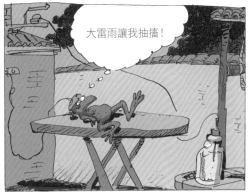

大雷雨讓我抽搐！

以鐵絲吊掛的青蛙腿，接觸到黃銅鉤子時也會產生收縮。

青蛙本身就帶電，在和兩種不同的金屬接觸時就會放電。

根據實驗成果他建立了生物電力理論，靈魂元氣之說也跟著衰落。

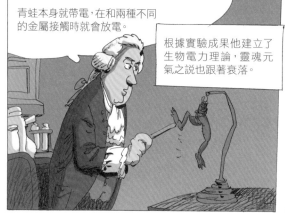

但物理學家伏特（Alessandro Volta）卻槓上了生物電力理論。他觀察到光是靠金屬線就能產生收縮。

是金屬的電力讓腿收縮。沒有所謂的生物電力。

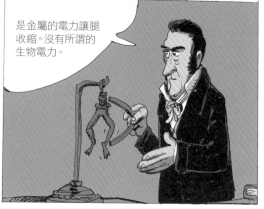

於是他產生一個想法，他將鋅和銅的小圓片堆疊起來，中間用浸泡鹽水的溼布隔開——從而發明了電池。

公民將軍，我想這個發明對於科學研究會很有幫助。

親愛的伏特，我說它的未來絕對超乎我們的想像。

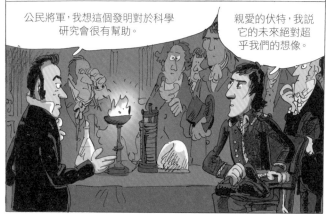

1794年，賈法尼再次推翻既有說法，他進行了一項奠定電生理學的重要實驗。

我把青蛙的坐骨神經與肌肉外部接觸，沒用到任何金屬，青蛙腿就會收縮。

因此的確存在一種生物電力，從大腦透過神經傳導到達肌肉。

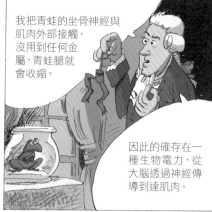

因此，古人所說的靈魂元氣似乎就是電，負責傳導生命的徵象。謎樣的電，一時風靡了社會各個階層。

也啟發瑪麗·雪萊寫下科學怪人的傳奇。

來吧，給我電擊，我會站起來！

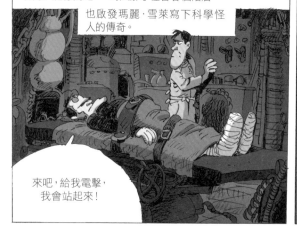

1848年，杜布瓦-雷蒙（Du Bois-Reymond）在柏林發明了一種檢流計*，能夠檢測出極微小的電流。

我記錄到青蛙發出的一個動作電流。這股「神經流」像波一樣，以相當慢的速度傳播出去，對肌肉收縮做出回應。

為什麼永遠是青蛙受罪？

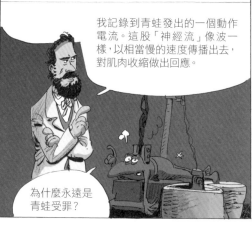

*「檢流計」以賈法尼為命名（galvanomètre）。

1925年，柏格（Berger）在自己兒子的頭皮上記錄下電流變化，日後演變為腦電圖（EEG）。

如果我不動，爸爸答應要給我糖果。

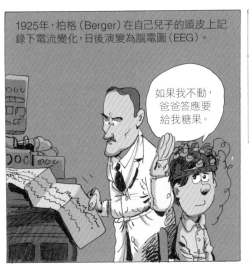

大腦區塊圖

加爾是優異的神經解剖學家，他致力於研究大腦各區塊專司的功能，但他得出的「顱相學」顯然走得太偏了。

大腦是由獨立運作的區塊所構成的，綜合表達出性向和情感。

這些特徵表現在頭骨上的凹凸起伏，可從觸摸得知。

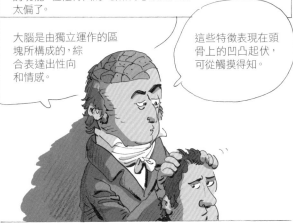

蘇格蘭醫師查爾斯·貝爾觀察到，神經分為來自身體末梢的感覺神經，和通達肌肉的運動神經。

在大腦和脊髓裡，各有負責處理訊息的中心。

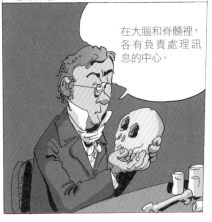

法國人馬讓迪*對貝爾的研究進行補充，釐清脊髓的功能。

兩人為此爆發激烈的爭執，但歷史不顧雙方意願自行做出了和解，留下「貝爾-馬讓迪定律」。

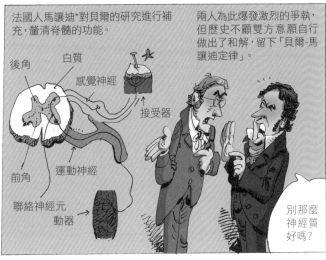

後角
白質
感覺神經
接受器
X
運動神經
前角
聯絡神經元
動器

別那麼神經質好嗎？

布洛卡（Broca）的發現安靜得多。他在檢查一位只能說「潭」這一個字的失語症患者時，發現了話語中樞。

你好嗎，勒博尼先生？

潭！

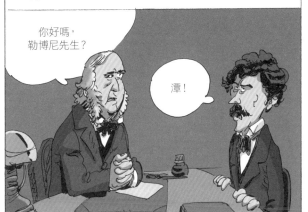

進行解剖時，他發現左前額葉有病變。同一時期，卡爾·韋尼克（Carl Wernicke）也記錄了另一種類型的失語症。病人難以理解別人說的話，但自己說話卻沒問題，甚至話很多，專業行話也不成問題。

布洛卡區

病變區位於顳葉後方。

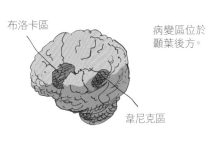

韋尼克區

*參閱第111頁和205頁。

同一年代，夏柯在硝石庫醫院成立了神經科門診。

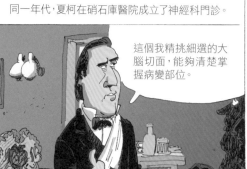

這個我精挑細選的大腦切面，能夠清楚掌握病變部位。

夏柯忠於臨床解剖學方法，得以據此分類重要的神經疾病。

他的講座名氣響亮，幾位學生也都為現代神經學做出重要的貢獻。

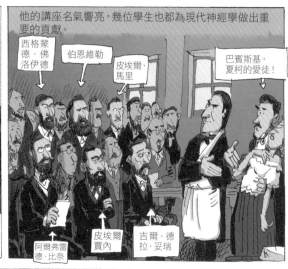

西格蒙德·佛洛伊德

伯恩維勒

皮埃爾·馬里

巴賓斯基，夏柯的愛徒！

阿爾弗雷德·比奈

皮埃爾·賈內

吉爾·德拉·妥瑞

美國人費尼斯·蓋吉從事鐵路營造工作。1848年，在一次發生爆炸的事故裡，他被一根鐵棍穿透了頭骨，造成左額葉損傷。

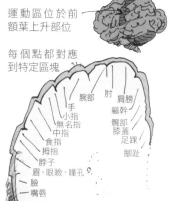

哎喲！

儘管傷勢嚴重，他仍奇蹟般康復了。

但從此之後他卻性格丕變，變得粗魯又任性。

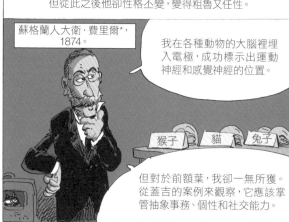

蘇格蘭人大衛·費里爾*，1874。

我在各種動物的大腦裡埋入電極，成功標示出運動神經和感覺神經的位置。

猴子　貓　兔子

但對於前額葉，我卻一無所獲。從蓋吉的案例來觀察，它應該掌管抽象事務、個性和社交能力。

* David Ferrier

根據這些研究基礎，我們總算能夠正確標記出大腦的功能區塊。

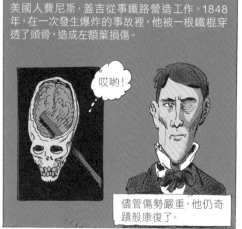

運動區位於前額葉上升部位

每個點都對應到特定區塊

我們可以根據這個區塊功能重建出一個「皮質小人」（homunculus），其身體比例是按運動神經的重要性而分配。

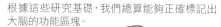

腕部　肘　肩膀
手　　軀幹
小指　髖部
無名指　膝蓋
中指　足踝
食指
拇指　腳趾
脖子
眉、眼瞼、瞳孔
臉
嘴唇
下巴
舌頭
喉嚨

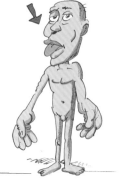

到了1981年，羅傑·斯佩里（Roger Sperry）透過研究被切斷胼胝體（連接左右腦的部位）的病人，描述出左右腦的作用。

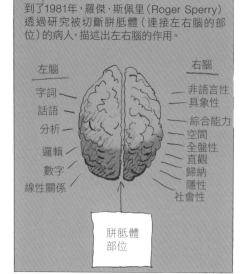

左腦
字詞
話語
分析
邏輯
數字
線性關係

右腦
非語言性
具象性
綜合能力
空間
全盤性
直觀
歸納
隱性
社會性

胼胝體部位

神經細胞

1873年，帕維亞大學的高基（Camillo Golgi）發明用硝酸銀來為大腦切片樣本染色。

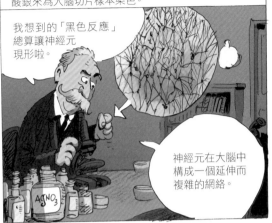

我想到的「黑色反應」總算讓神經元現形啦。

神經元在大腦中構成一個延伸而複雜的網絡。

但是西班牙人拉蒙卡哈爾反駁這種網狀理論。

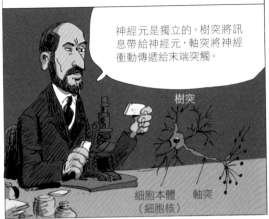

神經元是獨立的。樹突將訊息帶給神經元，軸突將神經衝動傳遞給末端突觸。

樹突

細胞本體
（細胞核）

軸突

人類大腦中有850億個神經元。每個神經元都與鄰近神經元進行幾萬次接觸。整顆大腦每秒傳遞的訊號超過十億個。

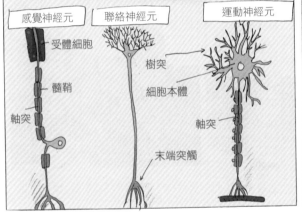

感覺神經元　聯絡神經元　運動神經元

受體細胞

樹突

細胞本體

髓鞘

軸突

軸突

末端突觸

謝靈頓（Sherrington）將軸突和相鄰神經元樹突之間的連接點命名為「突觸」。

杜布瓦-雷蒙已經思考到神經末梢會分泌化學物質。

人們漸漸認識到，突觸囊泡會分泌不同的化學分子，把神經衝動傳遞給另一個神經元，或傳遞給肌肉。

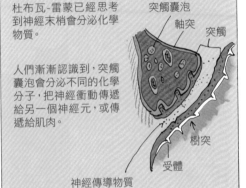

突觸囊泡

軸突

突觸

樹突

受體

神經傳導物質

此外，魯道夫·菲爾紹在1856年指出，神經細胞之間分布著一種膠質，他認為這是一種支持組織。

我們現在知道，在這些膠質細胞中的星狀神經膠細胞（astrocytes）數量比神經元更多，具有重要的功能。

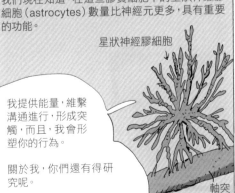

星狀神經膠細胞

我提供能量，維繫溝通進行，形成突觸，而且，我會形塑你的行為。

關於我，你們還有得研究呢。

軸突

神經傳導物質

從勒維（Loewi）的實驗，證明了神經傳導物質的存在。

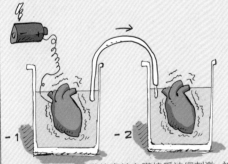

- 1　- 2

- 一顆還在跳動的青蛙心臟接受神經刺激。神經刺激訊號或放緩心跳，或加速心跳。
- 滴幾滴浸泡心臟的液體到隔壁心臟，也產生相同的效果。

如果心臟浸液就能夠傳遞訊號，達到刺激心臟的效果，顯然證明有神經遞質化合物的存在。

起抑制作用的是乙醯膽鹼，起刺激作用的是腎上腺素。

奧托·勒維**，1921

*Otto Loewi

人們已發現許多種神經傳導物質，像是血清素、組織胺，還有……多巴胺（帕金森氏症即與缺乏多巴胺息息相關）。

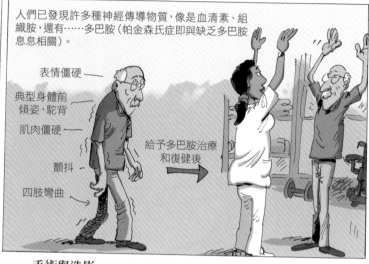

表情僵硬 ——
典型身體前傾姿，駝背
肌肉僵硬 ——
顫抖
四肢彎曲

給予多巴胺治療和復健後

大腦也會自行製造神經傳導物質。下視丘能夠合成數百種的神經胜肽。

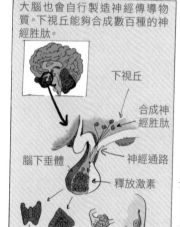

下視丘
合成神經胜肽
腦下垂體
神經通路
釋放激素

甲狀腺　腎上腺　卵巢　乳房

手術與造影

1902年，豪斯泰德的學生哈維·庫欣**為腦瘤患者動了手術。

因為有抽吸設備和電燒刀避免出血，我才能進行神經手術。

此外，我還發現了一種腎上腺疾病。

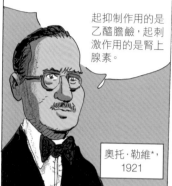

還有別的喔。

**Harvey Cushing

堤耶利·德·馬特爾（Thierry de Martel）和克羅維斯·文森（Clovis Vincent），在法國成立了神經外科。在過去五十年裡，這門學科已有長足進步。

我們確實是比克羅馬儂人進步了不少。

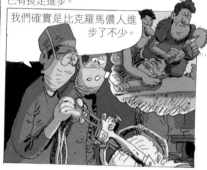

現代神經外科應用了造影術、機械手臂、雷射、立體定位技術。

fMRI*和PET掃描**，使我們對大腦病變和大腦功能的認知有了大幅進步。

這些檢查或能偵測到大腦局部受刺激活躍時血流的細微變化，或透過發射正電子記錄到代謝活動和分子活動。

*功能性核磁共振造影

**正電子放射斷層造影

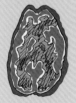

中風***一旦發生就有生命危險，衛生單位無不加強宣導，提醒民眾留意。腦血管破裂或阻塞，都可能引起中風。

中風提早預防！

- 高血壓
- 心律不整
定期檢查心跳血壓

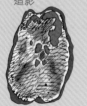

***突發性腦血管疾病。

小結：過去二十年來，神經醫學已有非常大的進步。

對於腦部疾病的認識和治療，是二十一世紀醫學的主要挑戰。

第 13 章

眼科學

眼睛是一個神奇的器官。失明,是歷史上最早引起同情的一種殘疾。

法王路易九世從十字軍東征歸來後,效法他在阿拉伯國家觀察到的優點,在聖奧諾雷城門外興建「三百人醫院」(hôpital des Quinze-Vingts〔意為十五個二十〕),收容三百名巴黎城內的貧困盲人。這些盲人白天必須穿上醫院的制服行乞,制服上繡著百合花紋飾。乞討獲得的金錢和食物得上繳地方財政機關。盲人因此被收編於王室的救濟體制裡,他們也有義務每天為國王和王后的救贖祈禱。

果真是管理良好的慈善事業……

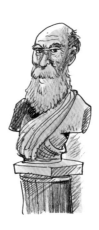

眼科學

我們首先得來認識眼睛，這是條相當漫長的路⋯⋯

是眼睛射出光線。

托勒密

海什木（Alhazen）在1021年發現眼睛的原理。但他認為影像是在水晶體上成像。

來自太陽的光線照射在物體上，物體反射的光線才進入眼睛。

光

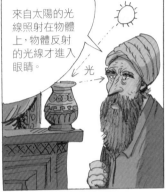

克卜勒在1610年終於解開了關鍵謎團。

接收視訊的是視網膜，水晶體只是聚焦光線。

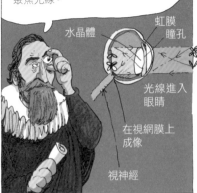

水晶體

虹膜
瞳孔

光線進入眼睛

在視網膜上成像

視神經

1704年，梅里（Jean Méry）原本打算溺死他的貓，卻意外發現在水中可以把貓的眼睛看透。

視網膜

黃斑

中央凹

視盤

多虧我的眼底，不然我早就溺死啦！

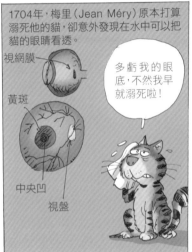

事實上，自古以來大多數的失明都是由於白內障（水晶體混濁）造成的。

健康的水晶體　　混濁的水晶體

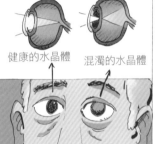

至今仍是如此。

古代阿拉伯醫生已懂得削薄水晶體來治療白內障。

這就是歷史上的白內障手術。方法是將細薄刀刃插入眼內，藉由快速劃動將水晶體往玻璃體擠壓。

時間越短，效果就越好。

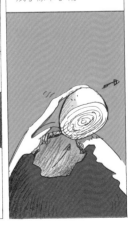

歷來都有人善於此技，成效則南轅北轍。

大約1750年，歐洲出現了一位專門治療眼疾的「勳爵」泰勒，乘坐一輛馬車遊走各地，馬車上畫滿了眼睛。

我曾替巴哈和韓德爾做手術，因而聲名大噪。

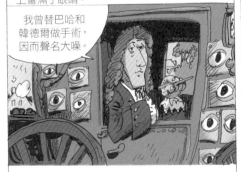

不幸的是，兩位音樂家在他治療之後都失明了。

戴維爾（Jacques Daviel，1693-1762）的態度嚴謹得多。他被稱為「啟蒙眼科師」，觸發這場眼醫學革命的卻是一場偶然。戴維爾是一位非常好的手術師，他遇到一位患者，水晶體已偏移到眼球前房，他不得不切除。

伊夫·普利康（Yves Pouliquen）*。

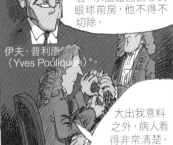

大出我意料之外，病人看得非常清楚。

於是，水晶體切除就成了標準手術。

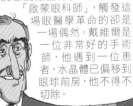

---

*眼科專家，法蘭西學院院士，著有《啟蒙時代的一位眼科師》（*Un oculiste au siècle des Lumières*）。

我們再回到希波克拉底。不知何故，他選擇了glaukos一字來指稱青光眼。這個字在希臘文裡是大海顏色的意思。

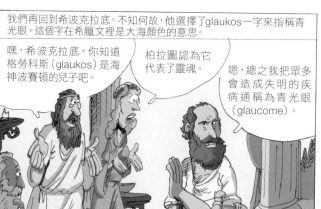

嘿，希波克拉底，你知道格勞科斯（glaukos）是海神波賽頓的兒子吧。

柏拉圖認為它代表了靈魂。

嗯，總之我把眾多會造成失明的疾病通稱為青光眼（glaucome）。

九世紀的波斯醫生阿里·塔巴里（Ali at-Tabari），發現了關鍵原因：眼壓。

格雷夫（Albrecht von Gräfe，1828-1870）是第一個提到慢性青光眼的醫生。他發明了眼壓計來測量眼壓。

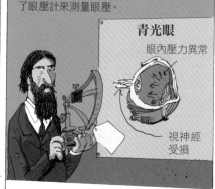

青光眼

眼內壓力異常

視神經受損

他從前房外圍下刀劃開，進行第一次的虹膜切開術。

湯瑪士·楊格（Thomas Young）開創了光學生理學。

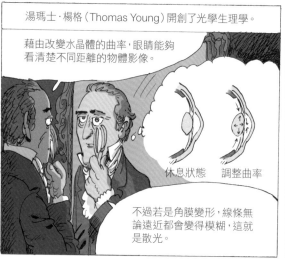

藉由改變水晶體的曲率，眼睛能夠看清楚不同距離的物體影像。

休息狀態　　調整曲率

不過若是角膜變形，線條無論遠近都會變得模糊，這就是散光。

1801年，他將一束光射向兩道平行的狹縫，然後投射到銀幕上，因而發現光的波動性。

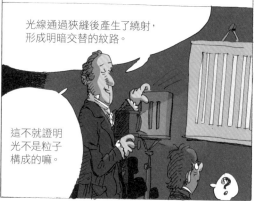

光線通過狹縫後產生了繞射，形成明暗交替的紋路。

這不就證明光不是粒子構成的嘛。

他也憑直觀認識到人類感知色彩的方式，後來獲得普魯士人亥姆霍茲（Helmholtz）的證實。

我認為，顏色的感知能力是由於視網膜上有三種受器，分別對紅、綠、藍色起反應。

我印證了楊格的理論，雖然他是英國人，但我必須承認，他是對的。

偉大的生理學家杜布瓦-雷蒙向柏林物理學會展示了眼底鏡。

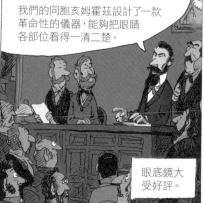

我們的同胞亥姆霍茲設計了一款革命性的儀器，能夠把眼睛各部位看得一清二楚。

眼底鏡大受好評。

拜眼底鏡和顯微鏡之賜，戈寧（Jules Gonin）於1919年在洛桑成功治療了視網膜剝離。

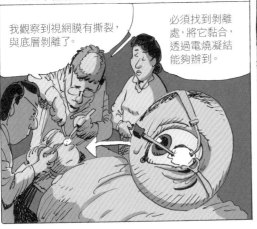

我觀察到視網膜有撕裂，與底層剝離了。

必須找到剝離處，將它黏合，透過電燒凝結能夠辦到。

現在可透過雷射來治療視網膜剝離。

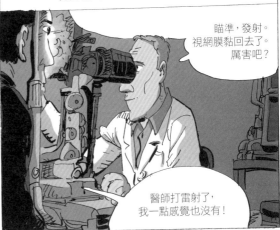

瞄準，發射。視網膜黏回去了。厲害吧？

醫師打雷射了，我一點感覺也沒有！

眼角膜是人體中唯一透明的組織。如果角膜失去這項特性，唯一的治療方法就是進行移植。

早在1824年，賴辛格（Reisinger）就提出從動物角膜進行移植。

但是，真正完成第一起人類角膜移植手術的是捷克的澤姆（Zirm），1905年他在歐洛慕奇移植成功。

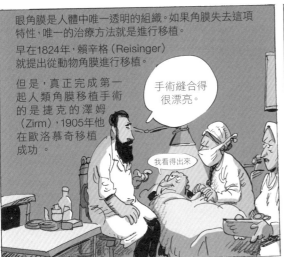

手術縫合得很漂亮。

我看得出來

越來越多人談到老年性黃斑部退化（AMD），這是視網膜中央部位的退化性疾病。

AMD：病變區域

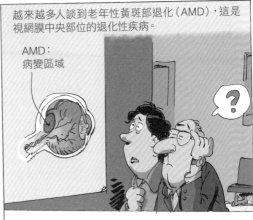

隨著預期壽命不斷增加，這種疾病也變得越來越常見。

而我們的老朋友——眼鏡呢？眼鏡的發明可以上溯到十三世紀。

據說尼祿會用綠寶石來觀看競技場上的格鬥。

我沒有尼祿的法寶，但我可以用雙眼來閱讀。

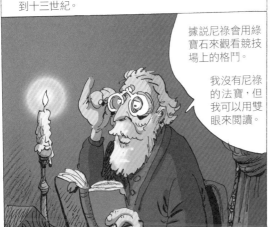

第一副隱形眼鏡，是到了1887年才由一位吹玻璃者製作出來。德國人菲克（Fick）和穆勒（Muller）開發了戴在眼白上的玻璃鏡片，相當沉重。

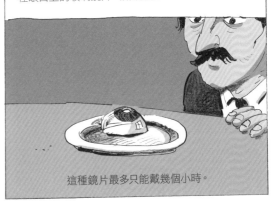

這種鏡片最多只能戴幾個小時。

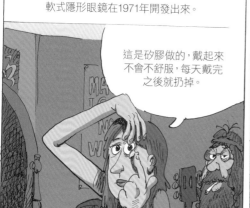

軟式隱形眼鏡在1971年開發出來。

這是矽膠做的,戴起來不會不舒服,每天戴完之後就扔掉。

但是,近視的人有可能不用再戴任何種類的眼鏡嗎?1939年,日本人佐藤勉發明了屈光手術。莫斯科醫師費奧多羅夫(Fyodorov)改進了這套方法,1974年起稱為「放射狀角膜切開術」。

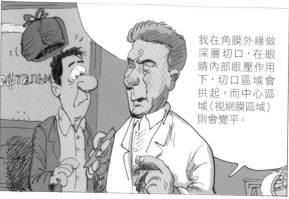

我在角膜外緣做深層切口,在眼睛內部眼壓作用下,切口區域會拱起,而中心區域(視網膜區域)則會變平。

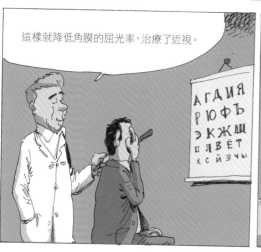

這樣就降低角膜的屈光率,治療了近視。

那麼眼睛本身呢,它能夠被替換嗎?數世紀以來,裝上人工眼球都只是為了美觀考量。

但是在過去五十年裡,人們已經開發了眾多系統,能夠將光線訊號傳輸到大腦裡。

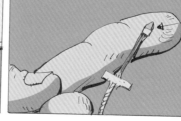

植入1500個微型感光元件,向視網膜的深層細胞發送電子訊號,治療視網膜色素病變(RP)。

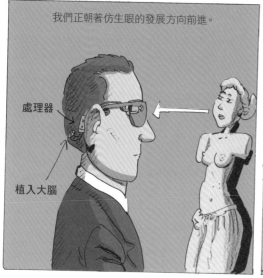

我們正朝著仿生眼的發展方向前進。

處理器

植入大腦

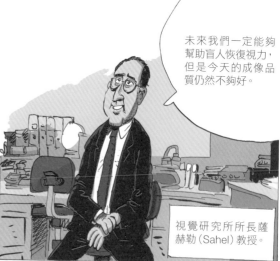

未來我們一定能夠幫助盲人恢復視力,但是今天的成像品質仍然不夠好。

視覺研究所所長薩赫勒(Sahel)教授。

第 14 章

生命的基礎：細胞生物學與遺傳學

科學家花了不少時間和埋首顯微鏡下，才明白生命是由微小的基本單位——細胞——所構成。

十九世紀，偉大的菲爾紹（Rudolf Virchow）在柏林指出「每一個細胞都誕生於另一個細胞」，此外，疾病亦起源於身體的細胞。即使到今天，菲爾紹仍然被尊為病理解剖學的「教父」。

但是當時的人們還不能理解生命特徵是如何傳遞給下一代的。

置身在柏林夏里特醫院象牙塔裡的菲爾紹，亦想像不到在他闡述理論的當下，距離不遠的捷克摩拉維亞，有一位僧侶正興致盎然地種著豌豆。

他也不可能猜到，隨後的發現竟然對人類未來面臨的挑戰形成重大契機。

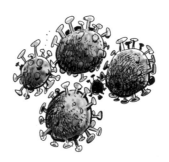

細胞生物學和遺傳學

孟德爾（Gregor Mendel）是一位博學的修士，1856年他在布爾諾的修道院裡種植豌豆。

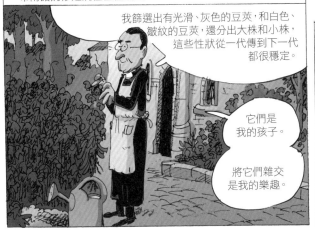

我篩選出有光滑、灰色的豆莢，和白色、皺紋的豆莢，還分出大株和小株，這些性狀從一代傳到下一代都很穩定。

它們是我的孩子。

將它們雜交是我的樂趣。

孟德爾首先指出，大株與小株進行雜交時，並不會得出一株中等的植株。

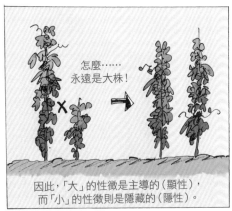

怎麼……永遠是大株！

因此，「大」的性徵是主導的（顯性），而「小」的性徵則是隱藏的（隱性）。

這些都是數學。各自的性徵存在於花粉和胚珠裡，決定植株的高度。

因此這個性徵*以兩種形式存在，共同決定了高度，它們是對偶體：A代表大，a代表小。

*約翰森在1909年發明了「基因」一詞，以指稱孟德爾的「性徵」。

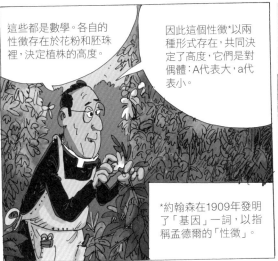

當雜交種自行繁殖時，大約會有四分之一的後代是小株的。繼續自然交配，孟德爾發現大約三分之一的植株只會生出大株後代，其他植株則以3：1的比例生出大株和小株。小株的則只會生出小株。

隱性特徵消失了！

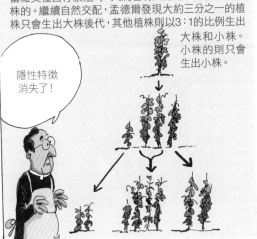

因此，必須區分表型（大或小），和基因型（aa：永遠小株、隱性的；Aa或AA：總是大株的）。

如果對偶體是相同的（例如AA），這個生物體就是純合子。如果對偶體不同（如Aa），生物體就是雜合子。

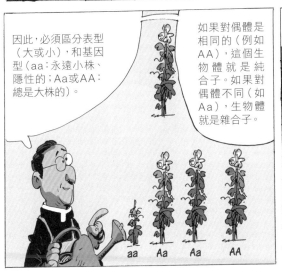

aa　　Aa　　Aa　　AA

當他向學術界介紹這份成果時，聽眾們都睡著了。

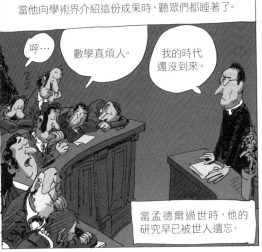

呼…

數學真煩人。

我的時代還沒到來。

當孟德爾過世時，他的研究早已被世人遺忘。

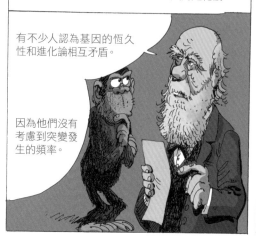

1859年起，生物界開始狂熱達爾文的進化論。

有不少人認為基因的恆久性和進化論相互矛盾。

因為他們沒有考慮到突變發生的頻率。

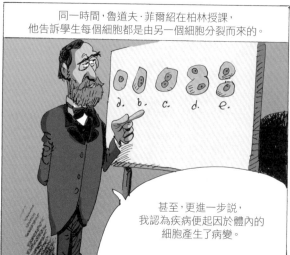

同一時間，魯道夫·菲爾紹在柏林授課，他告訴學生每個細胞都是由另一個細胞分裂而來的。

甚至，更進一步說，我認為疾病便起因於體內的細胞產生了病變。

十九世紀末，三位植物學家在彼此不知情下，各自重新發現了孟德爾定律。

我們都白忙了。

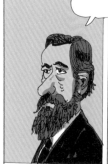

雨果·德·弗里斯
（Hugo De Vries）

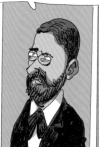

卡爾·科倫斯
（Carl Correns）

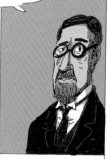

艾利希·馮·切爾馬克
（Erich von Tschermak）

1879年，華爾瑟·弗萊明（Walther Flemming）注意到在細胞分裂時，會出現奇怪的絲狀物，他稱之為染色體。

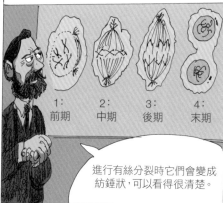

1:
前期

2:
中期

3:
後期

4:
末期

進行有絲分裂時它們會變成紡錘狀，可以看得很清楚。

人們進一步發現，每個子細胞的染色體數目與母細胞相同，但也發現每個物種都有各自的染色體數目，而且總是雙數。

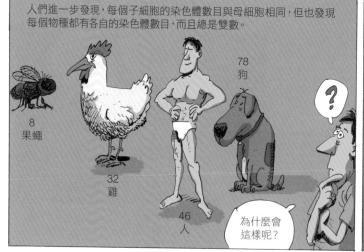

8
果蠅

32
雞

46
人

78
狗

為什麼會這樣呢？

因為精子和卵子只有半套染色體（n）。受精時，兩者的細胞核融合，生成受精卵（2n）。

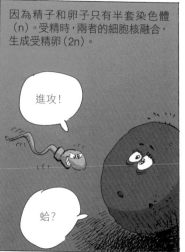

進攻！

蛤？

1902年，洒吞（Walter Sutton）留意到，精細胞的每條染色體都有和卵細胞的染色體相對應。

一對同源染色體（彼此相似）

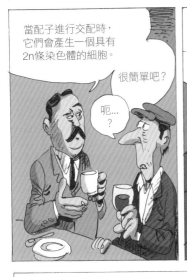

這清楚表明了配子具有一種特殊的分裂方式。

在同源染色體上，相同的基因都出現在相同的位置。

其中原因便是減數分裂。范・貝內登（Van Beneden）曾在1887年描述過這種分裂，洒吞則具體提出了遺傳染色體理論。

減數分裂實際上進行了兩輪分裂，最終產生四個細胞，每個細胞具有n條染色體。

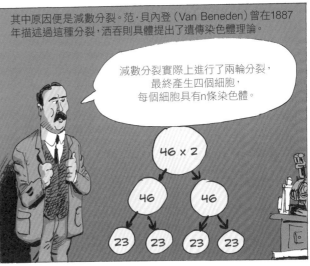

當配子進行交配時，它們會產生一個具有2n條染色體的細胞。

很簡單吧？

呃...？

1911年，遺傳學家摩根（Thomas Hunt Morgan）開始繁殖果蠅。

我正在研究愛吃醋的蒼蠅*。有些是白眼，有些是紅眼。

*即果蠅。

它們的染色體很容易研究，而且繁殖速度很快。

嘿嘿，這都是為了科學研究。

他證明了洒吞的染色體遺傳理論，還指出染色體會發生「交叉互換」的變異性：

在減數分裂過程中，同源染色體會並排在一起，相應的對偶基因交叉接觸。

某些部位相連接。

分開時，雙方組合出新的對偶基因。

組合結果不可預期。

事實上，我是果蠅染色體重組的結晶。

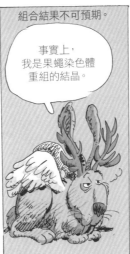

但是遺傳性狀究竟如何傳遞給下一代，仍有待了解。

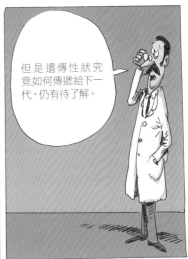

早在1869年，弗雷德里希·米歇爾（Friedrich Miescher）就在細胞核中發現了DNA，他稱之為「核素」。1940年，奧斯瓦爾德·埃弗里（Oswald Avery）證實這就是DNA，卻引發學界的一片嘲諷。

哈！哈！哈！

唉……

幾乎又花了一個世紀的時間（1953），華生（Watson）、克里克（Crick）、羅莎琳·富蘭克林（Rosalind Franklin）才向世人展現雙股螺旋分子結構。

結構簡潔無比。

卻非常牢固。

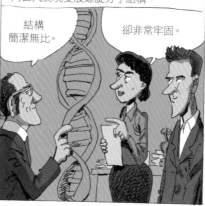

在這個雙螺旋中，每個鹼基都和它的互補鹼基相配對。

這種結構可進行DNA複製，也能行使蛋白質合成。

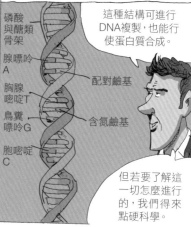

磷酸與醣類骨架

腺嘌呤A

胸腺嘧啶T

鳥糞嘌呤G

胞嘧啶C

配對鹼基

含氮鹼基

但若要了解這一切怎麼進行的，我們得來點硬科學。

染色體基本上就是纏繞著DNA的線圈，而DNA則是遺傳訊息的載體。

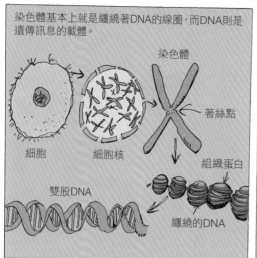

細胞

細胞核

染色體

著絲點

組織蛋白

雙股DNA

纏繞的DNA

但DNA的訊息轉錄是由訊息核糖核酸mRNA完成的，它會跑到細胞質中。

然後tRNA*將胺基酸傳送到核糖體，在那裡根據遺傳密碼進行組裝。

道理其實很簡單。

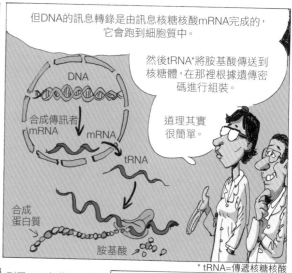

DNA

合成傳訊者mRNA

mRNA

tRNA

合成蛋白質

胺基酸

* tRNA=傳遞核糖核酸

所以，DNA的鹼基序列其實是一種語言，為生物體內所有蛋白質合成進行編碼。

DNA：
一套只有四個字母的獨特符號系統：A, T, G, C.

生物通用字典

蛋白質：
由20個胺基酸構成的序列

一個基因＝一種蛋白質。一種蛋白質＝一種酶。

從藍綠藻到大猩猩、人類，所有生物都適用。

羅莎琳·富蘭克林

到了1970年代初，幾乎所有的謎團都解開了。

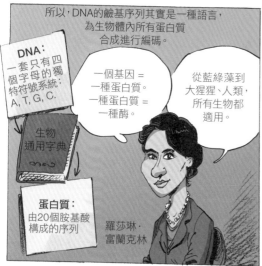

細胞

細胞核

染色體

DNA鏈

DNA

核苷酸：
腺嘌呤A
胸腺嘧啶T
鳥糞嘌呤G
胞嘧啶C

剩下的，就是繪製人類的基因體圖譜。

2001年2月12日是重要的里程碑，正式宣布人類基因體有95%已被定序。

雙股DNA

基因

磷酸與醣類基骨架

基因

人類基因體計劃最初的目標是對所有三十億個鹼基對進行定序。此外，也要識別人類的專屬基因（佔所有鹼基對的3%）。

1952年，雷德伯格（Lederberg）發現了質體（plasmid）。它也是一種DNA分子，但有別於染色體DNA，能夠自行複製，不是細胞生存所必需的物質。

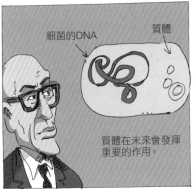

細菌的DNA

質體

質體在未來會發揮重要的作用。

緊接著，阿爾伯（Arber）分離出限制酶（restriction enzyme），限制酶可以截斷人類DNA，分離出一個片段（例如一段基因）。

咔嚓！

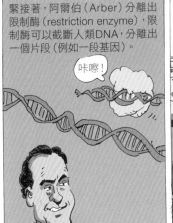

科恩（Cohen）和博耶（Boyer）利用細菌來幫遺傳學賣力工作，藉由細菌製造人類的蛋白質（例如荷爾蒙）。

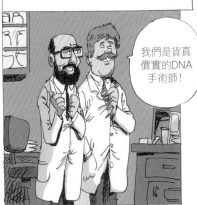

我們是貨真價實的DNA手術師！

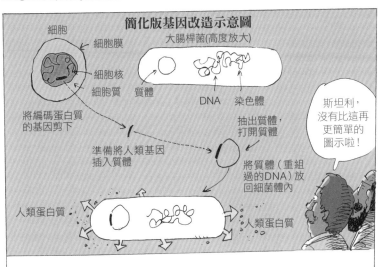

簡化版基因改造示意圖

細胞

細胞膜

細胞核

細胞質　質體

大腸桿菌(高度放大)

DNA　染色體

將編碼蛋白質的基因剪下

抽出質體，打開質體

準備將人類基因插入質體

將質體（重組過的DNA）放回細菌體內

人類蛋白質

人類蛋白質

斯坦利，沒有比這再更簡單的圖示啦！

細菌變身為基改細菌。透過體內重組過的DNA，能夠合成出人類蛋白質。

基因療法可用於治療某些基因缺陷或基因缺乏造成的遺傳性和非遺傳性疾病。

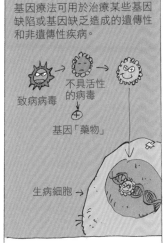

致病病毒

不具活性的病毒

基因「藥物」

生病細胞

穿透細胞進入基因的載體，是被馴化過喪失活性的病毒。

它的原理很簡單。1980年羅森堡（Rosenberg）進行了首次臨床試驗。

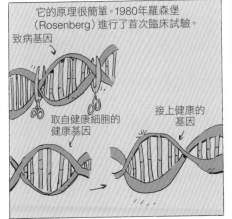

致病基因

取自健康細胞的健康基因

接上健康的基因

雖然費雪（Alain Fischer）在2000年對「氣泡男孩」提出的治療方法有所斬獲，但仍然存在嚴重的風險，包括罹癌和白血病。

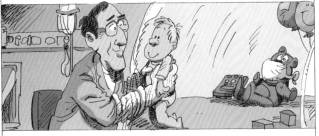

氣泡男孩存在嚴重的基因缺陷，注定要生活在一個無菌的氣泡室裡，不然很快便會受感染身亡。

與此同時，細胞療法也在同步進行。

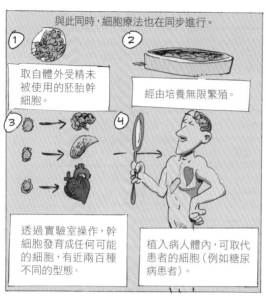

① 取自體外受精未被使用的胚胎幹細胞。

② 經由培養無限繁殖。

透過實驗室操作，幹細胞發育成任何可能的細胞，有近兩百種不同的型態。

植入病人體內，可取代患者的細胞（例如糖尿病患者）。

曼納樹（Philippe Ménasché）在巴黎的法比安尼心臟科，便實驗此法來治療心肌梗塞。

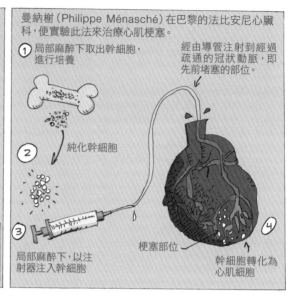

① 局部麻醉下取出幹細胞，進行培養

經由導管注射到經過疏通的冠狀動脈，即先前堵塞的部位。

② 純化幹細胞

③ 局部麻醉下，以注射器注入幹細胞

梗塞部位

④ 幹細胞轉化為心肌細胞

科學家也開始認真思考複製完整的個體。

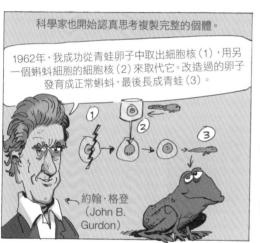

1962年，我成功從青蛙卵子中取出細胞核（1），用另一個蝌蚪細胞的細胞核（2）來取代它。改造過的卵子發育成正常蝌蚪，最後長成青蛙（3）。

約翰·格登（John B. Gurdon）

因此「複製生物」是有可能的，連哺乳動物也不例外。1996年，複製羊「桃莉」在愛丁堡誕生。

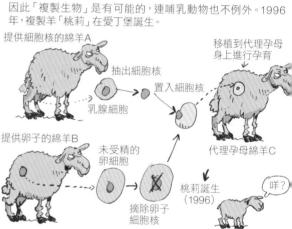

提供細胞核的綿羊A

抽出細胞核

乳腺細胞

置入細胞核

移植到代理孕母身上進行孕育

提供卵子的綿羊B

未受精的卵細胞

摘除卵子細胞核

代理孕母綿羊C

桃莉誕生（1996）

咩？

也有人提出用生物複製技術來替換喪失功能的人體器官。

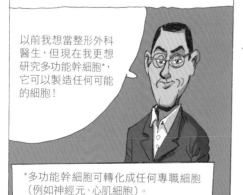

以前我想當整形外科醫生，但現在我更想研究多功能幹細胞*，它可以製造任何可能的細胞！

*多功能幹細胞可轉化成任何專職細胞（例如神經元、心肌細胞）。

2007年，山中伸彌使用一種雞尾酒式的基因，將細胞重編成多潛能細胞。

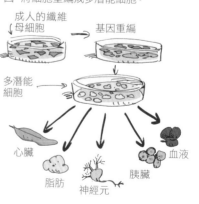

成人的纖維母細胞

基因重編

多潛能細胞

心臟

脂肪

神經元

胰臟

血液

這又開啟了體細胞核移植的治療手段。

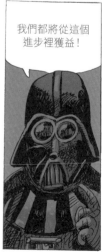

我們都將從這個進步裡獲益！

第 15 章

生育，避孕，性行為

性這件事始終令人類著迷，如何控制懷孕，也一直是令女性煩惱的問題。另一方面，如何讓原本不孕的伴侶懷孕，也成為近代關注的重點，這部分得益於細胞生物學的進步。

但是每當牽扯到性行為和生育問題時，道德和宗教總覺得自己有義務站出來說句話，而且醫學越有進展，他們也越積極投入辯論。

的確，最新的醫學發展為人類帶來重大的道德問題，人類也被自己獲得的全新力量所震懾，深怕失去傳統的東西。

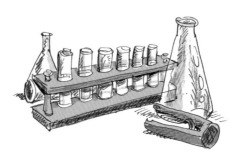

生育與避孕

許多個世紀以來，不存在任何有效的避孕措施，而墮胎是被禁止的。

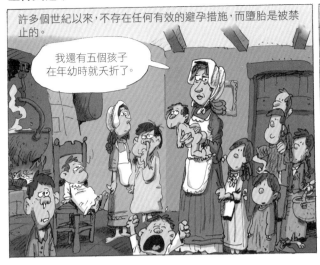

我還有五個孩子在年幼時就夭折了。

話說回來，十七、十八世紀的人顯得放蕩得多。

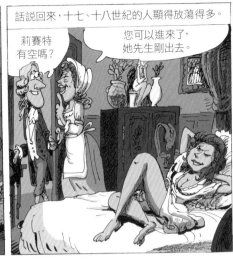

莉賽特有空嗎？

您可以進來了，她先生剛出去。

十九世紀起，控制生育的念頭與檯面上的禁慾主義不謀而合。

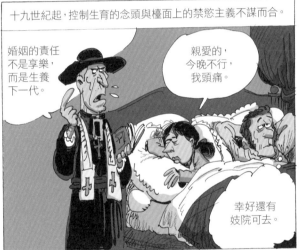

婚姻的責任不是享樂，而是生養下一代。

親愛的，今晚不行，我頭痛。

幸好還有妓院可去。

事實上，避孕行為早就因為保險套出現而存在。

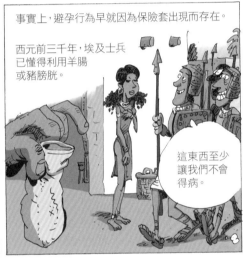

西元前三千年，埃及士兵已懂得利用羊腸或豬膀胱。

這東西至少讓我們不會得病。

到了1844年，查理斯·固特異（Charles Goodyear）才發明橡膠避孕套，並首度量產。

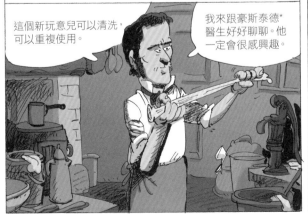

這個新玩意兒可以清洗，可以重複使用。

我來跟豪斯泰德*醫生好好聊聊。他一定會很感興趣。

1928年，格雷芬貝格（Gräfenberg）發明了子宮內避孕器「銀環」。

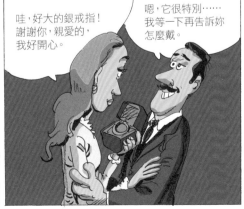

哇，好大的銀戒指！謝謝你，親愛的，我好開心。

嗯，它很特別⋯⋯我等一下再告訴妳怎麼戴。

*參閱第105頁。

1931年，荻野久作提出測量基礎體溫的方法。

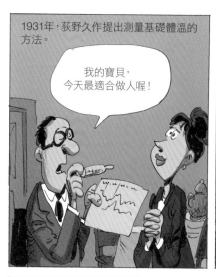

我的寶貝，今天最適合做人喔！

人們對性的理解，在1938年發生了一場翻天覆地的變化。當年的一位昆蟲學家阿爾弗雷德·金賽（Alfred Kinsey），被印第安納大學指派開設人類性學課程。

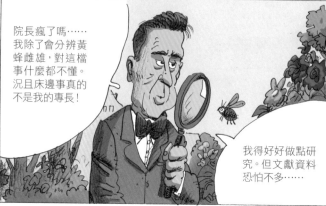

院長瘋了嗎……我除了會分辨黃蜂雌雄，對這檔事什麼都不懂。況且床邊事真的不是我的專長！

我得好好做點研究。但文獻資料恐怕不多……

事實上，這方面的資料根本付之闕如。金賽於是開始對美國人的性行為展開非常認真的研究。

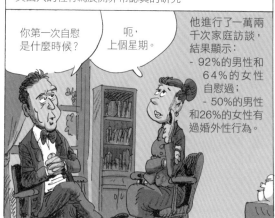

你第一次自慰是什麼時候？

呃，上個星期。

他進行了一萬兩千次家庭訪談，結果顯示：
- 92%的男性和64%的女性自慰過；
- 50%的男性和26%的女性有過婚外性行為。

而在異性戀和同性戀之間的性取向上，存在七個等級。

理論層級

異性戀　　　　　　　　　同性戀

他的性學報告轟動全球。

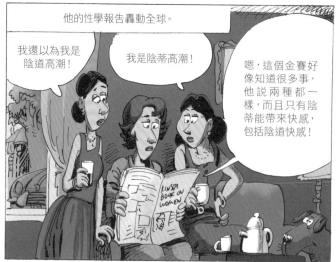

我還以為我是陰道高潮！

我是陰蒂高潮！

嗯，這個金賽好像知道很多事，他說兩種都一樣，而且只有陰蒂能帶來快感，包括陰道快感！

這份報告挑戰了許多先入為主的觀念。

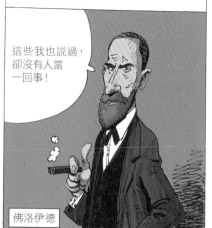

這些我也說過，卻沒有人當一回事！

佛洛伊德

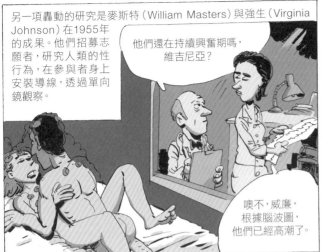

另一項轟動的研究是麥斯特（William Masters）與強生（Virginia Johnson）在1955年的成果。他們招募志願者，研究人類的性行為，在參與者身上安裝導線，透過單向鏡觀察。

他們還在持續興奮期嗎，維吉尼亞？

噢不，威廉，根據腦波圖，他們已經高潮了。

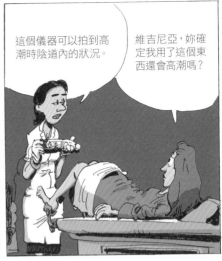

這個儀器可以拍到高潮時陰道內的狀況。

維吉尼亞，妳確定我用了這個東西還會高潮嗎？

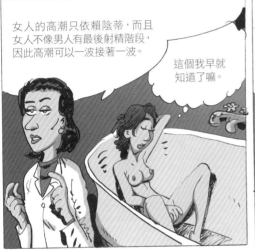

女人的高潮只依賴陰蒂，而且女人不像男人有最後射精階段，因此高潮可以一波接著一波。

這個我早就知道了嘛。

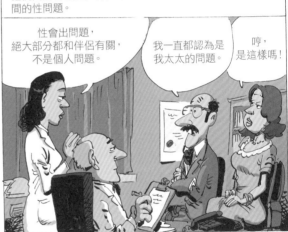

他們出的書在全世界熱銷。他們開設了一間診所，治療夫妻間的性問題。

性會出問題，絕大部分都和伴侶有關，不是個人問題。

我一直都認為是我太太的問題。

哼，是這樣嗎！

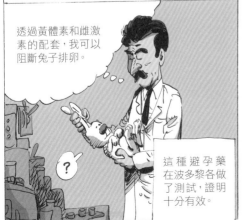

同一時期，格雷戈里·平克斯（Gregory Pincus）在1951年開始研究性激素。

透過黃體素和雌激素的配套，我可以阻斷兔子排卵。

這種避孕藥在波多黎各做了測試，證明十分有效。

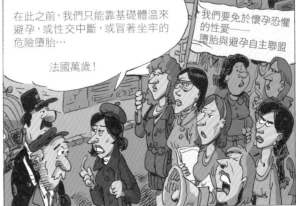

1956年，避孕藥已能在德國使用，但法國到了1967年才獲得許可上市（「諾伊維爾特法」）。

在此之前，我們只能靠基礎體溫來避孕，或性交中斷，或冒著坐牢的危險墮胎…

法國萬歲！

我們要免於懷孕恐懼的性愛——墮胎與避孕自主聯盟

個人可以主動中止懷孕的「1975年1月17日法」通過後，墮胎，在法國終於不再是犯罪行為。

各位委員，墮胎必須視為一種非常手段，是在絕望狀態下唯一能夠訴求的手段。

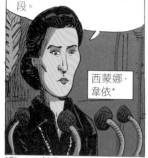

西蒙娜·韋依*

*Simone Veil

輔助生殖醫學的進步，照顧到許多不孕患者。早在1789年，約翰·亨特（John Hunter）就曾將一位先生的精子放入太太的子宮裡，成功讓她懷孕。1884年，威廉·潘科斯特（William Pancoast）在費城發表了第一起透過捐精者完成的人工授精案例。

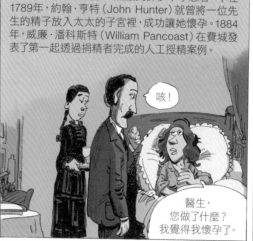

咳！

醫生，您做了什麼？我覺得我懷孕了。

精子銀行在1968年成立。1969年，成功靠著注射促性腺激素*刺激卵巢而懷孕。

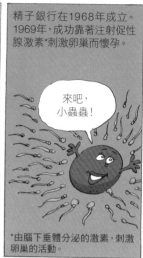

來吧，小蟲蟲！

*由腦下垂體分泌的激素，刺激卵巢的活動。

人工授孕的原理，係將精子引入女性的子宮。

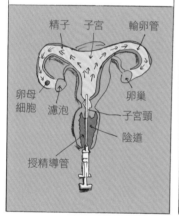

精子　子宮　輸卵管

卵母細胞　濾泡　卵巢

子宮頸

陰道

授精導管

1978年，斯特普托（Steptoë）和愛德華（Edwards）在英國成功讓第一位試管嬰兒誕生。

體外受精（IVF）

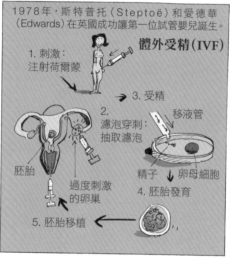

1. 刺激：注射荷爾蒙

3. 受精

2. 濾泡穿刺：抽取濾泡

移液管

精子　卵母細胞

胚胎

過度刺激的卵巢

4. 胚胎發育

5. 胚胎移植

現在接受體外受精的夫婦，有七成可望成為父母。

他們叫我試管嬰兒。

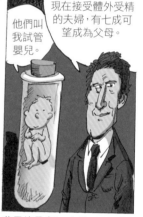

弗里德曼（René Frydman），法國試管嬰兒之父。

這方面的醫學發展引起眾多倫理學和宗教上的爭論。

男女相愛的宗旨，是期望生養下一代。教會禁止人工授精，即使已婚夫妻也不行，也禁止任何形式的體外受精，即使是同一個人的也不行。

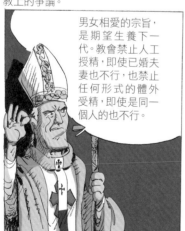

代理孕母在法國依然禁止。

幸好我們在國外找到了一位代理孕母，不然我們倆也不可能有孩子啦。

當代理孕母，我就不愁沒錢買菸和威士忌了。

至於凍卵，莫爾和特朗森在1984年成功利用冷凍胚胎讓一名婦女懷孕。

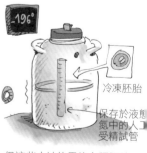

-196°

冷凍胚胎

保存於液態氮中的人受精試管

但這些未被使用的人類胚胎，如何處理他們的未來，仍然是個無解的難題。

第 16 章

器官更換

透過移植器官或人工體來替代受損器官或組織，一直以來都是醫學界最重大的冒險。

起初，這只是一場夢，但逐漸演變成為一場瘋狂的追求，驅使外科醫生不斷進行絕望的嘗試，也不斷屢試屢敗。直到二十世紀，我們總算開始理解什麼是「自體」和「非自體」，透過持續不懈的努力以及意外的發現，終於完成了讓移植體「存活」的希望。

至於人工假體，從古代的拐杖到現在的人工心臟，其演進過程可以說相當驚人，我們離科幻電影中的人造人類已越來越接近。一個完全人造的生化假體，服務一個被人工智能擴充的大腦，不再是一件難以置信的事情。

《星際大戰》中的達斯‧維達（Darth Vader），正是未來生化人的實驗成果展現！

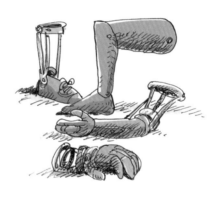

器官和組織的移植

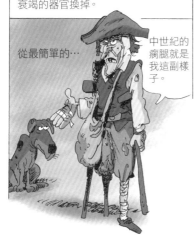

縱觀歷史，總不乏有人想把一個業已衰竭的器官換掉。

從最簡單的…

中世紀的瘸腿就是我這副樣子。

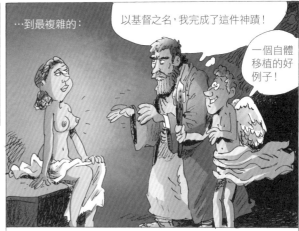

…到最複雜的：

以基督之名，我完成了這件神蹟！

一個自體移植的好例子！

聖彼得復原了阿加莎被士兵割下的乳房。

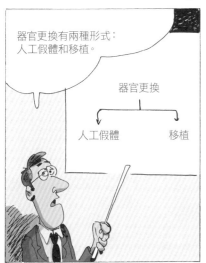

器官更換有兩種形式：人工假體和移植。

器官更換

人工假體　　移植

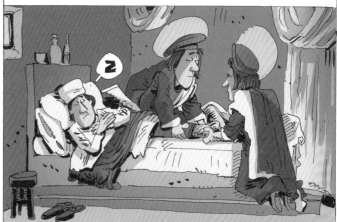

我們暫且忽略聖葛斯默和聖達彌盎*移植腿的神話，這段故事因為安傑利科修士的畫作而成為經典。

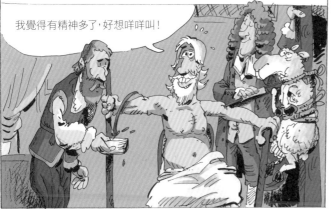

最早的組織移植實驗，其實就是輸血！1667年，尚巴蒂斯特·德尼（Jean-Baptiste Denis）把羊血輸給亞瑟·科加，成效似乎不錯。

我覺得有精神多了，好想咩咩叫！

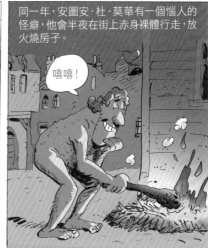

同一年，安圖安·杜·莫華有一個惱人的怪癖，他會半夜在街上赤身裸體行走，放火燒房子。

嘻嘻！

*參閱第26頁。

163

他的妻子決定帶他上巴黎去看「偉大的德尼大夫」。德尼選擇用小牛來為他輸血。

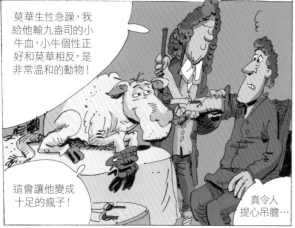

莫華生性急躁，我給他輸九盎司的小牛血，小牛個性正好和莫華相反，是非常溫和的動物！

這會讓他變成十足的瘋子！

真令人提心吊膽…

第一次輸血很順利。不過幾個月後，莫華夫人又上門了。

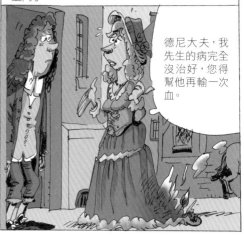

德尼大夫，我先生的病完全沒治好，您得幫他再輸一次血。

但是經過新一輪輸血後…

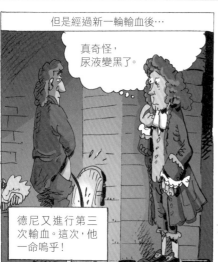

真奇怪，尿液變黑了。

德尼又進行第三次輸血。這次，他一命嗚乎！

莫華夫人一狀把德尼告上法院。這是第一起血液污染訴訟案。狄德羅（Denis Diderot）在他的《百科全書》（Encyclopédie）裡記載了這件事。

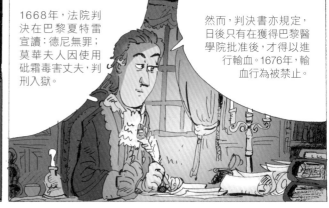

1668年，法院判決在巴黎夏特雷宣讀：德尼無罪；莫華夫人因使用砒霜毒害丈夫，判刑入獄。

然而，判決書亦規定，日後只有在獲得巴黎醫學院批准後，才得以進行輸血。1676年，輸血行為被禁止。

1829年，布倫德爾（Blundell）首度嘗試以人對人的方式輸血，拯救分娩出血的孕婦。

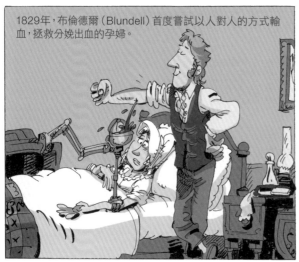

以前這些輸血行為都不曾考量過捐血者和輸血者的血型。

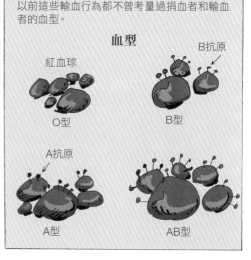

血型

紅血球

B抗原

O型

B型

A抗原

A型

AB型

164

如果沒有這項重要發現，輸血是無法順利進行的——蘭德施泰納（Karl Landsteiner）在1900年發現血型。

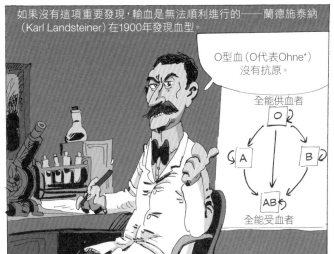

O型血（O代表Ohne*）沒有抗原。

全能供血者

O → A
O → B
A → AB
B → AB
O → AB

全能受血者

但是奧地利人蘭德施泰納用德語發表的文章並未引起世人注意，尤其更不受法國人重視。

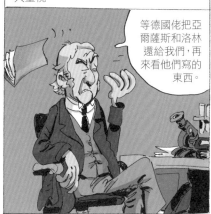

等德國佬把亞爾薩斯和洛林還給我們，再來看他們寫的東西。

他在1923年赴美國洛克菲勒醫學研究所，與亞歷山大·維納（Alexander Wiener）合作，繼續原本的研究。

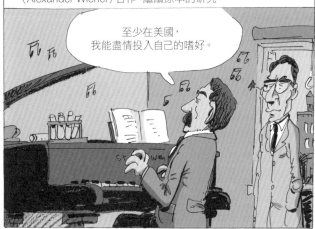

至少在美國，我能盡情投入自己的嗜好。

我浮現了一個新想法，想證明猴子和人類之間存在共同的抗原。我來研究研究這隻小猴子。

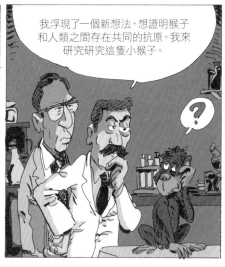

他們在1940年發現了另一套血型系統：Rh血型系統。他們發現，85%的白人受試者身上有對抗Rh陽性血的抗體。這就能解釋為什麼會有新生兒溶血病的發生。

人們叫我恆河獼猴（Macaca mulatta），我被這兩個古怪的傢伙當作實驗對象，一點也不好玩！

第一次世界大戰為輸血提供了登場契機。1914年10月16日，步兵勒格蘭（Henri Legrain）被送到比亞里茨醫院。他在索姆河戰役的轟炸裡被砲彈炸傷了一條腿。外科醫生在他髖部下方13公分的部位進行截肢，但傷口還是血流不止。

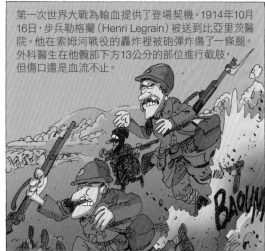

BAOUM

*德文的「沒有」。

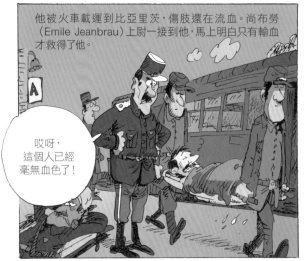

他被火車載運到比亞里茨，傷肢還在流血。尚布勞（Emile Jeanbrau）上尉一接到他，馬上明白只有輸血才救得了他。

哎呀，這個人已經毫無血色了！

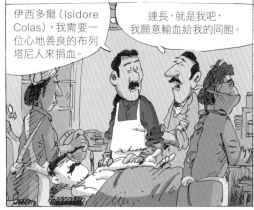

當時唯一可用的方法只有手臂對手臂輸血，由捐獻者的動脈接上受血者的靜脈。沒有人在配對血型，因為醫生還不懂這件事。

伊西多爾（Isidore Colas），我需要一位心地善良的布列塔尼人來捐血。

連長，就是我吧，我願意輸血給我的同胞。

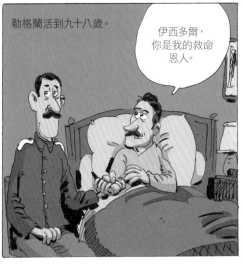

勒格蘭活到九十八歲。

伊西多爾，你是我的救命恩人。

1916年，阿爾伯特·哈斯汀（Albert Hustin）發現檸檬酸鈉的抗凝血特性，能讓血液保存四天，因此可將血液送往前線進行輸血。

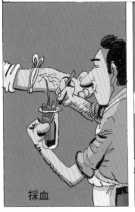

採血

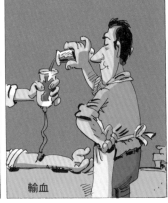

輸血

阿諾·贊克（Arnault Tzanck）1928年在巴黎聖安圖萬醫院成立了第一個輸血中心。

親愛的朋友們，我們的輸血中心在1929年進行了262次輸血，到了1948年已超過3.5萬次，成績很不錯，但還能更好。研究方面進展如何，道塞？*

正在努力中，主任。成果快出爐了。

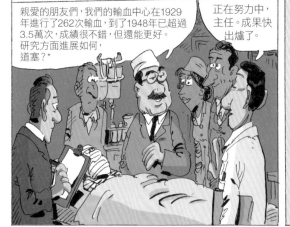

1940年，美國的埃德溫·科恩（Edwin Cohn）研究出將血漿分離出多種蛋白質的技術，可以製備白蛋白。

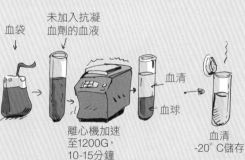

血袋
↓

未加入抗凝血劑的血液
↓

血清

血球

離心機加速至1200G，10-15分鐘

血清
-20℃儲存

此外，科恩這項技術能夠分離不同的血細胞，對於輸血技術十分重要。

*參閱第172頁。

最早的組織移植

士兵被削去鼻子，一直是過去戰場上最棘手的傷勢。1570年加斯帕雷·塔利亞科齊（Gaspare Tagliacozzi）率先摸索出一套自體移植的方法來修復殘缺的鼻子。

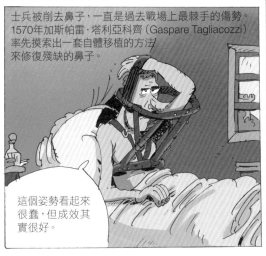

這個姿勢看起來很蠢，但成效其實很好。

克勞德·貝爾納的團隊也十分關注移植。貝爾納的學生保羅·貝爾（Paul Bert），博士論文便以移植為主題。

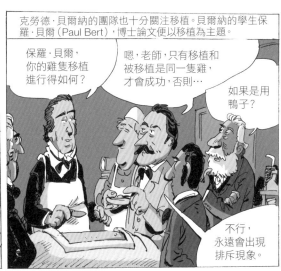

保羅·貝爾，你的雞隻移植進行得如何？

嗯，老師，只有移植和被移植是同一隻雞，才會成功，否則…

如果是用鴨子？

不行，永遠會出現排斥現象。

日內瓦的瑞瓦丁（Reverdin）在1869年成功進行了首起人類皮膚移植。他也區分了不同性質的移植。

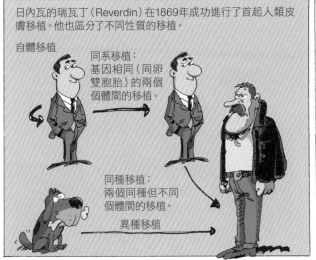

自體移植

同系移植：基因相同（同卵雙胞胎）的兩個個體間的移植。

同種移植：兩個同種但不同個體間的移植。

異種移植

即使並不真正理解箇中道理，但外科醫生仍不斷摸索任何移植的可能性，他們最常實驗的對象是青蛙和兔子。1885年，奇布雷（Chibret）將一隻兔子的眼睛移植到人身上！

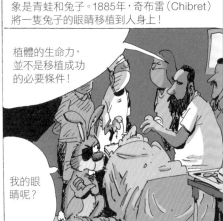

植體的生命力，並不是移植成功的必要條件！

我的眼睛呢？

接著有卡雷爾（Alexis Carrel）這號人物登場。他把一生的熱情都投入器官移植。

- 將靜脈植入動脈
- 腎臟移植到頸部
- 心臟
- 甲狀腺

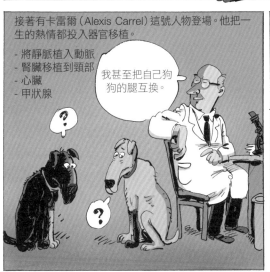

我甚至把自己狗狗的腿互換。

他是外科醫師賈布萊（Jaboulay）的學生，他明白移植的關鍵在於血管要縫合好。

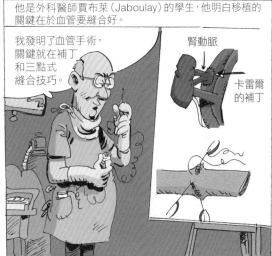

我發明了血管手術，關鍵就在補丁和三點式縫合技巧。

腎動脈

卡雷爾的補丁

為了磨鍊技術，他到里昂勒胡迪耶夫人的蕾絲花邊工房實習。

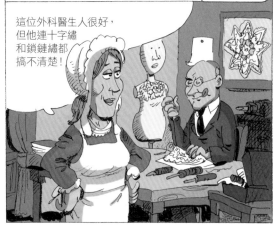

這位外科醫生人很好，但他連十字繡和鎖鏈繡都搞不清楚！

他開始在各種動物身上進行五花八門的移植手術。

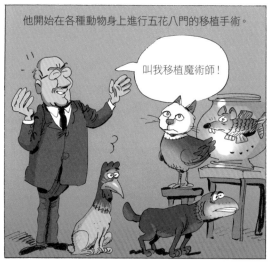

叫我移植魔術師！

由於卡雷爾的天主教信仰引起里昂同儕的排擠，他不得不前往美國發展。他在洛克菲勒醫學中心與格思里（Charles Guthrie）一起做研究。1912年他獲得了諾貝爾獎。

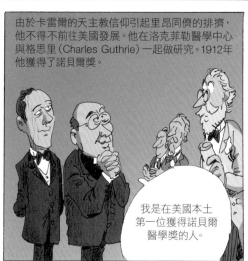

我是在美國本土第一位獲得諾貝爾醫學獎的人。

我還瞭解到低溫有助於保存組織，而細胞培養可以保持它們活性不減。

我和友人林白（Charles Lindbergh）一起研發人工心臟。

但我始終不懂移植為什麼會出現排斥現象。

我們需要生物學家！

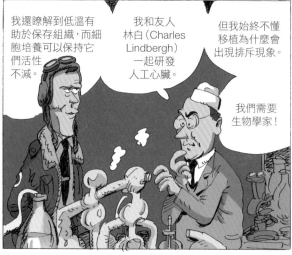

其實洛克菲勒醫學中心裡就有一位生物學家，詹姆斯·墨菲（James Murphy），與卡雷爾近在咫尺。
1912年他在移植腫瘤時，得出三項重大發現：

- 排斥反應會造成移植組織不被接受，只有胚胎不會發生排斥。
- 白血球是排斥元凶。
- X射線會減少排斥反應。

但是這麼前瞻的研究卻沒有引發任何共鳴。

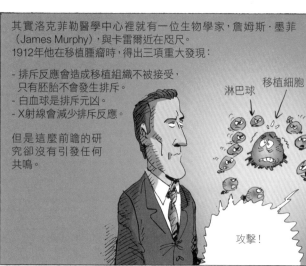

淋巴球

移植細胞

攻擊！

科學家發現移植對身體來說是一種攻擊。E.霍爾曼（E. Holman）在1926年指出，移植的皮膚就是誘發特異性免疫反應的源頭，引起白血球和抗體的作用。

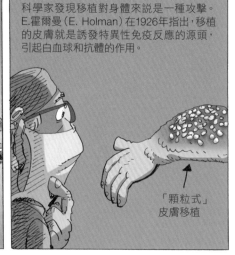

「顆粒式」皮膚移植

科學家發掘了相當多新知，但還無法真正吸收應用。

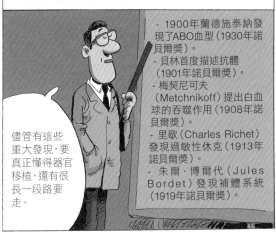

- 1900年蘭德施泰納發現了ABO血型（1930年諾貝爾獎）。
- 貝林首度描述抗體（1901年諾貝爾獎）。
- 梅契尼可夫（Metchnikoff）提出白血球的吞噬作用（1908年諾貝爾獎）。
- 里歇（Charles Richet）發現過敏性休克（1913年諾貝爾獎）。
- 朱爾·博爾代（Jules Bordet）發現補體系統（1919年諾貝爾獎）。

儘管有這些重大發現，要真正懂得器官移植，還有很長一段路要走。

柯霍的學生貝林（Emil von Behring）曾經研究過白喉的外毒素，他在1890年發現了抗體。

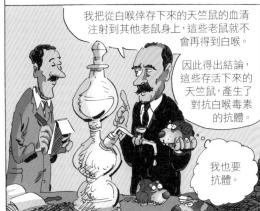

我把從白喉倖存下來的天竺鼠的血清注射到其他老鼠身上，這些老鼠就不會再得到白喉。

因此得出結論，這些存活下來的天竺鼠，產生了對抗白喉毒素的抗體。

我也要抗體。

巴斯德的學生梅契尼可夫則提出了吞噬作用。

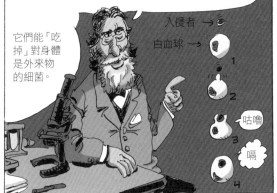

白血球參與了身體的防禦體系，有如抗體的角色。

它們能「吃掉」對身體是外來物的細菌。

入侵者 →
白血球 →
1
2
咕嚕 3
嗝 4

巴斯德另一個學生博爾代，在1895描述了補體系統。

補體系統屬於先天免疫，包含一系列的血清蛋白。

它會攻擊外來細胞的細胞膜，可以是自發攻擊，也可以受抗體誘發。

細胞外液
補體蛋白
細胞膜

上述這些研究者已經發現了體液免疫（抗體）、細胞免疫（白血球）和先天免疫（補體系統）的防禦機制。

接下來，就是將這些知識應用於器官移植。

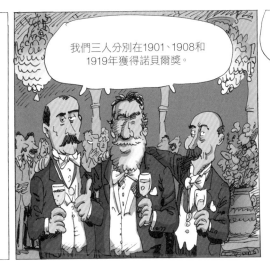

我們三人分別在1901、1908和1919年獲得諾貝爾獎。

但是外科醫生完全忽略我們的研究，繼續在不考量這些因素下逕行移植。

期待著奇蹟的發生。

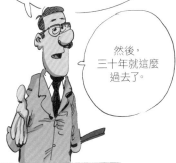

然後，三十年就這麼過去了。

器官移植

1947年，波士頓的大衛·休謨（David Hume）醫生接到一位因流產出現急性腎衰竭的婦女，他請求院方讓他進行腎臟移植，但遭到拒絕。

當晚，他在病房裡進行了祕密手術。

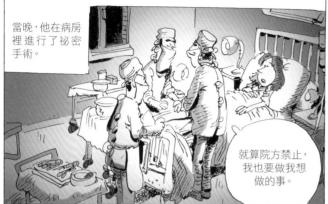

就算院方禁止，我也要做我想做的事。

新腎臟立即開始製造尿液。接下來幾天裡，病人自己的腎臟恢復了功能，而移植的腎臟則被排斥，最終除除。但是病人已經靠著移植的腎臟度過難關。

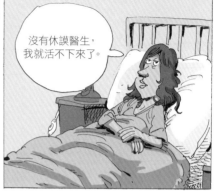

沒有休謨醫生，我就活不下來了。

隨後興起了一陣腎臟移植熱：1950年的勞勒（Lawler），1951年的杜伯斯特（Dubost）、塞爾維勒（Servelle）和庫斯。

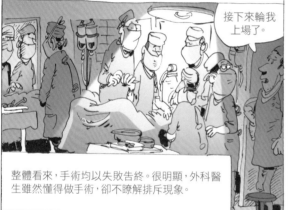

接下來輪我上場了。

整體看來，手術均以失敗告終。很明顯，外科醫生雖然懂得做手術，卻不瞭解排斥現象。

1951年，死刑犯成為捐腎來源。

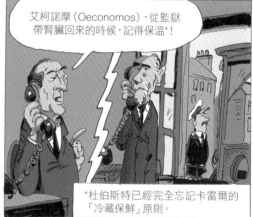

艾柯諾摩（Oeconomos），從監獄帶腎臟回來的時候，記得保溫*！

*杜伯斯特已經完全忘記卡雷爾的「冷藏保鮮」原則。

雷內·庫斯（René Küss）簡化了移植技術，不動病患原本的腎臟。

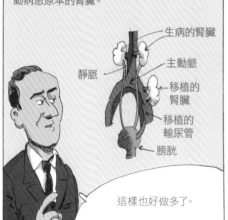

生病的腎臟
主動脈
靜脈
移植的腎臟
移植的輸尿管
膀胱

這樣也好做多了。

1952年12月，年僅16歲的木匠馬里歐斯從鷹架上跌落。失控的大出血迫使外科醫生切除他的腎臟。不巧的是他只有一個腎，而人工腎臟尚不存在。馬里歐斯等於被宣判死刑。

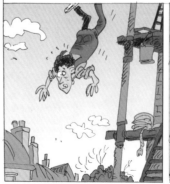

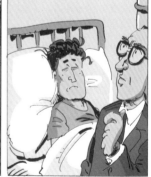

馬里歐斯的母親向尚·漢堡傑（Jean Hamburger）苦苦哀求。

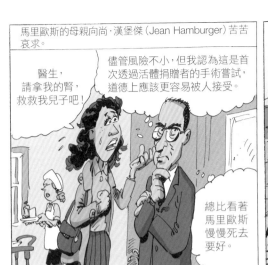

醫生，請拿我的腎，救救我兒子吧！

儘管風險不小，但我認為這是首次透過活體捐贈者的手術嘗試，道德上應該更容易被人接受。

總比看著馬里歐斯慢慢死去要好。

馬里歐斯在聖誕夜晚上進行移植。手術很成功，原本奄奄一息的他很快就恢復體力。透過報紙報導，他也成為全國風雲人物。

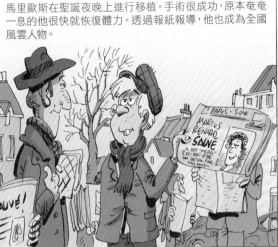

然而，移植的腎臟逐漸停止工作，在二十一天後，排斥反應最終導致患者死亡。

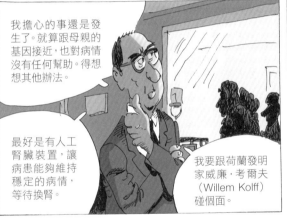

我擔心的事還是發生了。就算跟母親的基因接近，也對病情沒有任何幫助。得想想其他辦法。

最好是有人工腎臟裝置，讓病患能夠維持穩定的病情，等待換腎。

我要跟荷蘭發明家威廉·考爾夫（Willem Kolff）碰個面。

1954年，波士頓的一對同卵雙胞胎「赫里克兄弟」之間的腎臟移植，首度順利完成，證實了雙胞胎之間相同的免疫系統才能避免排斥現象發生。

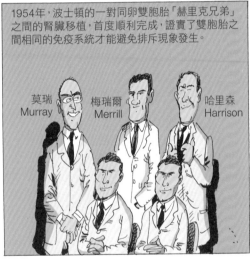

莫瑞 Murray

梅瑞爾 Merrill

哈里森 Harrison

這件事就如漢堡傑所想，對於一般的病人，需要有別的方法來避免排斥現象出現。

1958年，他想出用放射線來照射準備進行器官移植的患者，暫時抑制骨髓生產淋巴球的功能，減緩排斥作用。

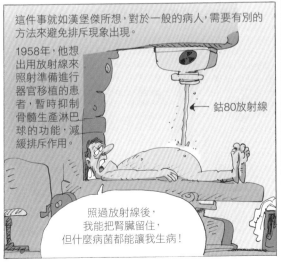

← 鈷80放射線

照過放射線後，我能把腎臟留住，但什麼病菌都能讓我生病！

放射線治療對身體來說是極沉重的負擔，也大大增加感染的風險，但的確提高了異卵雙胞胎器官移植的成功率。

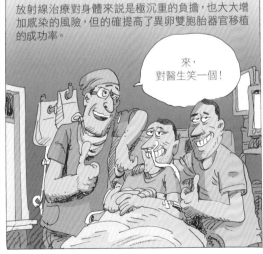

來，對醫生笑一個！

這段期間，生物學家的研究也有重大突破。1959年，澳洲人伯內特（Frank Macfarlane Burnet）提出假設，在胚胎發育過程中，細胞學習了區別外來細胞的能力。

生物體具有識別自身細胞的能力，這就是免疫反應的基礎，也是生物學對於「自我」的定義。

如果我們能移植胎兒或胚胎，就不會有排斥現象了嗎？

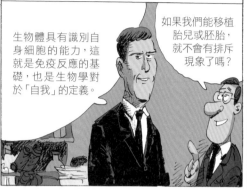

早在1943年，彼得·梅達華（Peter Medawar）就已證實，第二次植皮會比第一次植皮更快發生排斥作用。

這種排斥反應確實來自免疫系統，與免疫細胞*有關。

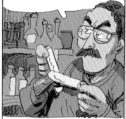

*即淋巴球T細胞。

梅達華實驗

移植皮膚 → 白血球

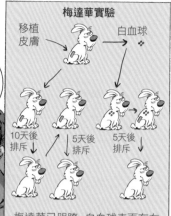

10天後排斥　5天後排斥　5天後排斥

梅達華已明瞭，白血球表面存在著抗原，這就是兔子植皮遭到排斥的元凶。

尚·道塞（Jean Dausset）發現了最重要的事情。

一開始我研究的是輸血。

道塞最早的想法是：會不會白血球也像紅血球一樣，有不同的血型？

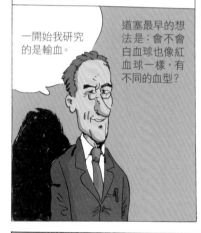

道塞進行了出色的研究，並在1958年發現，每個生物體身上的有核細胞（包括白血球），表面都有特定的蛋白質。

自身的分子 → MHC標識物

← 細胞

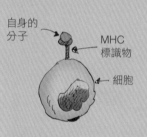

這個「主要組織相容複合體」（MHC）是造成移植排斥的重要因素。

我們總算開始理解排斥現象背後的原因：巨噬細胞識別了移植細胞的抗原。

我們巨噬細胞是體內的警察，所有外來者都必須出示身分證。

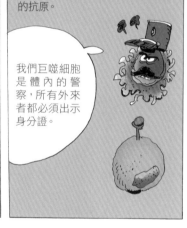

巨噬細胞接著將外來者的重要資訊片段提供給淋巴球B細胞與T細胞。每個抗原都會針對移植細胞的抗體誘發特定的增生（1、2、3）。

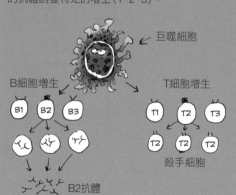

← 巨噬細胞

B細胞增生

B1　B2　B3

B2抗體

T細胞增生

T1　T2　T3

T2　T2　T2

殺手細胞

因此，排斥作用是由殺手細胞和抗體共同發動攻擊。

識別　　殲滅　　T細胞發動攻擊

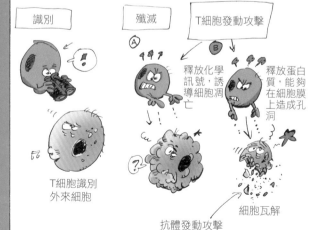

釋放化學訊號，誘導細胞凋亡

釋放蛋白質，能夠在細胞膜上造成孔洞

T細胞識別外來細胞

抗體發動攻擊

細胞瓦解

172

顯然，排斥和對抗感染是相同的機制。

巨噬細胞號召T細胞，
清除病毒

B細胞通知其他細胞提高
警覺，清除病毒。

細胞毒性T細胞利用細胞毒素
摧毀受感染的細胞。

輔助T細胞呼喚支援。

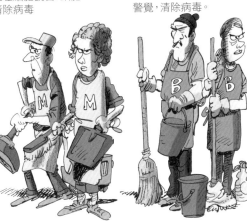

因此，所有的抗排斥治療都會降低身體對於感染的抵抗力。

然而，抗排斥藥物也能夠讓部分的移植手術成功。

1960年，古德溫（Goodwin）使用methotrexate與cyclophosphamide，再結合皮質類固醇作為抗排斥藥物。

我想我找到解法啦，就是這玩意兒！

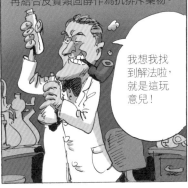

波士頓，1962年。應用Imurel和皮質類固醇，成功移植了一位死者的腎臟。

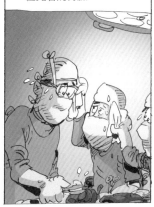

其他器官移植也陸續有人進行。

1963年：詹姆斯·哈蒂（James Hardy）於密西西比進行首次肺部移植。

移植的肺

縫合的動脈、靜脈、支氣管

新品

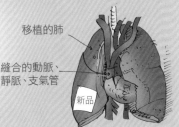

1966年，理查·里爾奇（Richard Lillche）、威廉·凱利（William Kelly）於明尼亞波利斯首次成功移植胰臟。

1963年，丹佛市。湯馬斯·史塔哲（Thomas Starzl）進行了第一次肝臟移植。但手術失敗，導致三年停試。1967年，手術終於成功，病人存活了十三個月。

神醫！

還有人請我簽名。

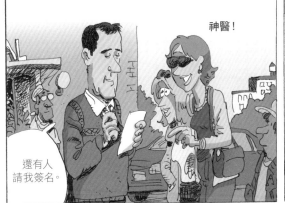

如果說，腎臟移植可以透過活體捐贈者完成，心臟移植顯然只能仰賴已故的捐贈者——但心臟仍然在跳動。

只要美國法律仍然將死亡定義為心跳停止，我就不會去嘗試人體心臟移植。

這意味死亡即將出現新的定義。

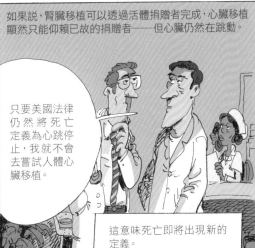

什麼是死亡？

在古代，死人和活人最明顯的區別，是體溫。

他的身體變冷，生命力已經離他而去。

他不再能跟我依偎取暖了。

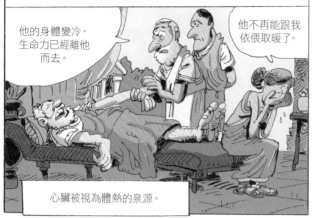

心臟被視為體熱的泉源。

會這麼想也不為過。大自然還幫人類提供了兩只風箱（肺），只要火力稍微減弱，就趕緊把它搧旺。

咻咻

呼呼

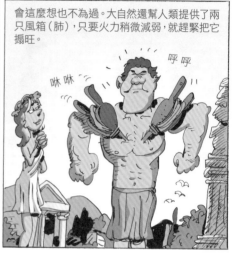

亞里斯多德便是這麼看的。

亞歷山大，你看，心臟不斷跳動，產生熱量。心臟旁邊的肺用來鼓風，維持火的溫度

所以心臟一停，生命之火也就跟著熄滅了嗎？

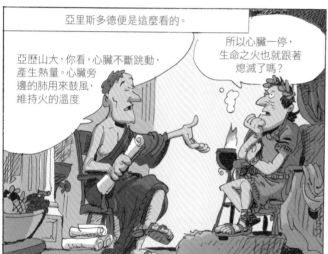

因此，人呼吸停止就等於死亡。

我感覺不到他的呼吸，小鏡子上不再起霧了。

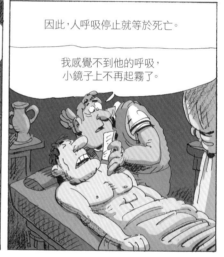

在很長一段時間裡，心臟停止、呼吸停止，就是死亡的代名詞。

醫生，怎麼樣？

夫人，他沒有呼吸，脈搏也沒有動靜，死亡已經是明顯而不可改變的事實了。

真的嗎？

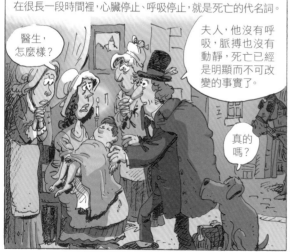

然而，過去的人從來沒有明確定義過什麼是死亡。我們的社會，把這項任務交給殯葬人員。

這位美女，不好意思，在把妳放進棺材之前，我得搔搔妳的腳趾確認一下。

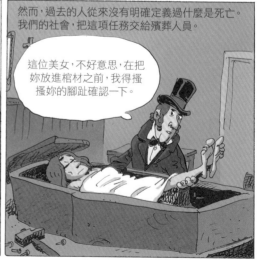

急救顛覆了這些老觀念。

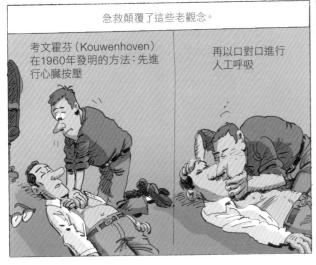

考文霍芬（Kouwenhoven）在1960年發明的方法：先進行心臟按壓

再以口對口進行人工呼吸

接著，我們開始有能力透過人工器官維持病人的生命。

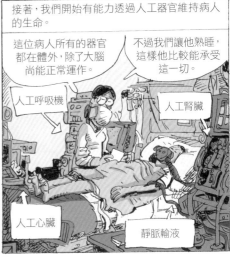

這位病人所有的器官都在體外，除了大腦尚能正常運作。

不過我們讓他熟睡，這樣他比較能承受這一切。

人工呼吸機

人工腎臟

人工心臟

靜脈輸液

1950年代兩位巴黎醫師，是推廣急救觀念的重要功臣。

內克爾醫院的尚·漢堡傑，1953年

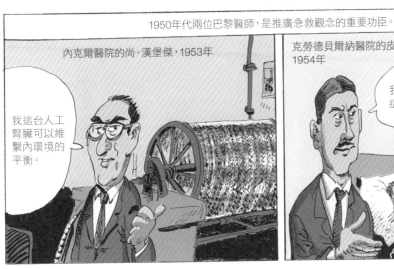

我這台人工腎臟可以維繫內環境的平衡。

克勞德貝爾納醫院的皮耶·莫拉雷（Pierre Mollaret），1954年

我的呼吸器可以確保小兒麻痺症患者呼吸無虞。

新的情境出現，也就出現新的死亡定義：腦死。

1959年，古隆（Goulon）和莫拉雷發表了一篇昏迷過世的重要文章。

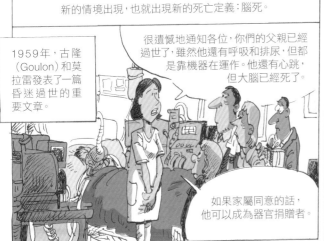

很遺憾地通知各位，你們的父親已經過世了，雖然他還有呼吸和排尿，但都是靠機器在運作。他還有心跳，但大腦已經死了。

如果家屬同意的話，他可以成為器官捐贈者。

認定不可逆的腦死，必須有兩位醫師認證，和包括相隔四小時的三十分鐘腦波圖呈平直線，或血管造影。

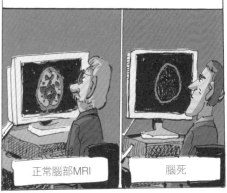

正常腦部MRI

腦死

心臟移植

美國人諾曼·舒姆威（Norman Shumway）曾經對心臟移植的可能性做過深入研究。

心臟移植過程裡會出現一個令人震慄的片刻——當胸腔裡空無一物時。

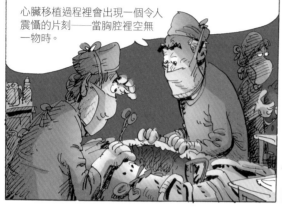

舒姆威的學生克里斯蒂安·巴納德（Christiaan Barnard），在1967年12月成功在南非完成了第一起移植手術。

這場手術轟動了媒體，年輕的外科醫生也登上《時代》雜誌封面。

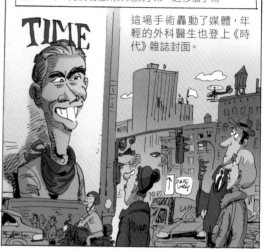

1968年，丹頓·庫利（Denton Cooley）也在休斯頓成功完成第一例心肺移植手術。

我是當代最偉大的外科醫生。

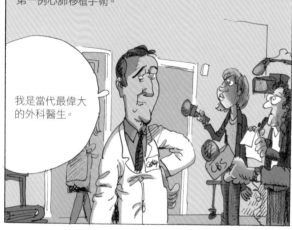

然而，排斥現象依舊是關鍵難題。1969年，Sandoz藥廠從一名員工帶回的土壤樣本裡分離出真菌，製造出環孢素（Cyclosporine）。

這次來挪威度假，我意外發現一種真菌，說不定能製造抗生素！

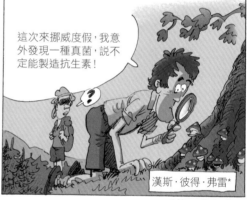

漢斯·彼得·弗雷*

* Hans Peter Frey

但環孢素其實不是抗生素，因此也被冷落在一旁。直到尚-法朗索瓦·伯雷爾（Jean-François Borel）發現它。

為了找出抗排斥藥物，我很有系統地測試所有藥物分子。

因此也試了環孢素。

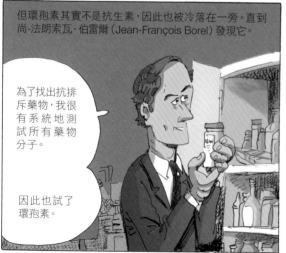

事實證明，環孢素是最佳抗排斥藥物，而且還可以人工合成。器官移植從1980年代開始起飛，成效非常好。

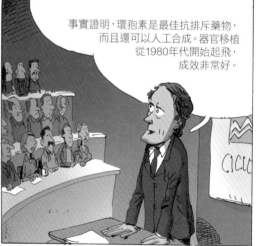

1980年起，器官移植出現爆炸性的增長，唯一的限制是捐贈者人數。

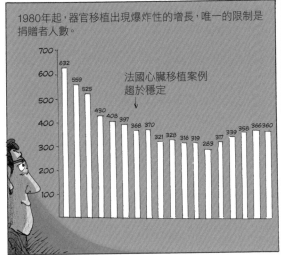

法國心臟移植案例趨於穩定

1968年，伊曼紐埃·維特利亞（Emmanuel Vitria）在馬賽做了心臟移植，還活了不只十八年。

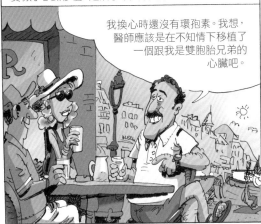

我換心時還沒有環孢素。我想，醫師應該是在不知情下移植了一個跟我是雙胞胎兄弟的心臟吧。

除了器官外，有些組織也可以移植，而且不需要抗排斥藥物。

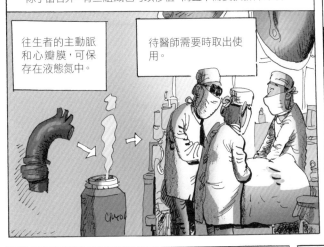

往生者的主動脈和心瓣膜，可保存在液態氮中。

待醫師需要時取出使用。

紐西蘭的布萊恩·拜瑞特-波伊斯（Brian Barratt-Boyes）爵士，是心臟瓣膜同種移植的先驅。紐西蘭還發行了郵票慶祝。

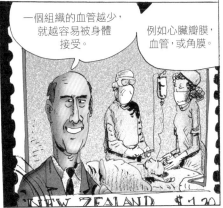

一個組織的血管越少，就越容易被身體接受。

例如心臟瓣膜，血管，或角膜。

早在1951年進行的動脈移植手術，就是同種移植。查理·杜伯斯特（Charles Dubost）率先透過移植方式治療主動脈瘤。

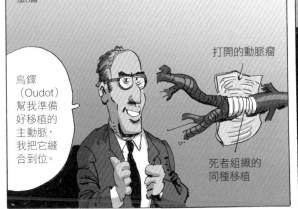

烏鐸（Oudot）幫我準備好移植的主動脈，我把它縫合到位。

打開的動脈瘤

死者組織的同種移植

角膜移植的成效也相當良好。

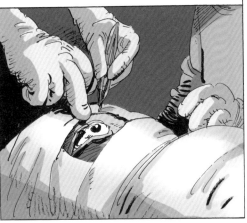

對血癌患者來說，骨髓移植提供了更新造血幹細胞的機會。

身體裡所有骨骼都有骨髓。

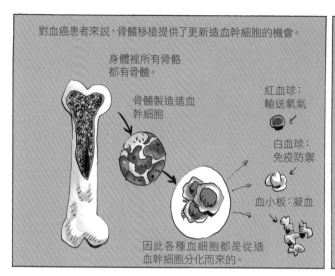

骨髓製造造血幹細胞

紅血球：輸送氧氣

白血球：免疫防禦

血小板：凝血

因此各種血細胞都是從造血幹細胞分化而來的。

這段期間，阿蘭‧卡本堤葉（Alain Carpentier）也在努力尋找異種移植（取自動物的器官組織）的可能性。

心臟瓣膜必須先用戊二醛處理過，以去除原組織的抗原性。

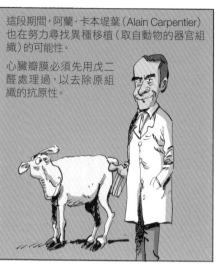

1968年他提議利用豬心臟瓣膜，即透過異種移植的方式來替換病患的心瓣膜。

但器官可不比組織，因為動物的基因和人類不同，器官必定遭到人體排斥。

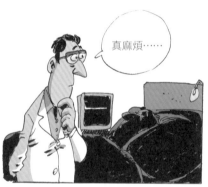

真麻煩⋯⋯

因此人們萌生在生物農場創造基改動物。

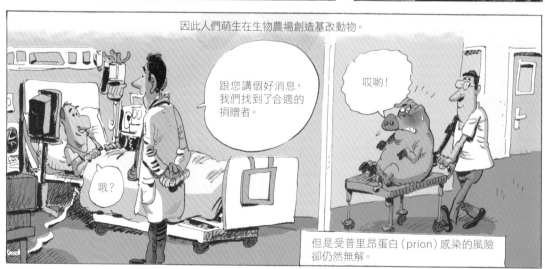

跟您講個好消息，我們找到了合適的捐贈者。

哦？

哎喲！

但是受普里昂蛋白（prion）感染的風險卻仍然無解。

人工假體

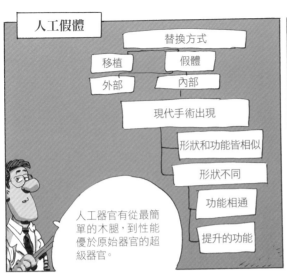

替換方式

移植　　假體

外部　　內部

現代手術出現

形狀和功能皆相似

形狀不同

功能相通

提升的功能

人工器官有從最簡單的木腿，到性能優於原始器官的超級器官。

體外假體

埃及人已有辦法截肢和設計義肢。我們曾發現過一具三千年前女性木乃伊，她的右腳姆趾被截去，用一只木雕假體加以取代。

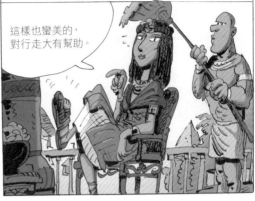

這樣也蠻美的，對行走大有幫助。

事實上，這些外部假體一直都存在。

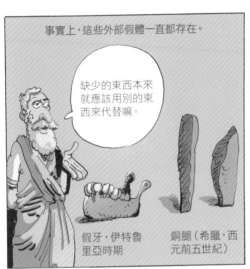

缺少的東西本來就應該用別的東西來代替嘛。

假牙，伊特魯里亞時期　　銅腿（希臘，西元前五世紀）

希羅多德

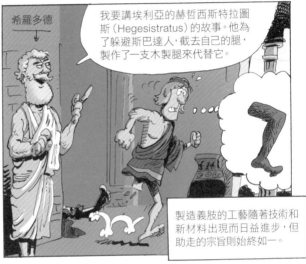

我要講埃利亞的赫哲西斯特拉圖斯（Hegesistratus）的故事。他為了躲避斯巴達人，截去自己的腿，製作了一支木製腿來代替它。

製造義肢的工藝隨著技術和新材料出現而日益進步，但助走的宗旨則始終如一。

西方中世紀是個到處都可見瘸子的世界。

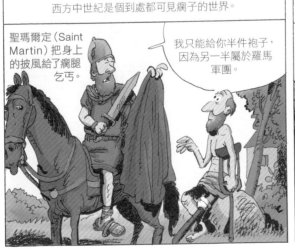

聖瑪爾定（Saint Martin）把身上的披風給了瘸腿乞丐。

我只能給你半件袍子，因為另一半屬於羅馬軍團。

文藝復興時期的昂布瓦斯·帕雷，設計出有精巧關節的義肢。

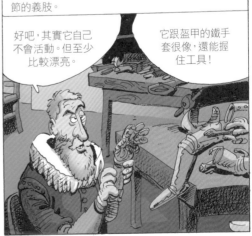

好吧，其實它自己不會活動。但至少比較漂亮。

它跟盔甲的鐵手套很像，還能握住工具！

假鼻子也是從希臘時代就有了。第一次世界大戰因緣際會促進了它的發展。

我只能用面具來彌補我這張破碎的臉，讓我看起來至少還像個人。

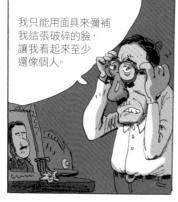

人工關節也在二十世紀出現。

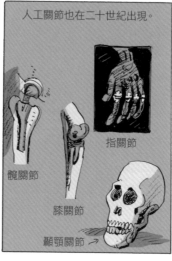

髖關節

指關節

膝關節

顳顎關節

1947年，法國的羅伯·裘代（Robert Judet）、美國的奧斯汀·摩爾（Austin Moore），皆設計出人工髖關節。

我的目的是要讓髖部骨折的長輩盡早恢復行走能力，以免被迫長期臥床，引起各種併發症。

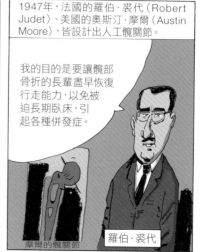

摩爾的髖關節

羅伯·裘代

義肢的發展一日千里，過去的木腿已經演化成高科技產品。

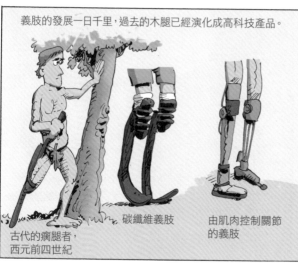

古代的瘸腿者，西元前四世紀

碳纖維義肢

由肌肉控制關節的義肢

目前的義肢仍需要靠肌肉來操作，但未來很有可能光憑意念就能控制。

扼！

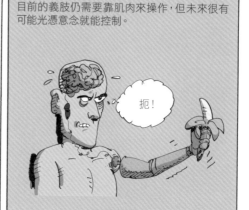

目標是讓殘肢的神經末梢和感測器相連，讓神經發出的電流啟動義肢運作。

有越來越多為癱瘓者所設計的外骨骼裝置（exosquelette），均透過電腦程式進行操控。

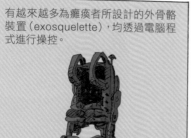

外骨骼機器人靠意念來啟動行走，復健過程會結合沉浸式虛擬實境和身體練習。

配備電極的的頭盔捕捉大腦發送的動作訊號，經由電腦程式解讀，轉化為動作。

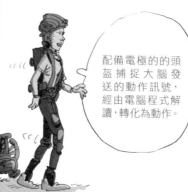

外科醫生一點一點改造了我的全身。

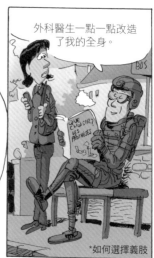

*如何選擇義肢

人工器官

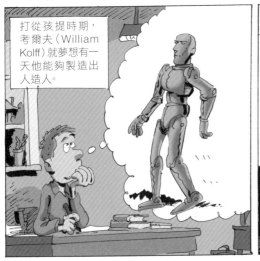

打從孩提時期，考爾夫（William Kolff）就夢想有一天他能夠製造出人造人。

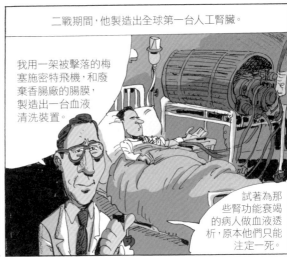

二戰期間，他製造出全球第一台人工腎臟。

我用一架被擊落的梅塞施密特飛機，和廢棄香腸廠的腸膜，製造出一台血液清洗裝置。

試著為那些腎功能衰竭的病人做血液透析，原本他們只能注定一死。

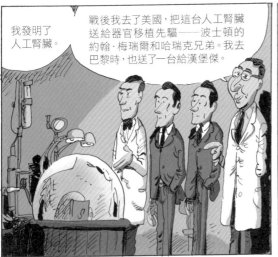

我發明了人工腎臟。

戰後我去了美國，把這台人工腎臟送給器官移植先驅——波士頓的約翰·梅瑞爾和哈瑞克兄弟。我去巴黎時，也送了一台給漢堡傑。

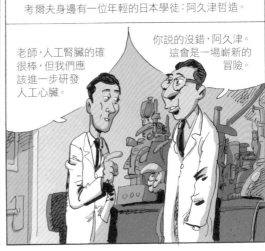

考爾夫身邊有一位年輕的日本學徒：阿久津哲造。

老師，人工腎臟的確很棒，但我們應該進一步研發人工心臟。

你說的沒錯，阿久津。這會是一場嶄新的冒險。

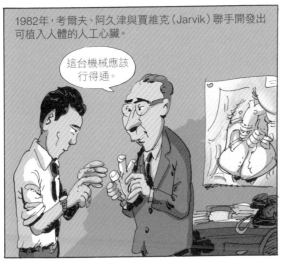

1982年，考爾夫、阿久津與賈維克（Jarvik）聯手開發出可植入人體的人工心臟。

這台機械應該行得通。

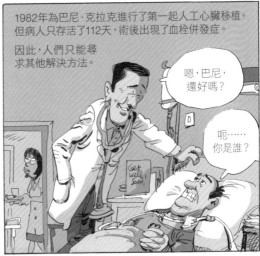

1982年為巴尼·克拉克進行了第一起人工心臟移植。但病人只存活了112天，術後出現了血栓併發症。

因此，人們只能尋求其他解決方法。

嗯，巴尼，還好嗎？

呃……你是誰？

人工心臟困難重重，手術複雜度又高，體外心臟裝置就成為等待換心者的另一個選項。

肚子上裝了這兩個機器，說真的，除了醫院外我哪裡也去不了。

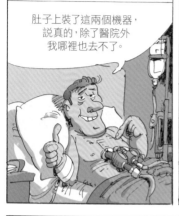

事實上，後來出現了更簡單的方法。

他們是如何把氣體湍流轉變成具有推進力的層流？

喬治·努恩（George Noon）

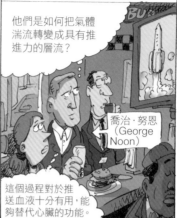

這個過程對於推送血液十分有用，能夠替代心臟的功能。

努恩跟邁可·狄貝基（Michael DeBakey）開發了一具渦輪機，幫助衰竭的心臟工作。

至少它對病人的負擔不大！

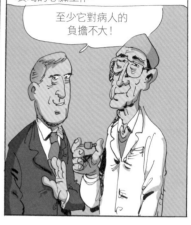

1999年，努恩和尚諾威·法比安尼為病人安裝了心室輔助器，成為法國的第一起案例。

現在我可以放心等待換心了。

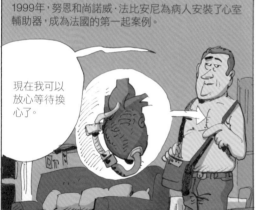

大約在同個時間，阿蘭·卡本堤葉在巴黎遇見企業家尚呂克·拉卡代爾（Jean-Luc Lagardère）。

教授，有什麼是我能為您效勞的？

我目前正在研發人工心臟，需要五名全職工程師。

我可以提供給您！

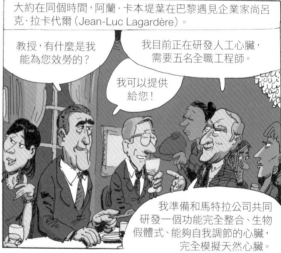

我準備和馬特拉公司共同研發一個功能完全整合、生物假體式、能夠自我調節的心臟，完全模擬天然心臟。

這顆設計成永久植入的心臟——CARMAT*。

請看！

哇！

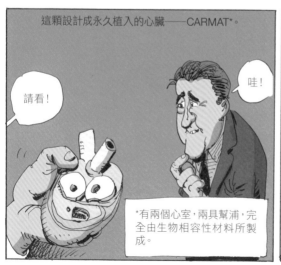

*有兩個心室，兩具幫浦，完全由生物相容性材料所製成。

可以說，現今人類的心血管系統已經可以用假體或移植來替換。

精巧得難以想像！

動脈與靜脈

傳導組織

冠狀動脈

心瓣膜

心肌

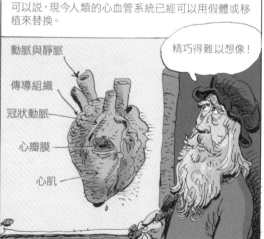

如果下達心跳指令的電流量不足，它會需要一顆電池來幫忙。

植入式心律調節器，是我發明過最棒的東西。

我還有一百四十多項專利。

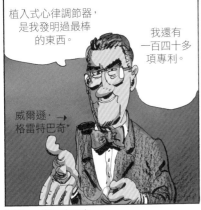

威爾遜·格雷特巴奇*

* Wilson Greatbatch

第一只心律調節器在1958年10月由瑞典醫師奧克·森寧（Åke Senning）植入。

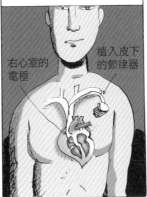

右心室的電極

植入皮下的節律器

發生心房顫動時，有了去顫器，就有機會恢復正常心跳。

1947年，克勞德·貝克（Claude Beck）在心臟手術中首次使用交流電擊進行除顫。

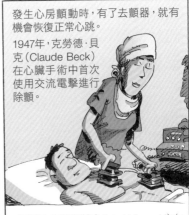

米歇爾·米羅斯基（Michel Mirowski）在1970年開發了第一只植入式去顫器。

動脈移植最早是採取同種移植，但達克龍（Dacron）材質很快顯出其優勢，這要歸功於休斯頓的邁可·狄貝基。

這些織成的人工血管在手術時很容易接上，不需要繁瑣的手續。

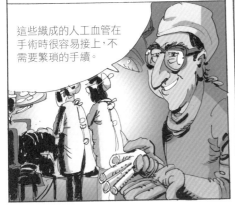

血管內覆膜支架透過X光來控制導管，可在不開胸的情況下導入到主動脈裡。

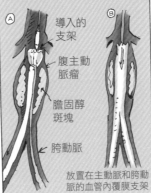

Ⓐ 導入的支架

Ⓑ

腹主動脈瘤

膽固醇斑塊

胯動脈

放置在主動脈和胯動脈的血管內覆膜支架

阿爾伯特·史塔爾（Albert Starr）在1960年製作出第一個人工心臟瓣膜。

我從這個球形酒塞得到靈感。

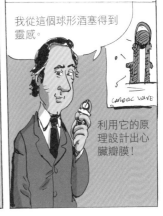

利用它的原理設計出心臟瓣膜！

卡本堤葉在1968年開發出生物瓣膜——一半是異種組織，另一半是人工體。

現在更換任何心臟瓣膜，都不需要抗凝血劑了。

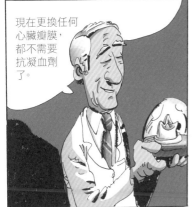

其他許多種類的人工瓣膜——被開發出來，包括機械式的和生物瓣膜。

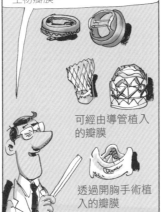

可經由導管植入的瓣膜

透過開胸手術植入的瓣膜

現在可透過局部麻醉，在不開胸的情況下更換心臟瓣膜。

海倫，準備為氣球充氣，將瓣膜就定位！

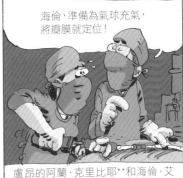

盧昂的阿蘭·克里比耶**和海倫·艾查尼諾夫***，2002年。

**Alain Cribier　　***Hélène Eltchaninoff

第 17 章

從藥草到藥錠

從修士們昔日在修道院花園裡栽種的藥用植物，演進成現代的藥錠，這段歷史只能以曲折離奇來形容。

每種植物都有一則身世，每種藥物也都有一段傳奇。

藥草貿易在過去幾百年裡一直非常繁榮興盛，至今依舊如此，這種盛況甚至對現代醫藥構成一定的威脅，彷彿在暗示我們，即使現代製藥經過了兩百年的研究，仍未能完全贏得病人的信任。

然而，面對現代醫藥的革命性成就，這種迷思實在錯得離譜！

這個時代既有優秀的基礎研究，也不乏擅長迷惑人心的賣藥郎中，我們必須詳加分辨。

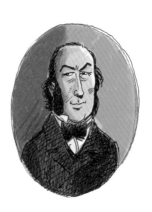

永遠與人相伴的植物

自古以來，人們便留意到某些植物能夠治病，像是罌粟、莨菪（天仙子）、曼陀羅。

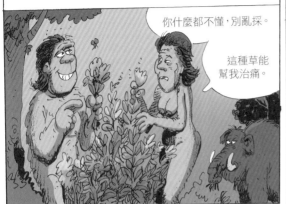

你什麼都不懂，別亂採。

這種草能幫我治痛。

從希波克拉底的時代，人們就已普遍認識到葡萄酒對健康有益。葡萄酒也用來泡製藥用植物，其中的祕方被僧侶牢牢把持住。

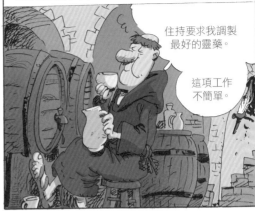

住持要求我調製最好的靈藥。

這項工作不簡單。

煉金術士帕拉塞爾蘇斯（Paracelsus, 1493-1541）發現透過蒸餾，可以萃取出某些藥用植物的精華。

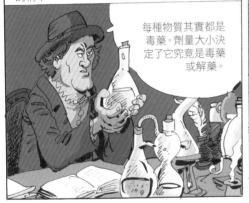

每種物質其實都是毒藥。劑量大小決定了它究竟是毒藥或解藥。

大航海時代發現了不少新植物具有藥用價值，例如秘魯印加人種植的古柯或金雞納。

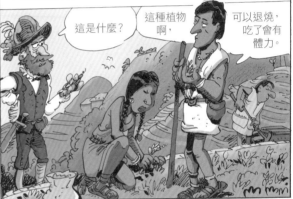

這是什麼？

這種植物啊，

可以退燒，吃了會有體力。

植物學研究到了十八世紀才真正揭開新頁。瑞典人林奈（Carl von Linné）為植物帶來真正的分類方式。

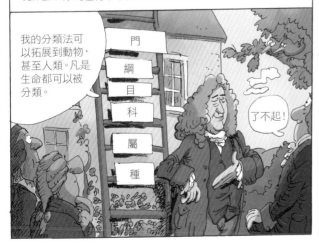

我的分類法可以拓展到動物，甚至人類。凡是生命都可以被分類。

門
綱
目
科
屬
種

了不起！

偉大的自然學家布馮（Buffon）伯爵，在1739年擔任王室花園*總監。

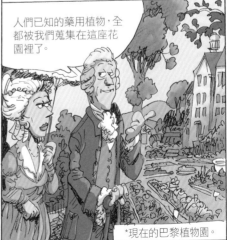

人們已知的藥用植物，全都被我們蒐集在這座花園裡了。

*現在的巴黎植物園。

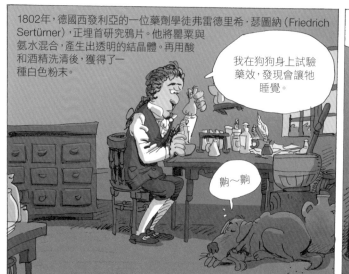

1802年，德國西發利亞的一位藥劑學徒弗雷德里希·瑟圖納（Friedrich Sertürner），正埋首研究鴉片。他將罌粟與氨水混合，產生出透明的結晶體。再用酸和酒精洗清後，獲得了一種白色粉末。

我在狗狗身上試驗藥效，發現會讓牠睡覺。

駒～駒

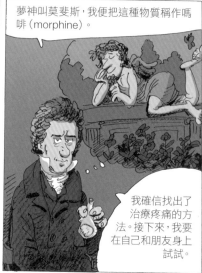

夢神叫莫斐斯，我便把這種物質稱作嗎啡（morphine）。

我確信找出了治療疼痛的方法。接下來，我要在自己和朋友身上試試。

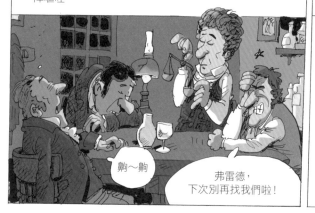

瑟圖納找來三個朋友試用嗎啡粒。每個人都睡著了，醒來時又一陣嘔吐。

駒～駒

弗雷德，下次別再找我們啦！

瑟圖納證明，從單一植物（罌粟）裡，可以萃取出非常強效的單一藥物（嗎啡）。

剛開始，我的發現得到人們的祝賀，後來他們開始嫉妒我，我被逼得離開小鎮，不能再當藥師。事實上，我發明了「藥物」這個概念。

後來我投身軍旅，十分受人尊敬。

諷刺的是，每回痛風發作，我自己的身體已太習慣嗎啡，反而不能再好好幫我止痛。

在瑟圖納的啟發下，藥劑師紛紛投入鑽研植物的神奇療效。

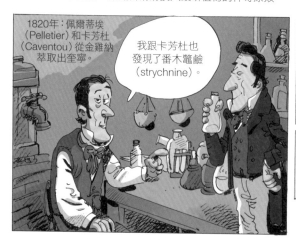

1820年：佩爾蒂埃（Pelletier）和卡芳杜（Caventou）從金雞納萃取出奎寧。

我跟卡芳杜也發現了番木鼈鹼（strychnine）。

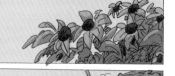

1833：從顛茄中獲得阿托品。

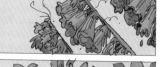

1844：從毛地黃中獲得毛地黃素。

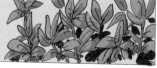

1860：從古柯葉中獲得古柯鹼。

這些植物多半是人們認得的有毒植物。

譬如毛地黃，向來都是女巫眼中具有魔法的有毒植物。

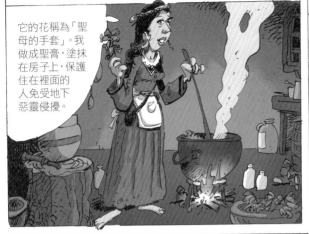

它的花稱為「聖母的手套」。我做成聖膏，塗抹在房子上，保護住在裡面的人免受地下惡靈侵擾。

1844年，法國藥劑師納提維勒（Nativelle）從毛地黃葉透過酒精萃取，分離出毛地黃素。

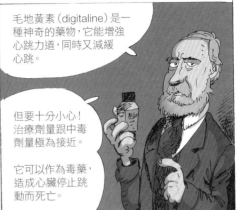

毛地黃素（digitaline）是一種神奇的藥物，它能增強心跳力道，同時又減緩心跳。

但要十分小心！治療劑量跟中毒劑量極為接近。

它可以作為毒藥，造成心臟停止跳動而死亡。

至於阿托品（atropine），名稱來自負責剪斷生命線的命運女神「阿特羅波斯」。即使令人生畏，過去很長一段時間裡它也被稱為belladonna，意即「美麗的女人」。因為女性會把顛茄液滴在眼睛裡，讓眼珠看起來更大、更深邃。

至今眼科醫生仍使用阿托品作為檢查眼睛的散瞳劑。

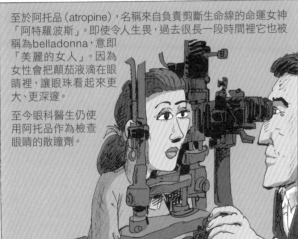

阿托品在1830年被萃取出。它存在於顛茄、曼陀羅和雞血藤中。它能抑制副交感神經的作用，阻斷乙醯膽鹼。高劑量下，它會變成一種毒藥。

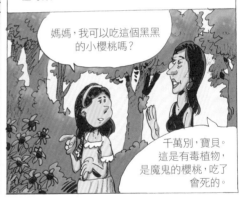

媽媽，我可以吃這個黑黑的小櫻桃嗎？

千萬別，寶貝。這是有毒植物，是魔鬼的櫻桃，吃了會死的。

1885年，藥劑師約翰·潘伯頓*發明了一種新飲料「法國紅酒可卡**」。

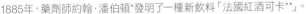

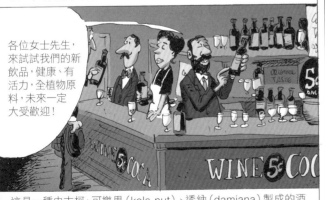

各位女士先生，來試試我們的新飲品，健康、有活力，全植物原料，未來一定大受歡迎！

這是一種由古柯、可樂果（kola nut）、透納（damiana）製成的酒精飲料，靈感得自法國化學家馬里安尼（Angelo Mariani）發明的馬里安尼酒。

稍事修改配方後的「可口可樂」，果真一炮而紅。他們以聖誕老公公的形象行銷，一舉成為全世界最受歡迎的飲料。

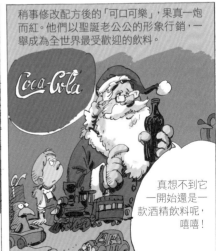

真想不到它一開始還是一款酒精飲料呢，嘻嘻！

*John Pemberton
**French Wine Coca

189

幾個世紀以來，藥草貿易一直非常興旺。

各位先生小姐，這種植物吃了之後會讓您開胃、心情好、睡得好，還會讓您性福美滿。

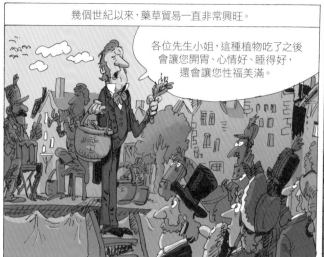

植物萬能，植物最好。1764年，蘇黎神父（Abbé Soury）調配出一款結合十一種植物配方的青春油。

我的配方是個祕密。它能讓你青春永駐。

相信，就有奇蹟。

三百年過後，蘇黎神父青春油仍然買得到。

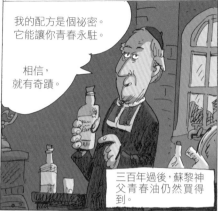

在這種自然主義的氛圍下，山繆爾‧哈尼曼（Samuel Hahnemann）於1786年提出順勢療法（homéopathie）。

原理很簡單：哪一種東西能產生原本想要對抗的症狀，就用它來治療，並儘可能地稀釋。

這樣就能保護到身體，因為所有的疾病在大自然都找得到解藥。

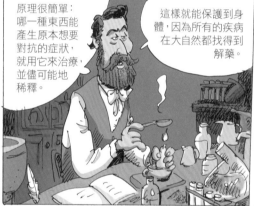

阿司匹靈的歷史更為久遠。

希波克拉底

柳樹裡含有一種退燒和鎮痛的物質。

?

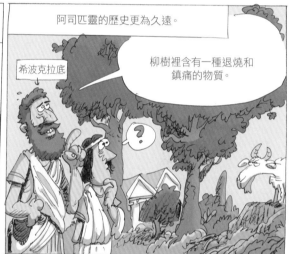

1829年，法國人勒漚（Leroux）從柳樹皮裡萃取出關鍵成分：水楊酸。

德國人霍夫曼在數年後人工合成了水楊酸：阿司匹靈誕生了。

拜耳製藥廠生產的阿斯匹靈大獲成功，藥也步入商業行銷的年代。

*拜耳阿斯匹靈錠。「疼痛，再見」

Comprimés Bayer d'ASPIRINE

BAYER

La fin des souffrances

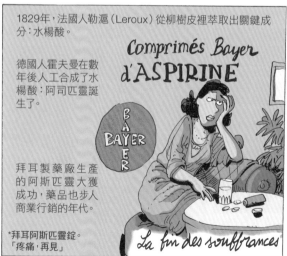

阿司匹靈是世界上最多人使用的藥物（每年用量超過十萬噸）。

我們應該把阿司匹靈加到自來水裡！

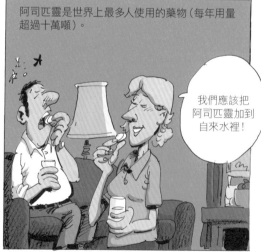

190

拜耳化工廠最初生產的是染料，這些染料用來為細菌染色，以便在顯微鏡下現形。

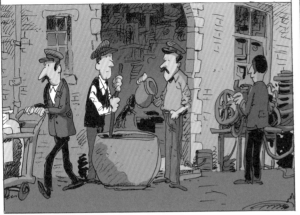

其中有一些染料本身就具有殺菌功能。多馬克（Domagk）利用這一特性製作出第一種抗菌藥：磺醯胺藥物普隆托西（Protonsil）。1935年他獲得諾貝爾獎。

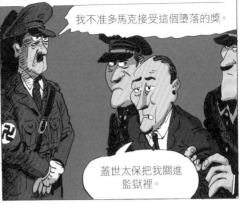

我不准多馬克接受這個墮落的獎。

蓋世太保把我關進監獄裡。

抗生素

古代中國已經懂得用發霉水果皮來治療甲溝炎。法國南部喀斯山區的牧羊人也有自己的祕方。

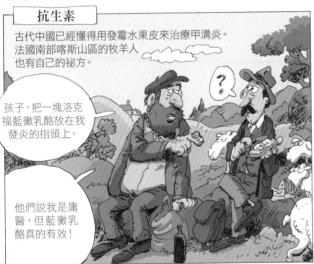

孩子，把一塊洛克福藍黴乳酪放在我發炎的指頭上。

他們說我是庸醫，但藍黴乳酪真的有效！

莒申（Ernest Duchesne）是一名軍醫。他的博士論文指導教授加布里埃·滬曾告訴他：

你應該會對大腸桿菌和藍色青黴之間互不相容的現象感興趣。

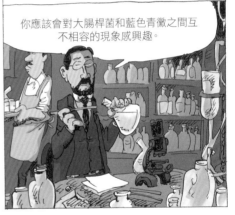

他在1897年通過論文答辯。

在黴菌的培養皿裡，細菌的存在是導致黴菌迅速滅亡的主因。

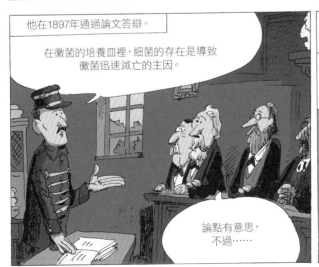

論點有意思，不過……

莒申不久後死於肺結核。當天出席的口試委員都沒有意會到這個研究會有什麼用途。

是我幫莒申找了這個題目，但後來我覺得它沒什麼研究價值。

這位同學描述了一個有趣的現象。

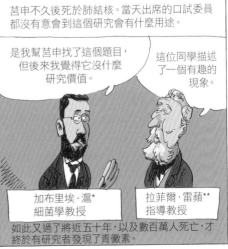

加布里埃·滬*
細菌學教授

拉菲爾·雷蘋**
指導教授

如此又過了將近五十年，以及數百萬人死亡，才終於有研究者發現了青黴素。

*Gabriel Roux　　**Raphaël Lépine

191

弗萊明博士（Alexander Fleming）是倫敦的細菌學家。1928年9月3日，在他度完假回來工作時，他發現…

可惡！我美麗的葡萄球菌都死光了，培養皿上長滿了黴菌！

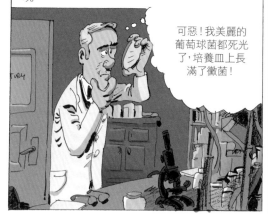

這種黴菌是一種真菌：產黃青黴菌。它也殺死了我培養的鏈球菌、腦膜炎球菌、淋病球菌。

這會有什麼用途嗎？

青黴菌
抑制

正常生長

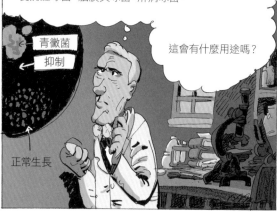

弗萊明在動物身上進行實驗，但犯了一個錯誤。

真令人失望。在健康動物身上的青黴素作用力只有半個小時。

它沒有毒性，但也起不了任何效用！

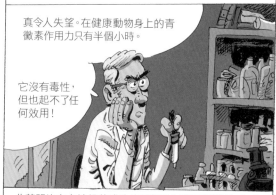

弗萊明沒有在被細菌感染的動物身上實驗青黴素。如此又沉寂了十年。

1939年弗洛里（Florey）和柴恩（Chain）的研究終於有了眉目。他們重拾弗萊明的研究，也做出正確的實驗。

八隻受鏈球菌感染的小鼠。

未接受治療的對照組　　注射青黴素的實驗組

結果：　　　　　　　結果：
所有小鼠死亡。　　　所有小鼠存活。

青黴素證實是一種「抗生素」：
能殺死細菌，但不傷害宿主細胞。

第二次世界大戰時，美國藥廠卯足全力，加速青黴素的工業化製程。

每個士兵的裝備裡都應該配備一小瓶青黴素。

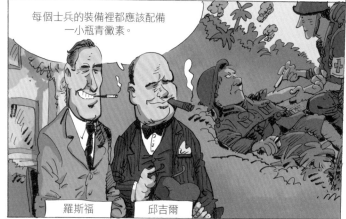

羅斯福　　邱吉爾

1945年，弗萊明、弗洛里、柴恩榮獲諾貝爾獎。

這項研究花了三個人的功夫，但我們做到了！

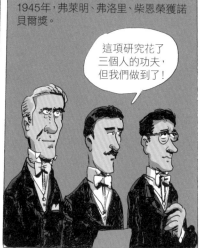

但是青黴素對柯霍的結核桿菌不起作用。

賽爾曼·瓦克斯曼（Selman Waksman）發現了第一種抗結核菌的抗生素：鏈黴素。「白色瘟疫」總算有藥可醫。

嘿，亞歷山大，我的鏈黴素對結核菌有效。

的確很棒。但是能持續多久？

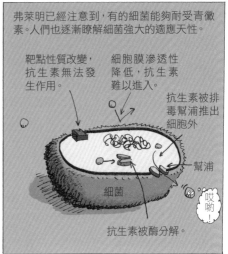

瓦克斯曼和弗萊明

弗萊明已經注意到，有的細菌能夠耐受青黴素。人們也逐漸瞭解細菌強大的適應天性。

靶點性質改變，抗生素無法發生作用。

細胞膜滲透性降低，抗生素難以進入。

抗生素被排毒幫浦推出細胞外

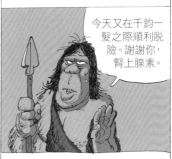

幫浦

細菌

哎喲！

抗生素被酶分解。

必須不斷發明新的抗生素，並規範醫師開立處方的條件，才能避免抗藥性細菌不斷出現。

抗生素不能閉著眼睛亂用。

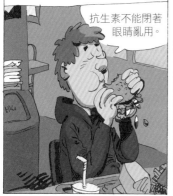

激素：腎上腺素

人類一向有能力迅速因應危機情境，這是拜腎上腺素之賜，由腎上腺所分泌的激素。

吼！

快逃！

腎上腺素使心跳加速，增加肌肉收縮力，調動儲備能量，擴張支氣管吸入更多空氣，升高血壓，準備迎戰。

今天又在千鈞一髮之際順利脫險。謝謝你，腎上腺素。

面對壓力情境所分泌的腎上腺素，被體力的付出「消耗」掉。

但是在現代生活中，壓力卻無所不在。

沒用的東西，給我滾蛋！

我有股強烈的衝動想揍他一拳⋯⋯

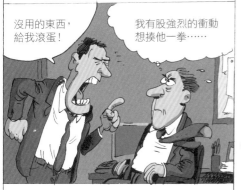

分泌的腎上腺素不一定被體力勞動消耗掉。

這可以解釋為什麼壓力會是心血管疾病的風險因素。

而預防它的一個好方法，就是運動。

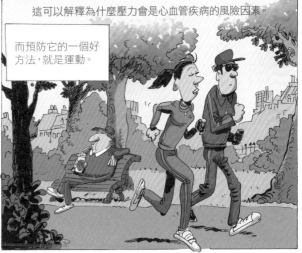

腎上腺素由腎上腺分泌

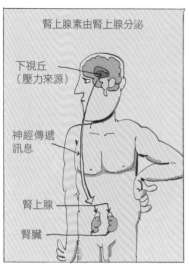

下視丘
（壓力來源）

神經傳遞
訊息

腎上腺

腎臟

它會和眾多細胞的特定受體（α和β受體）結合。發現者是高峰讓吉，1900年他從牛的腎上部位析出了這種物質。

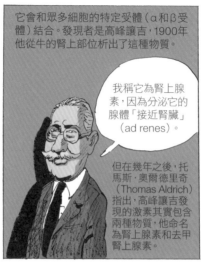

我稱它為腎上腺素，因為分泌它的腺體「接近腎臟」（ad renes）。

但在幾年之後，托馬斯·奧爾德里奇（Thomas Aldrich）指出，高峰讓吉發現的激素其實包含兩種物質，他命名為腎上腺素和去甲腎上腺素。

腎上腺素至今仍是對治休克和心肺停止的頭號藥物。

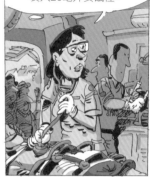

心跳停止了。快！準備心肺復甦，準備1 mg腎上腺素，裝入20毫升安瓿裡。

為了抵消對心血管的負面影響，1960年研發出β受體阻斷劑。

propranolol可阻斷甲腎上腺素的β受體，因此可用於治療心絞痛，高血壓，焦慮和恐慌症發作。

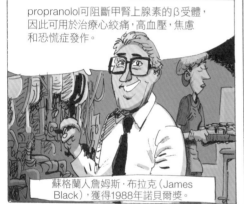

蘇格蘭人詹姆斯·布拉克（James Black），獲得1988年諾貝爾獎。

激素：可體松

1941年，美國情報部門發現，德國人從牛腎上腺皮質裡分離出一種激素，能夠讓飛行員不戴氧氣筒進行高空飛行。

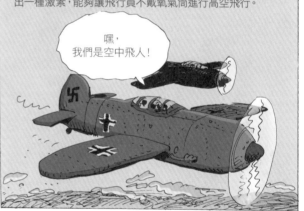

嘿，我們是空中飛人！

軍方委託愛德華·肯德爾（Edward Kendall）與默克藥廠進行研究，成功獲得這種物質，他們命名為可體松。

我用500公斤的牛腎上腺，獲得500毫克的荷爾蒙，產量為0.0001%。

他們開始對我們的荷爾蒙感興趣了！

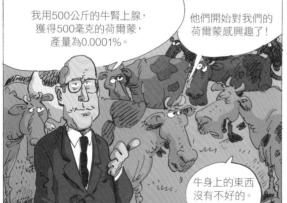

牛身上的東西沒有不好的。

默克藥廠成功生產出足量的可體松，準備進行臨床試驗。梅約診所（Mayo Clinic,）的風濕病專家菲利浦·杭許（Philip Hench）以可體松來治療一名類風濕性關節炎患者。

施密特夫人，療效太好了！

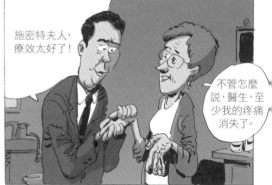

不管怎麼說，醫生，至少我的疼痛消失了。

可體松為治療帶來了真正的革命。它是一種天然激素，體內許多細胞都有特定受體和它作用，因此能對人體起眾多反應。

皮質，
分泌可體松

髓質，
分泌腎上腺素

它能對抗發炎、過敏，降低身體的免疫防禦機制（對抗感染和排斥作用）。

右腎上腺

左腎上腺

右腎

左腎

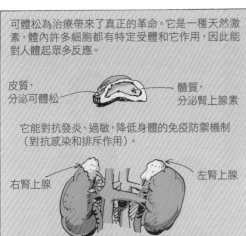

但我們也知道，皮質類固醇會造成很多副作用。

所有副作用我都有！

粉刺

月亮臉

水牛肩

瘀血

皮膚萎縮

胃潰瘍

皮膚擴張紋

閉經

嗯，幾乎啦！

此外還有體重增加、高血壓、糖尿病、心理出現問題。

骨瘦如柴

皮膚潰瘍

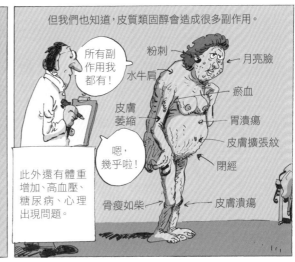

激素：胰島素

1889年法國史特拉斯堡，閔考斯基（Minkowski）的實驗室。

咦，老闆，

很奇怪，昨天我切除了這隻狗的胰腺，結果牠一直口渴，尿液還引來蒼蠅！

確定嗎，約瑟夫？

閔考斯基和梅林（Josef Mering）發現了胰臟和糖尿病的關連性。

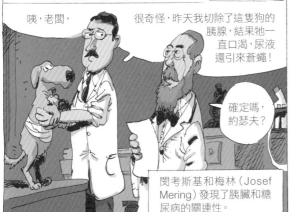

斐德列克·班廷（Frederick Banting）在1921年指出，胰臟裡的胰島細胞能製造降低血糖的荷爾蒙，即胰島素。

查理，我們來從這隻狗身上提取最純的胰臟抽出物，越純越好，然後注入已陷入昏迷的糖尿病患者體內。

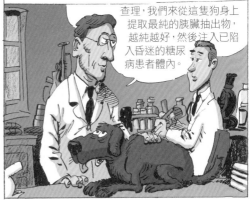

第一次的臨床實驗在1922年1月11日的多倫多進行，挽救了一名14歲男孩的性命。

李奧納德，要勇敢喔，因為你很瘦，可能會很痛。

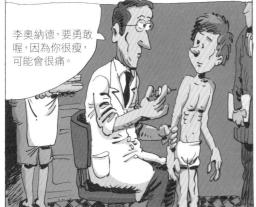

現在胰島素係透過基因工程加以合成。

細胞

細胞核

DNA

注射

剪出胰島素基因

提取胰島素、純化

將基因段接入細菌的細胞裡

基改生物

繁殖細菌，獲得大量的基因

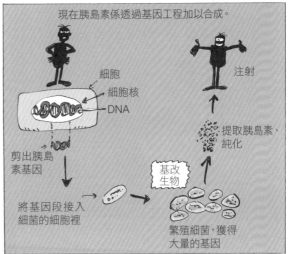

抗凝血劑

1916年，傑·麥克萊恩 (Jay McLean) 是醫學院二年級學生，他在豪威爾 (Howell) 的課堂上研究讓血液凝固的分子。

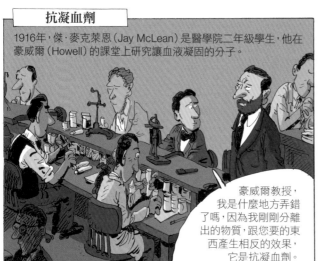

麥克萊恩，既然你從狗的肝臟裡發現了這種抗凝血劑，我們就把它叫作「肝素」(heparin)*。

豪威爾教授，我是什麼地方弄錯了嗎，因為我剛剛分離出的物質，跟您要的東西產生相反的效果，它是抗凝血劑。

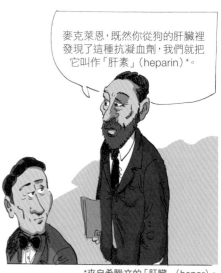

*來自希臘文的「肝臟」(hepar)。

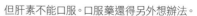

自此之後，肝素一直作為重要的藥物。

早在1930年，醫生就懂得利用它來防止靜脈血栓和肺栓塞。

肺栓塞：停滯的血塊阻塞住某條肺動脈。

血栓：血液循環中脫落的血塊。

靜脈血栓：血塊黏附，阻塞住靜脈。

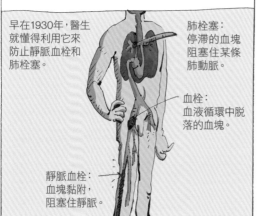

但肝素不能口服。口服藥還得另外想辦法。

1920年代，科學家從小牛身上的出血性腸道疾病，發現了抗維生素K。

他們給我吃發霉的苜蓿。真不好玩。

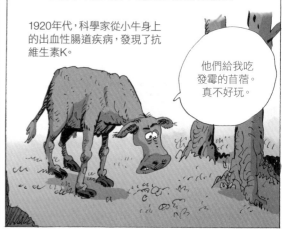

奎克*在小牛身上觀察到凝血酶原**的減少。這是由於雙香豆素在作祟——一種抗維生素K，在1940年被合成出來。

應避免食用包心菜，並定期檢查凝血酶原。

這些藥物抑制了凝血因子的合成，並與飲食相互作用。

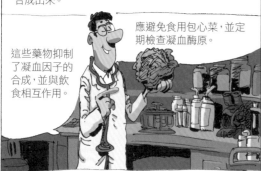

*阿曼·奎克 (Armand Quick) 在1935年提出「凝血酶原時間」的檢測，以評估凝血功能。
**必要的凝血因子。

現在已經有新的藥物分子，直接針對凝血因子起作用。

現在方便多了。吞下一片藥片，我就不用再定期檢查血液。

咯！

我又可以大口吃酸菜燉肉嘍。

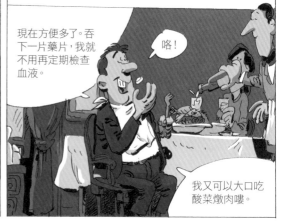

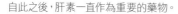

胃潰瘍的治療

胃潰瘍及胃酸與壓力有關，這件事人們自古就知道。

這沒什麼問題。

壓力經由迷走神經傳遞，刺激胃酸分泌，造成潰瘍。

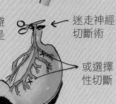

於是，有很長一段時間，避免胃酸分泌的手術方法就是切斷神經。

→ 迷走神經切斷術

這就不太對了。

或選擇性切斷

1982年，華倫（Robin Warren）和馬歇爾兩位澳大利亞人發現細菌（幽門螺旋桿菌）是造成潰瘍的主因，因此可用抗生素來治療。

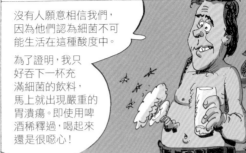

沒有人願意相信我們，因為他們認為細菌不可能生活在這種酸度中。

為了證明，我只好吞下一杯充滿細菌的飲料，馬上就出現嚴重的胃潰瘍。即使用啤酒稀釋過，喝起來還是很噁心！

巴里·馬歇爾（Barry Marshall），2005年諾貝爾獎

精神疾病藥物

在1950年之前，幾乎沒有任何藥物能有效治療妄想症。

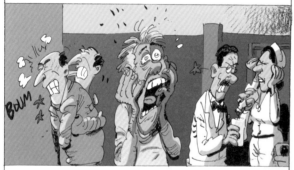

藥典中收錄的藥品僅有鴉片酊（鴉片製劑）、水合氯醛糖漿和巴比妥酸鹽類（抗憂鬱劑和鎮靜劑*）。

1952年，軍醫H.拉弗里特注意到，用於避免「手術休克」的氯普麻，能讓病人進入安靜和無感的狀態。

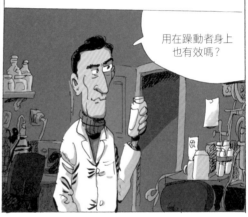

用在躁動者身上也有效嗎？

聖安娜醫院的P.丹尼克和J.德雷試用了氯普麻「Largactil」，記錄下它對精神病患躁動、興奮、譫妄所產生的效果。

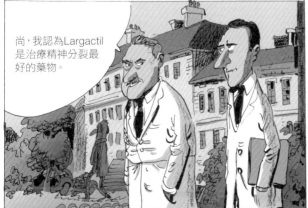

尚，我認為Largactil是治療精神分裂最好的藥物。

1957年，R.庫恩發現了一種抗憂鬱劑：imipramine（亦稱Tofranil）。

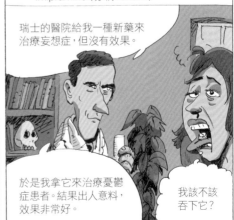

瑞士的醫院給我一種新藥來治療妄想症，但沒有效果。

於是我拿它來治療憂鬱症患者。結果出人意料，效果非常好。

我該不該吞下它？

*參閱第132頁。

197

1958年，有骨科醫師告訴精神病學家N.克萊恩，他們開立的一種結核病藥物Iproniazid，具有奇異的精神療效。

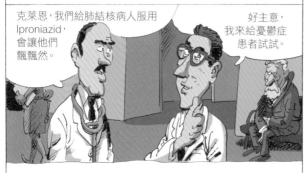

克萊恩，我們給肺結核病人服用Iproniazid，會讓他們飄飄然。

好主意，我來給憂鬱症患者試試。

接著又發現另一類抗憂鬱藥，是一種單胺氧化酶抑制劑（MAOI），可以抑制去甲腎上腺素的興奮作用。

澳大利亞人J.凱德在1948年發現，含有鋰的溶液能讓大鼠平靜下來。

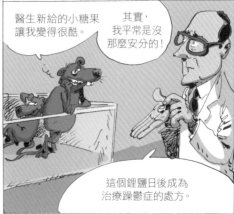

醫生新給的小糖果讓我變得很酷。

其實，我平常是沒那麼安分的！

這個鋰鹽日後成為治療躁鬱症的處方。

心血管疾病

藥劑師巴拉德（Balard）在1844年發現了亞硝酸戊酯。

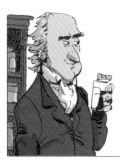

布倫頓（Brunton）爵士發現，心絞痛發作時，把同樣的亞硝酸鹽滴在手帕上吸入，可以緩解症狀。

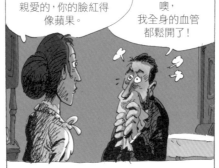

親愛的，你的臉紅得像蘋果。

噢，我全身的血管都鬆開了！

兩年後，義大利人索布雷洛（Sobrero）合成了一種新的硝基化合物：硝化甘油。

這種無色的油具有強烈刺鼻味，有時會引發劇烈頭痛，而且，它還是前所未見的強力炸藥。

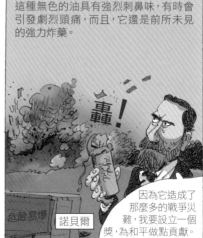

轟！

危險易爆

諾貝爾

因為它造成了那麼多的戰爭災難，我要設立一個獎，為和平做點貢獻。

莫瑞（William Murrell）在1879年發現硝化甘油也有緩解心絞痛的功效，人體接受度比巴拉德的亞硝酸鹽更好。莫瑞指出硝化甘油能在幾分鐘之內起作用，持續作用約一個小時，而且沒有爆炸的危險。

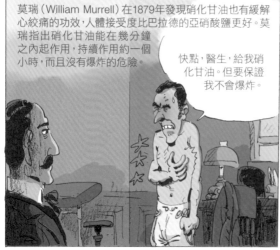

快點，醫生，給我硝化甘油。但要保證我不會爆炸。

1948年，麻州的小鎮弗雷明罕展開了長達三十年的調查計劃，針對鎮上三十至六十二歲的全部人口（5209人）進行心血管風險研究。

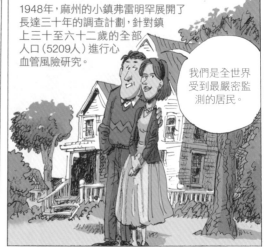

我們是全世界受到最嚴密監測的居民。

透過統計得出的幾項風險因素，彼此都息息相關。

1980年代起，地中海飲食被人們發現具有預防心血管疾病的優點，獲得大力推廣。

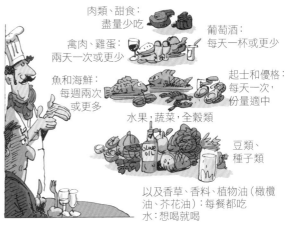

後來人們發現了史他汀類藥物（statins），可阻斷肝臟中的膽固醇合成，經研究證明能夠降低心血管風險。

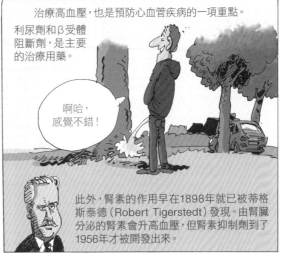

治療高血壓，也是預防心血管疾病的一項重點。

利尿劑和β受體阻斷劑，是主要的治療用藥。

啊哈，
感覺不錯！

此外，腎素的作用早在1898年就已被蒂格斯泰德（Robert Tigerstedt）發現。由腎臟分泌的腎素會升高血壓，但腎素抑制劑到了1956年才被開發出來。

癌症化療

1942年，藥理學家古德曼（Goodman）和吉爾曼（Gilman）在對曝露於芥子毒氣下的士兵進行驗屍時，發現他們血細胞數量減少，造成免疫力下降。

他們推斷，這些氮芥類物質可以讓淋巴腫瘤變小。對抗癌症的化療開始了。

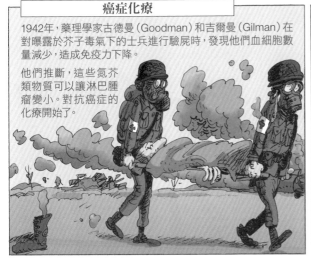

人們發現癌細胞複製的速度比健康細胞快得多，對毒性的反應也更劇烈。

隨後開發的毒劑，如Endoxan（癌德星），或chlorambucil（瘤克寧），成為標準化療用藥。

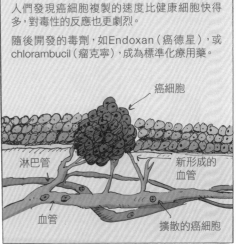

1940年，法伯（Sidney Farber）發現維生素B9（葉酸）會刺激白血病增生。葉酸拮抗劑*（methotrexate，胺甲喋呤）能讓這類血癌徹底消失。

絨毛膜癌（胎盤癌）可以用methotrexate治癒，也是第一個能被藥物殺死的腫瘤。

1974年，弗雷（Emil Frei）證實，在手術切除骨癌腫瘤後，methotrexate也能阻止癌細胞復發。

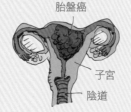
胎盤癌

子宮

陰道

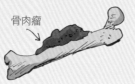
骨肉瘤

在馬達加斯加，人們用長春花來治療寄生蟲和瘧疾。科學家在1957年不經意發現，它能減少小鼠的白血球數量。

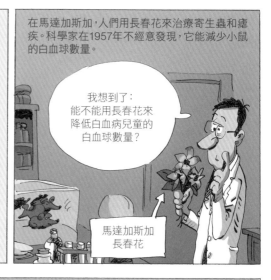
我想到了：能不能用長春花來降低白血病兒童的白血球數量？

馬達加斯加長春花

1960年代末期，何杰金氏淋巴瘤透過MOPP療法已經能被治癒。它由幾種藥物配合放射治療一起進行，證明比單一藥物更有效。

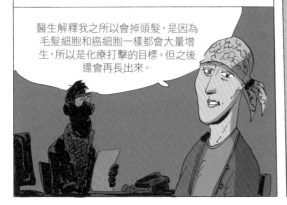
醫生解釋我之所以會掉頭髮，是因為毛髮細胞和癌細胞一樣都會大量增生，所以是化療打擊的目標。但之後還會再長出來。

有許多種藥物被用來誘導細胞凋亡：

烷化劑

抗代謝物質

抗有絲分裂劑

細胞毒性抗生素

干擾DNA的複製

阻斷DNA的合成

阻止細胞分裂

切斷、阻止DNA纏繞

1990年代初，大藥廠的組合化學技術突飛猛進，充滿潛力的生物標靶藥物遍地開花，大大改變了癌症研究。

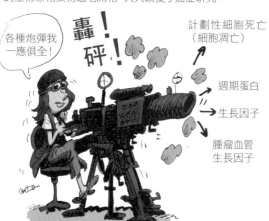
各種炮彈我一應俱全！

轟！砰！

計劃性細胞死亡（細胞凋亡）

週期蛋白

生長因子

腫瘤血管生長因子

前列腺環素的發現

1970年倫敦，約翰·維恩（John Vane）實驗室，惠康基金會（Wellcome Foundation）。

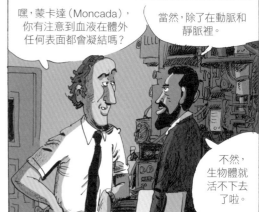
嘿，蒙卡達（Moncada），你有注意到血液在體外任何表面都會凝結嗎？

當然，除了在動脈和靜脈裡。

不然，生物體就活不下去了啦。

*天然葉酸解毒劑

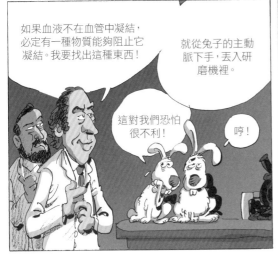

如果血液不在血管中凝結，必定有一種物質能夠阻止它凝結。我要找出這種東西！

就從兔子的主動脈下手，丟入研磨機裡。

這對我們恐怕很不利！

哼！

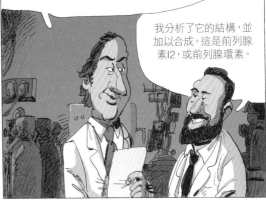

利用色層分析和質譜儀來分析兔子的血管，我發現一種未知的前列腺素，我稱它為PGX。

我分析了它的結構，並加以合成。這是前列腺素I2，或前列腺環素。

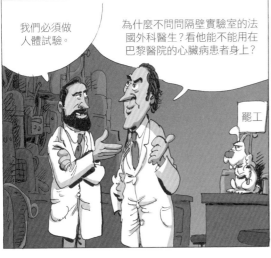

我們必須做人體試驗。

為什麼不問問隔壁實驗室的法國外科醫生？看他能不能用在巴黎醫院的心臟病患者身上？

罷工

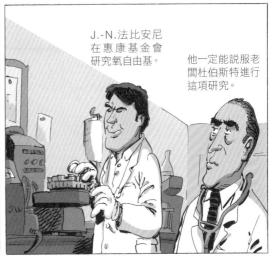

J.-N.法比安尼在惠康基金會研究氧自由基。

他一定能說服老闆杜伯斯特進行這項研究。

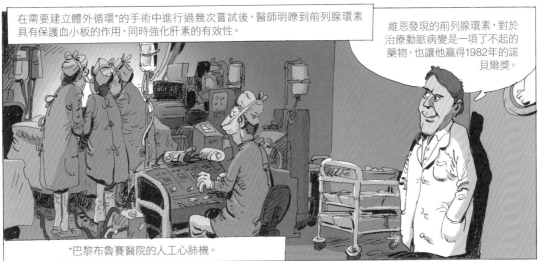

在需要建立體外循環*的手術中進行過幾次嘗試後，醫師明瞭到前列腺環素具有保護血小板的作用，同時強化肝素的有效性。

維恩發現的前列腺環素，對於治療動脈病變是一項了不起的藥物，也讓他贏得1982年的諾貝爾獎。

*巴黎布魯賽醫院的人工心肺機。

西地那非

1996年，輝瑞藥廠投入西地那非對於心絞痛療效的研究。但實驗結果顯示無效，公司決定回收藥物。

真令人納悶，其他實驗的病人二話不說都交回藥片，拿到西地那非藥的病人，卻都不交還藥片……

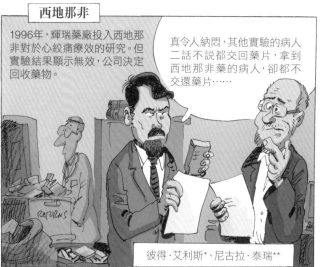

彼得・艾利斯*、尼古拉・泰瑞**

輝瑞的研究人員於是深入調查，發現西地那非的「副作用」令患者讚不絕口。

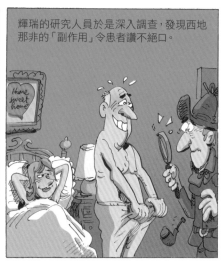

* Peter Ellis   ** Nichola Terret

公司決定進行另一項研究，這次是針對勃起功能障礙。藍色小藥丸隨即轟動全世界，被命名為「威而鋼」（Viagra，vigor意為「精力旺盛」，Niagara則為「尼加拉大瀑布」）。

我很藍，我價值連城：
我在2010年為輝瑞藥廠賺進十五億歐元。

VIAGRA

現代的醫藥技術全都掌握在大型國際藥廠手中。

一種藥品要獲得許可上市，必須歷經漫長的研發、數個階段的動物測試和人體試驗。

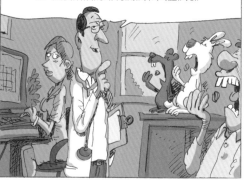

如今，還是有許多病人偏好天然藥草勝過現代藥物。

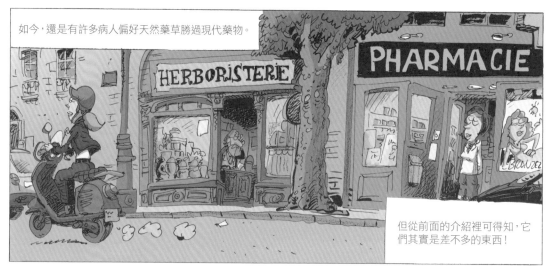

HERBORISTERIE

PHARMACIE

但從前面的介紹裡可得知，它們其實是差不多的東西！

第 18 章

法醫學

回顧歷史，醫生總免不了被捲入法律問題當中，即使他們的主要工作是進行驗屍。

然而我們發現，醫師在刑事案件裡的角色居然與判斷大腦功能有很大的關聯。十九世紀初，加爾（Franz Joseph Gall）提出了一套理論，根據這套理論，大腦係由許多不同的區塊構成，各區塊會表達其性格傾向和衝動。一些人對這套理論深信不疑，認定美德和邪惡都會遺傳。因此，如果有人的頭骨天生長了一塊殺手凸，就注定要倒大霉了！

里昂法醫學校由亞歷山德‧拉卡薩尼（Alexandre Lacassagne）和他的學生艾德蒙‧洛卡爾（Edmond Locard）創立，奠定了科學刑事辦案的基礎，足以作為典範。

在這個講究事實和證據的世界裡，很難想像福爾摩斯——這位柯南‧道爾筆下的人物——會在相當長的時間裡，以他奇異的魅力發揮如此大的影響力。

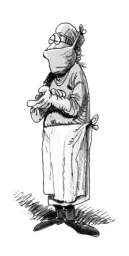

從十六世紀開始，受到查理五世和法蘭索瓦一世統治的影響，遇到可疑的死亡案件時，會交由理髮師來驗屍。

我們不太懂解剖學，但會知道這個人是否被毒殺了。

我們從這些案件裡觀察腸胃是否有因毒液而穿孔或壞死。

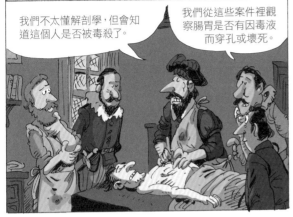

十八世紀受到重大刑案審判的影響，法醫漸受重視，也獨立成一門專業。頗富名望的外科醫生貝洛克*就是先驅者之一。1754年他在法國阿讓創辦法醫學院，直到法國大革命前都校運昌隆。

我的學校就在離墓園不遠的地方，我經常和學生一起開挖死者，由我來作驗屍示範。

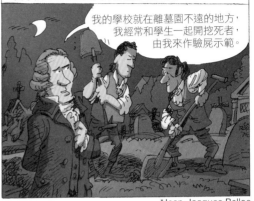

*Jean-Jacques Belloc

拿破崙正式把刑事案件認定交由醫師負責（共和十一年風月）。

弗德雷，記下我的話！我要立一條法律——舉凡參與司法判決的專業士（即醫師），必須在下列學院取得醫學博士文憑，否則司法身分無效。

真是個好決定，公民第一執政。

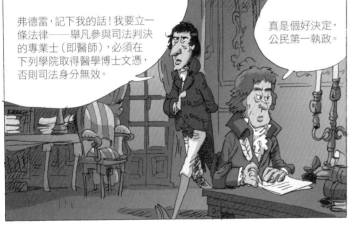

1807年，加爾**發表了他對於大腦解剖與生理性的研究——這本書將改變犯罪學的面貌。

大腦是由各個特定的官能所構成，每種官能又對應到不同的心智能力。這些不同的官能，直接表現在頭骨的形狀上。

檢查一個人的頭骨，就可以確定這個人的智力和道德特質。

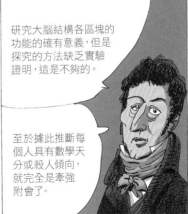

他畫出一張名副其實的顱骨地圖，每塊區域都負責特定的大腦官能。

夫妻恩愛區　友誼　攻擊　記憶　貪食區

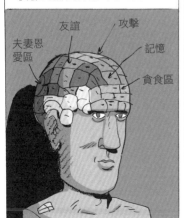

顱相學（phrénologie）***在當時蔚為風潮。

我想請你幫我摸摸頭骨。但我不能脫帽，因為我的頭怕冷。

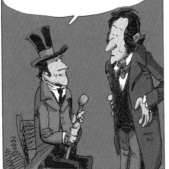

不過，馬讓迪在1825年批評顱相學是「偽科學」。

研究大腦結構各區塊的功能的確有意義，但是探究的方法缺乏實驗證明，這是不夠的。

至於據此推斷每個人具有數學天分或殺人傾向，就完全是牽強附會了。

**參閱第129和137頁。
***根據頭骨的形狀對於人格的研究。

然而，法醫學教授、義大利犯罪學之父龍布羅梭 (Cesare Lombroso) 受到加爾觀念的啟發，在1876年出版了《罪犯》(L'Homme criminel) 一書，列舉他的各種犯罪觀察，建立一套形態心理學的理論。

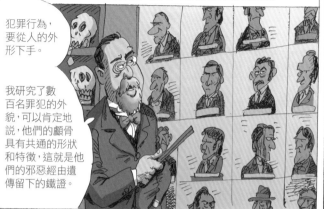

犯罪行為，要從人的外形下手。

我研究了數百名罪犯的外貌，可以肯定地說，他們的顴骨具有共通的形狀和特徵，這就是他們的邪惡經由遺傳留下的鐵證。

不過在1885年的人類學大會上，他的論點引起激烈的辯論。

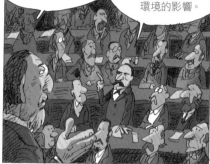

結論是，我確認犯罪行為是遺傳性的。這是一種朝猩猩方向的退化，頭骨的形狀就是證明。

抱歉，我叫亞歷山德·拉卡薩尼，我認為犯罪是受到環境的影響。

里昂學派表明反對龍布羅梭的觀點，主張科學式的法醫學。

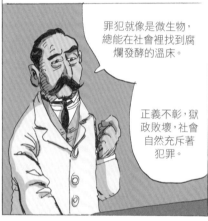

罪犯就像是微生物，總能在社會裡找到腐爛發酵的溫床。

正義不彰，獄政敗壞，社會自然充斥著犯罪。

拉卡薩尼 (Lacassagne) 在「古芙藏寶箱」(la malle à Gouffé) 命案裡應用了這套新式辦案法。1889年，一名修路工人在里昂附近發現了一只散發惡臭的麻袋，裡面裝了一具蜷縮的裸屍，屍體嚴重腐爛，袋子裡還發現一把小鑰匙。

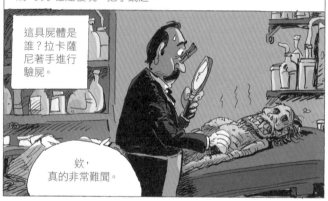

這具屍體是誰？拉卡薩尼著手進行驗屍。

欸，真的非常難聞。

只有死者的頭髮是可用的線索。

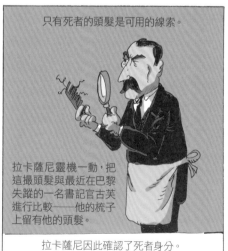

拉卡薩尼靈機一動，把這撮頭髮與最近在巴黎失蹤的一名書記官古芙進行比較——他的梳子上留有他的頭髮。

拉卡薩尼因此確認了死者身分。

兩天後，一只被遺棄的藏寶箱在聖熱尼拉瓦勒被發現，那把小鑰匙能夠打開它。

從箱子上的貼紙得知，它在1889年7月27日從巴黎經由鐵路送達里昂，即書記官失蹤隔日。

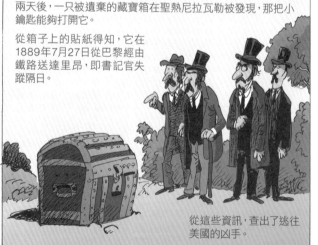

從這些資訊，查出了逃往美國的凶手。

毒理學的發展

1818年，法醫學教授、巴黎醫學院院長奧菲拉（Orfila）發表了《毒物論》（*Traité des poisons*）。

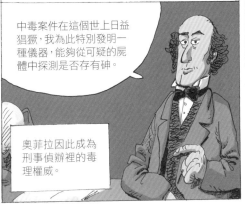

中毒案件在這個世上日益猖獗，我為此特別發明一種儀器，能夠從可疑的屍體中探測是否存有砷。

奧菲拉因此成為刑事偵辦裡的毒理權威。

他被指派為拉法基案（l'affaire Lafarge，1840）的專業鑑定者。瑪麗·拉法基被控用砒霜毒死丈夫，但當地檢警並沒有在屍體上發現任何線索。

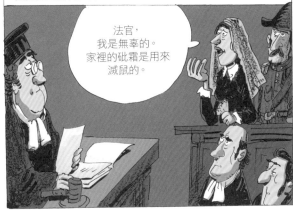

法官，我是無辜的。家裡的砒霜是用來滅鼠的。

奧菲拉把他從馬許改裝的儀器拿來檢測。

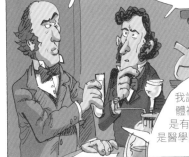

毫無疑問，拉法基的屍體裡含有砷。

但是之前做的分析都是陰性的！

我說這具屍體裡有砷就是有。好歹我是醫學院院長！

第二位提供專業意見的化學家拉斯拜伊*，到庭時間太晚，判決已經做出。

奧菲拉的機器什麼地方都能發現砷！它根本就不可靠，他用的試劑也有問題。

瑪麗·拉法基被判終身監禁。她有可能遭到誤判，但奧菲拉也因為他的態度喪失了公信力。

為了識別慣犯，貝爾蒂永（Bertillon）在1882年提出了人體測量法。

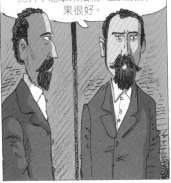

清晰的正面和側面照片。這種照片不能拿來相親，但識別效果很好。

*Raspail

他開發的身分識別系統「貝爾蒂永法」包含十四個測量項目：身高，腳長，手，耳，臂，鼻，兩眼距離等等。

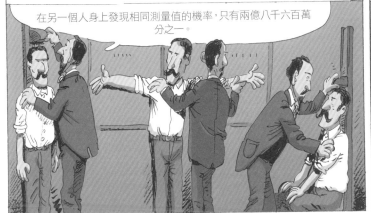

在另一個人身上發現相同測量值的機率，只有兩億八千六百萬分之一。

同一時間，亨利·福爾茲（Henry Faulds）也發展出指紋學。

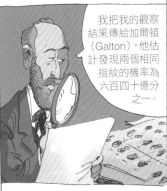

我把我的觀察結果傳給加爾頓（Galton），他估計發現兩個相同指紋的機率為六百四十億分之一。

指紋成為身分認定的標準項目。

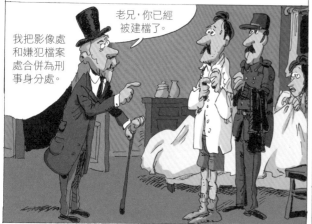

警政單位也因此重組業務：勒品（Lépine）局長設立了刑事身分處。

老兄，你已經被建檔了。

我把影像處和嫌犯檔案處合併為刑事身分處。

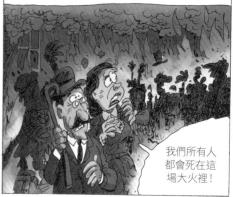

1897年，巴黎的慈善市集發生一場大火。火災係因一台電影放映機所引起，現場許多人包括阿朗松公爵夫人、獄中囚犯，全都被大火燒死。

我們所有人都會死在這場大火裡！

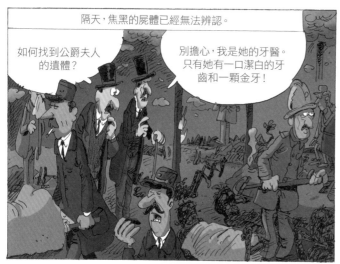

隔天，焦黑的屍體已經無法辨認。

如何找到公爵夫人的遺體？

別擔心，我是她的牙醫。只有她有一口潔白的牙齒和一顆金牙！

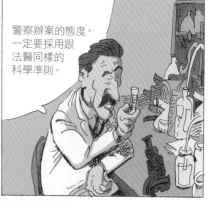

拉卡薩尼最傑出的學生，非艾德蒙·洛卡爾醫生莫屬。他天賦異稟，會説十一國語言，他率先與刑警聯手進行科學辦案。

警察辦案的態度，一定要採用跟法醫同樣的科學準則。

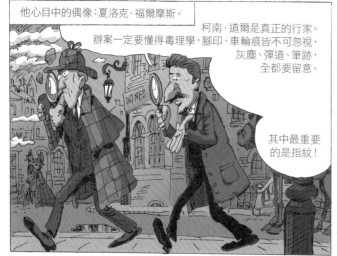

他心目中的偶像：夏洛克·福爾摩斯。

柯南·道爾是真正的行家。辦案一定要懂得毒理學，腳印、車輪痕皆不可忽視，灰塵、彈道、筆跡，全都要留意。

其中最重要的是指紋！

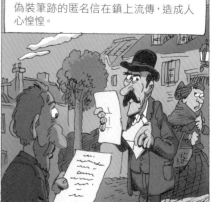

由於他的辦案能力，他被指派為「蒂勒的烏鴉」案（Affaire du corbeau de Tulle）進行查證。

偽裝筆跡的匿名信在鎮上流傳，造成人心惶惶。

洛卡爾安排了一次集體抄寫，讓嫌犯逐漸失去偽裝能力，露出原本的筆跡。

寫快一點，
安潔小姐，
再快一點！

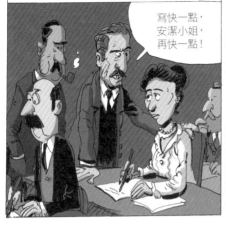

他也偵辦了當時轟動全國的大案件。

德雷福斯事件
L'affaire Dreyfus

波諾幫派
La bande à Bonnot

瑪塔·哈芮通敵案
Mata Hari

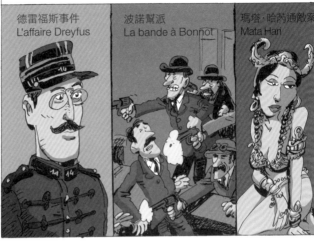

DNA發現後，又再度改變警方的科學辦案部署。DNA是一種極其穩定而特殊的分子，南方墨點法（Southern Blot）可讓警方找出性侵犯或謀殺案的元凶，也能鑑別屍體的身分。

DNA

1. 限制酶切斷DNA

切割後
的片段

2. 瓊脂膠體電泳

不同長度的
片段，在染色
後形成明顯
的線條

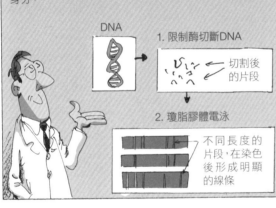

如果DNA數量太少，或已變性，會使用聚合酶連鎖反應（PCR）達成標的基因擴增的效果。

通過這種方式，即使是
一小根毛髮的DNA，僅
十億分之一克的重量，
也能迅速擴增。

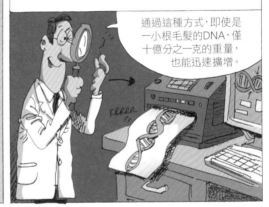

最後，法醫學也能對歷史做出貢獻。

拜DNA鑑定、碳十四測量、斷層掃描，即使是年代久遠的死者，也可能進行死因診斷或身分重建。

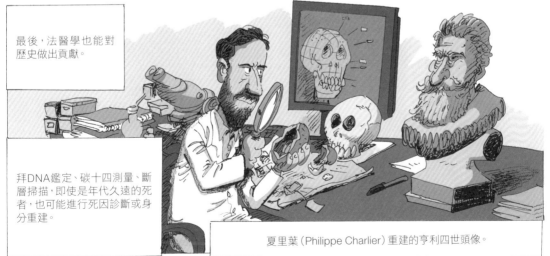

夏里葉（Philippe Charlier）重建的亨利四世頭像。

第 19 章

社會保護和人道醫療

　　生病通常是痛苦的，只要是人都能體會，而且每個人都有生病的一天。此外，戰爭、自然災害也可能無端波及眾人的生命安危，因此人類學習著保護自己。

　　然而，除了親近的人彼此互助團結，是否還有更好的方式來對抗災難呢？要回答這個問題，實現社會保護的目標，首先，社會必須真正成熟，也就是說，人性中的慈悲心（通常帶有宗教色彩的）必須超越單純的施捨，成為合理的照護服務，企業需要清楚認知自身的責任，統治者要能夠體會照顧勞工比製造社會衝突更有益，還需要國家制定政策，保護母親和兒童等弱勢群體。

　　當這些條件俱足，社會保護和人道醫療的重要原則便能建立起來。社會保護有賴於企業和國家，而人道醫療則出於無私救助和普世正義的理念，致力於彌補任何生命上的缺陷，這份付出超越了國界。

　　醫師們真了不起！

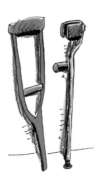

人類總期望自己無病無痛。自古以來，便以獻祭犧牲的形式求神庇祐。

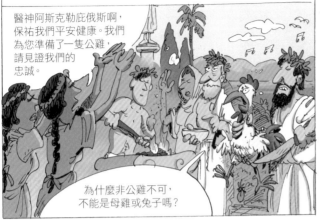

醫神阿斯克勒庇俄斯啊，保祐我們平安健康。我們為您準備了一隻公雞，請見證我們的忠誠。

為什麼非公雞不可，不能是母雞或兔子嗎？

後來出現的點蠟燭習俗，仍然是至今普遍的祈福形式。

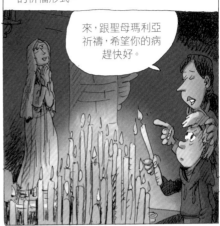

來，跟聖母瑪利亞祈禱，希望你的病趕快好。

有很長一段時間，看病是有錢人的權利。即使到了今天，許多國家還是面臨相同的狀況。

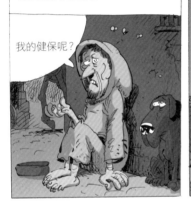

我的健保呢？

沒錢看醫生的人，只有醫院可以去，這裡收容了各種病痛苦難。

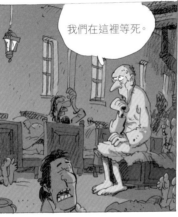

我們在這裡等死。

1628年，勒諾多（Théophraste Renaudot）一位具有先知卓見的醫生，他在巴黎設立了「職業介紹所」。

這裡匯集了巴黎所有的工作機會。

只要花三個銅板，就可以在報紙上刊登一則廣告。

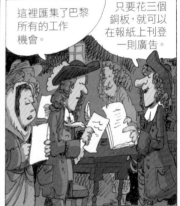

他還開辦診療所，讓窮人看病不用付錢。

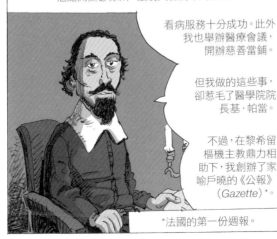

看病服務十分成功。此外我也舉辦醫療會議，開辦慈善當鋪。

但我做的這些事，卻惹毛了醫學院院長基·帕當。

不過，在黎希留樞機主教鼎力相助下，我創辦了家喻戶曉的《公報》（Gazette）*。

*法國的第一份週報。

中世紀時，法國的某些同業公會已對成員提供醫療補助。

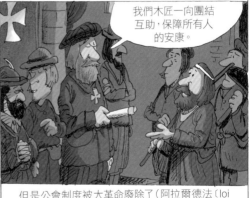

我們木匠一向團結互助，保障所有人的安康。

但是公會制度被大革命廢除了（阿拉爾德法〔loi d'Allarde〕）。

「互助會」起而代之，提供新的保障管道。1898年4月1日法成為最早的互助條例。

所有人都能加入互助會，享受福利，但是對於工人階級來說，這項服務還是太昂貴了。

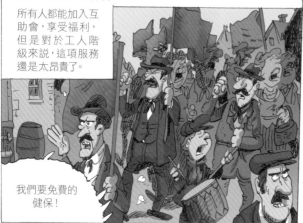

我們要免費的健保！

工會（syndicats），特別是礦工和鐵路工會，便透過抗爭獲得了法律保障的社會保險，也開啟了特殊行業保障制度（régimes spéciaux）。

說實在的，沒有人比我們的工作更辛苦的啦。

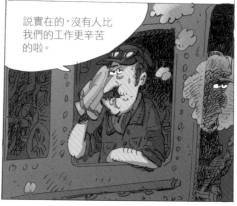

人道醫療的概念，事實上是從大革命的戰場（拿破崙戰爭）誕生的。

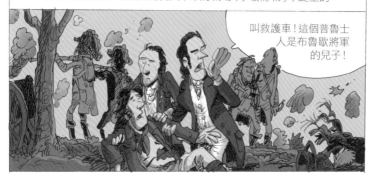

叫救護車！這個普魯士人是布魯歇將軍的兒子！

1792年，拉雷和珀西起草了一份公約，其五項原則包含了傷員的絕對優先性，醫院、醫療人員的地位中立等等。在戰場上，即使看到敵人受傷也應盡力救助。

但不是每個人都對此豎起大姆指表示讚賞。譬如，羅伯斯比。

我下令，那些在戰場上為法國敵人提供治療的外科醫生，全數移交救國委員會，進行審判。

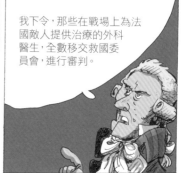

他的這些話，意謂「送上斷頭台」！

1815年，同一個拉雷嘗試與英國人西德尼·史密斯（Sidney Smith）簽署協議，建立跨國組織來照料戰爭中的傷員。

其實我們在戰場上打得如火如荼，在聖若望阿卡、阿布基爾，我都遇上拉雷。

忘記這些吧。我們該為離開戰場的傷兵訂定一些規則了。

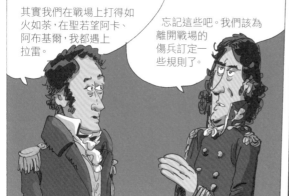

這種精神，讓他在滑鐵盧戰役裡被普魯士人俘虜時，得以保全性命。

一個法國醫生！直接槍斃他吧。

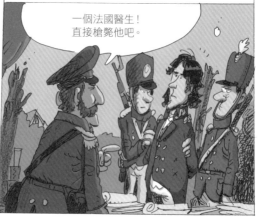

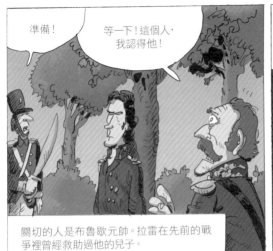

準備！

等一下！這個人，我認得他！

關切的人是布魯歇元帥。拉雷在先前的戰爭裡曾經救助過他的兒子。

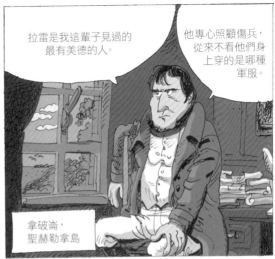

拉雷是我這輩子見過的最有美德的人。

他專心照顧傷兵，從來不看他們身上穿的是哪種軍服。

拿破崙，聖赫勒拿島

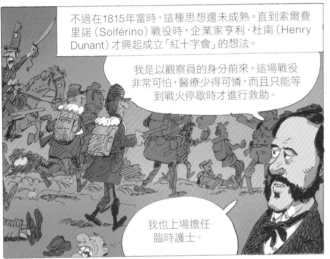

不過在1815年當時，這種思想還未成熟。直到索爾費里諾（Solférino）戰役時，企業家亨利·杜南（Henry Dunant）才興起成立「紅十字會」的想法。

我是以觀察員的身分前來。這場戰役非常可怕，醫療少得可憐，而且只能等到戰火停歇時才進行救助。

我也上場擔任臨時護士。

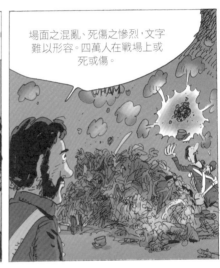

場面之混亂、死傷之慘烈，文字難以形容。四萬人在戰場上或死或傷。

WHAM

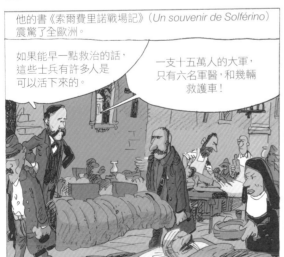

他的書《索爾費里諾戰場記》（Un souvenir de Solférino）震驚了全歐洲。

如果能早一點救治的話，這些士兵有許多人是可以活下來的。

一支十五萬人的大軍，只有六名軍醫，和幾輛救護車！

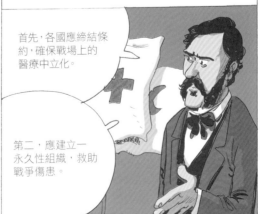

杜南提出兩項原則，標誌著現代人道法的誕生：

首先，各國應締結條約，確保戰場上的醫療中立化。

第二，應建立一永久性組織，救助戰爭傷患。

1863年，紅十字國際委員會成立，共有十六國參與，儘管會議上各國立場分歧，最後仍簽署了日內瓦第一公約。

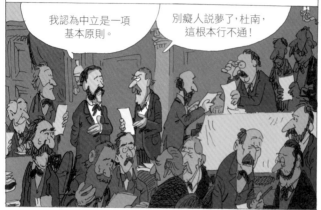

我認為中立是一項基本原則。

別癡人說夢了，杜南，這根本行不通！

1901年的諾貝爾和平獎*頒給了亨利·杜南，紅十字會也在1917、1944、1963年分別獲獎。

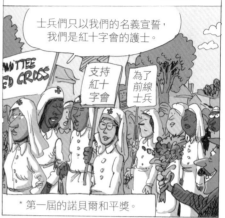

士兵們只以我們的名義宣誓，我們是紅十字會的護士。

支持紅十字會

為了前線士兵

* 第一屆的諾貝爾和平獎。

繼紅十字會後，許多醫生認知到，幫助世界上的弱勢族群是他們的責任。這份行動化為許多不同的形式，譬如殖民地醫學研究，或像是史懷哲醫生的傳奇。

法國殖民部隊的醫生歐仁·賈摩（Eugène Jamot），在喀麥隆投入昏睡症的研究。

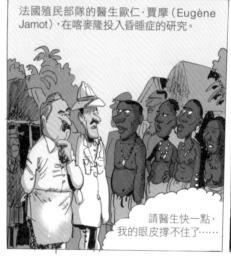

請醫生快一點，我的眼皮撐不住了……

他把非洲人從采采蠅傳播的嗜睡症裡喚醒。靠著一台顯微鏡，他深入研究非洲錐蟲病，並對患者加以治療。

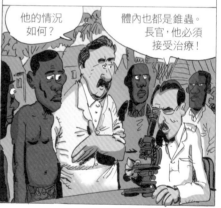

他的情況如何？

體內也都是錐蟲。長官，他必須接受治療！

阿爾伯特·史懷哲（Albert Schweitzer）是一位牧師、音樂家及醫生，他在加彭的蘭巴雷內建立的醫院膾炙人口。

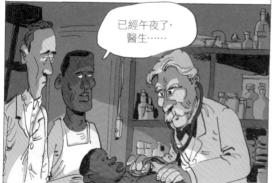

已經午夜了，醫生……

史懷哲名氣響亮，深受當地人民歡迎，1952年他獲得諾貝爾和平獎。

除了人道主義醫生，顯然，還需要一個跨國衛生組織。

1907年，國際公共衛生辦公室（OIHP）在巴黎成立。

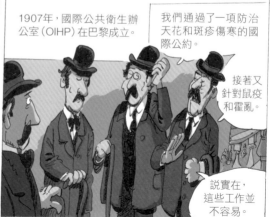

我們通過了一項防治天花和斑疹傷寒的國際公約。

接著又針對鼠疫和霍亂。

說實在，這些工作並不容易。

216

1927年，國際聯盟的衛生組織成立，總部設在日內瓦。1948年，它被世界衛生組織（WHO）取代，屬於聯合國附屬組織。

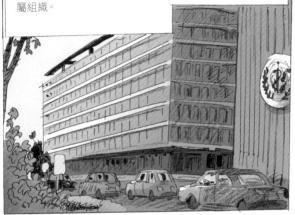

至於社會保險制度，俾斯麥在1883年率先制定了包含疾病、老年保險和工安意外保障的法律。

這些制度是為了改善工人階級的生活條件。

保障係基於工人和僱主的參與，並在分擔的基礎上管理基金。

我要藉機把工會主義和社會主義斬草除根。

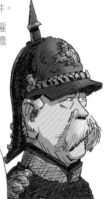

英國政府直到1942年才由經濟學家威廉·貝佛里奇（William Beveridge）提出了一套社會福利制度。

這套制度建立在「三一」基礎上：全國人民、所有風險保障都由同一套制度運作；不分貧富，福利同一；資金透過國家稅收統一管理。

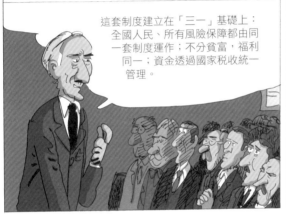

在法國，1945年10月19日令建立了納入所有人的社會福利制度。

對於現有的特殊行業保障制，我們不會去動它。納入所有人的一般福利制，由所有的成員與單位共同分擔。

很有俾斯麥的味道！

皮耶·拉羅克*

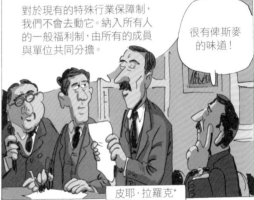

* Pierre Laroque

隨著時間推移，紅十字會本身的限制日益顯現。例如在1967年的比亞法拉戰爭（奈及利亞內戰），爆發了一場可怕的飢荒。

我提醒大家，這裡在進行種族滅絕！

貝爾納·庫希內（Bernard Kouchner）

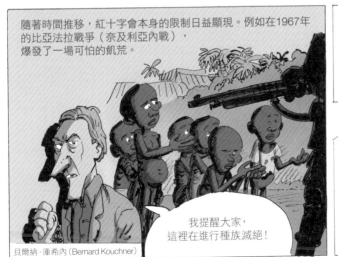

紅十字會拒絕介入國家內部衝突，堅持立場中立！

戴高樂總統採取了立場。他催生一條特殊外交條款，強迫法國紅十字會進行干預。

不能說非洲這個巨人的事，不關法國人的事。

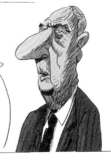

217

認知到國際組織的不足，非政府組織「無國界醫生」（Médecins sans frontières）於1971年12月在醫學期刊《Tonus》上號召成立。

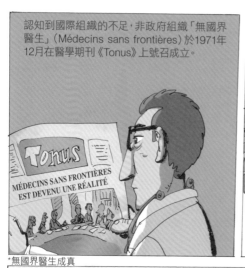

*無國界醫生成真

無國界醫生組織秉持干預事件的原則，和紅十字會立場對立。

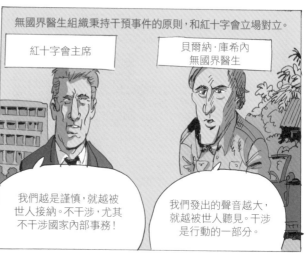

紅十字會主席

貝爾納・庫希內
無國界醫生

我們越是謹慎，就越被世人接納。不干涉，尤其不干涉國家內部事務！

我們發出的聲音越大，就越被世人聽見。干涉是行動的一部分。

面對天災、武裝衝突和流行病等緊急救援時刻，無國界醫生無所不至地走遍全球，也讓「法國醫生」的名聲傳遍世界。

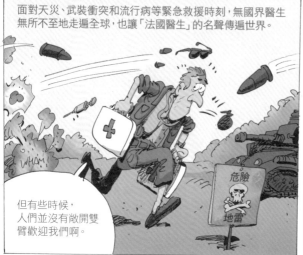

但有些時候，人們並沒有敞開雙臂歡迎我們啊。

1999年，無國界醫生組織獲得諾貝爾和平獎。

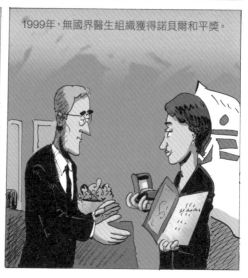

繼「無國界醫生」後，許多組織在捐款贊助下一一成立，也廣泛利用媒體自我行銷。

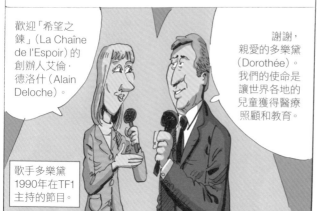

歡迎「希望之鍊」（La Chaîne de l'Espoir）的創辦人艾倫・德洛什（Alain Deloche）。

謝謝，親愛的多樂黛（Dorothée）。我們的使命是讓世界各地的兒童獲得醫療照顧和教育。

歌手多樂黛1990年在TF1主持的節目。

至於社會保險體系呢？從1980年至今，法國的健保一直處於虧損狀態。

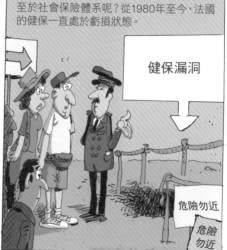

健保漏洞

危險勿近

危險勿近

第 20 章

近代發生的幾場大瘟疫

中世紀時，大流行病一旦發生幾乎無法被控制，當時的其他流行病也都引起了世界各地醫師的關注。

微生物如同駭人的旅行者，這一事實從鼠疫和霍亂就可以看出。當人們開始探索遼闊的世界，追尋財富、爭奪霸權的同時，也就不可避免要遭遇新的疾病、未知的微生物和神祕的寄生蟲。

我們已經讀過科爾特斯與梅毒的故事、賈摩對抗昏睡症的事蹟。此外還有拉韋朗（Alphonse Laveran）發現瘧疾病原體，以及彼得‧皮奧特（Peter Piot）對抗伊波拉病毒的英勇行為。

最後，別忘了二十世紀的戰爭——從第一次世界大戰自戰壕歸來的「毀容者」，到廣島原爆造成的後遺症，這些都構成醫學的新挑戰。

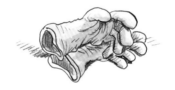

壞血病

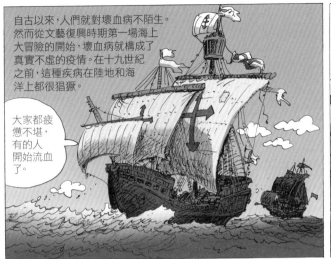

自古以來，人們就對壞血病不陌生。然而從文藝復興時期第一場海上大冒險的開始，壞血病就構成了真實不虛的疫情。在十九世紀之前，這種疾病在陸地和海洋上都很猖獗。

大家都疲憊不堪，有的人開始流血了。

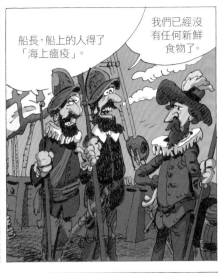

船長，船上的人得了「海上瘟疫」。

我們已經沒有任何新鮮食物了。

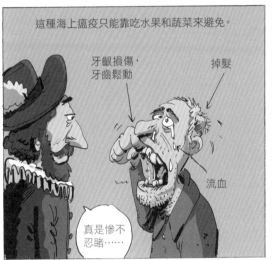

這種海上瘟疫只能靠吃水果和蔬菜來避免。

牙齦損傷，牙齒鬆動

掉髮

流血

真是慘不忍睹……

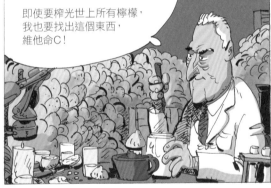

1928年，匈牙利生物化學家阿爾伯特·聖捷爾吉（Albert Szent-Györgyi）從檸檬汁中分離出一種結晶物質，即維生素C，因為有對抗壞血病的益處，他命名為「抗壞血酸」。

即使要榨光世上所有檸檬，我也要找出這個東西，維他命C！

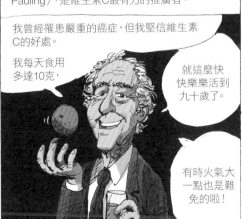

獲得諾貝爾化學與和平獎的萊納斯·鮑林（Linus Pauling），是維生素C最有力的推廣者。

我曾經罹患嚴重的癌症，但我堅信維生素C的好處。

我每天食用多達10克，

就這麼快快樂樂活到九十歲了。

有時火氣大一點也是難免的啦！

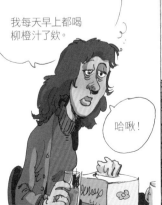

儘管有鮑林的建議，維生素C的效用從未獲得證實，甚至連治療感冒都有爭議。

我每天早上都喝柳橙汁了欸。

哈啾！

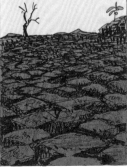

壞血病在工業國家中已被徹底根除，成為歷史名詞。然而，在貧困地區以及受到戰爭或飢荒摧殘的國家，它仍然是個潛在的威脅。

戰爭

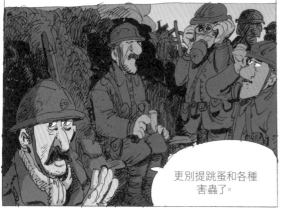

第一次世界大戰是一場真正的醫療挑戰。戰壕中的消耗戰，成為疥瘡、肺結核的溫床，顏面傷害也經常發生。

更別提跳蚤和各種害蟲了。

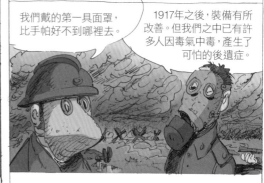

這也是史上第一場化學戰。

我們戴的第一具面罩，比手帕好不到哪裡去。

1917年之後，裝備有所改善。但我們之中已有許多人因毒氣中毒，產生了可怕的後遺症。

芥子毒氣是一種糜爛性毒劑，會攻擊眼睛和呼吸道。

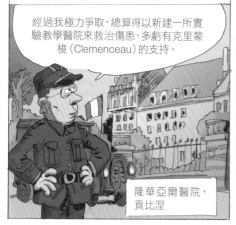

1914年8月，在美國獲得諾貝爾獎的法國醫生卡雷爾*，被徵召為二等軍醫！

經過我極力爭取，總算得以新建一所實驗教學醫院來救治傷患，多虧有克里蒙梭（Clemenceau）的支持。

隆華亞爾醫院，貢比涅

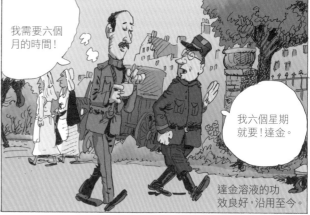

卡雷爾請英國化學家達金（Dakin）調製一款消毒液，讓他可以裝入滴管瓶，清洗傷口。

我需要六個月的時間！

我六個星期就要！達金。

達金溶液的功效良好，沿用至今。

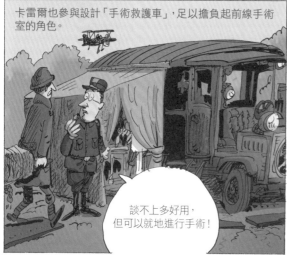

卡雷爾也參與設計「手術救護車」，足以擔負起前線手術室的角色。

談不上多好用，但可以就地進行手術！

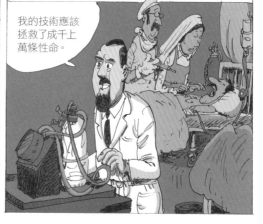

比利時醫生阿爾伯特·哈斯汀（Albert Hustin）研究出血液保存方法，得以在前線進行輸血。

我的技術應該拯救了成千上萬條性命。

*參閱第167頁。

戰爭造成許多待修復的破碎臉孔，也催生了整形外科、顏面重建和口腔顎面外科。

術前

我的咀嚼仍有一點困難，但現在好看多了。

莒富爾蒙泰（Léon Dufourmentel）建議用小塊頭皮和移植骨，來修補損失的下顎骨組織。

戰爭直接造成的死亡人數是一百四十萬，這個數字還沒有算進西班牙流感*。最初起源於中國的H1N1病毒，在美國產生了變種，變得極具傳染性和殺傷力。抵達法國的美國士兵把疾病傳染給盟軍。

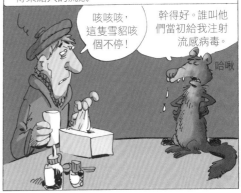

這場流感據估計在全球造成了五千萬人死亡。

簡直是屍橫遍野！已經沒有地方可以存放了。

*除了名字，其實和西班牙無關。

自從柯霍的學生（菲弗〔Richard Pfeiffer〕和北里）發表研究以來，人們一直以為流感是細菌造成的。不過理查‧蕭普（Richard Shope）卻在1931年發現…

真奇怪，這些病豬的症狀看起來就像是人類的流感。

而且是由病毒引起的。

我也發現，得過流感的豬隻，牠們的血清可以保護其他豬隻不受感染。

人類的流感肯定也是由病毒引起的。

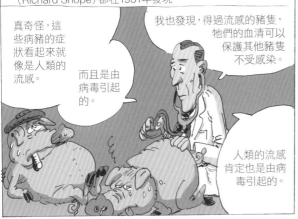

1926年，倫敦的安德魯斯（Andrewes）和史密斯（Smith）把人類流感傳染給雪貂。又有一次，一隻雪貂打了個噴嚏，把流感傳染給一名研究員。因此出現了可從人傳染給動物、也可從動物傳染給人的流感。

咳咳咳，這隻雪貂咳個不停！

幹得好。誰叫他們當初給我注射流感病毒。

哈啾

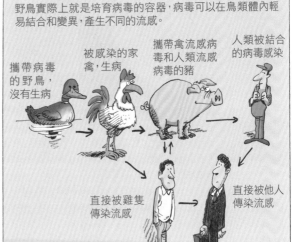

這種病毒可以在雞胚胎中培養，再透過電子顯微鏡觀察。

1942年，流感疫苗被開發出來。

因為我們吃的苦頭，科學家了解病毒具有變異性，所以每年都要調整疫苗內容。

但事實上，疫苗對1957年的亞洲流感無效。

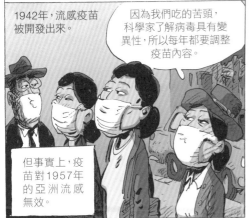

野鳥實際上就是培育病毒的容器，病毒可以在鳥類體內輕易結合和變異，產生不同的流感。

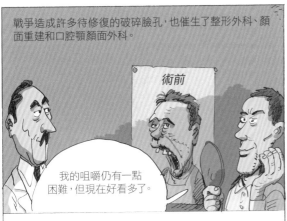

攜帶病毒的野鳥，沒有生病

被感染的家禽，生病

攜帶禽流感病毒和人類流感病毒的豬

人類被結合的病毒感染

直接被雞隻傳染流感

直接被他人傳染流感

所幸，現今從最初H1N1病毒衍生的季節性流感，威力已不像1918年當初的流感那麼強大。

西班牙流感病毒的毒性，是2005年H1N1病毒株的一萬倍。

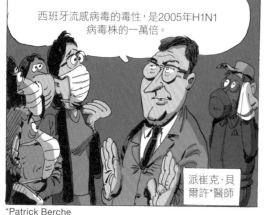

派崔克·貝爾許*醫師

*Patrick Berche

第二次世界大戰讓世人認識到游離輻射造成的可怕後果。

核彈爆炸產生的輻射，穿過生物體產生帶正電或負電的離子。

游離輻射會傷害人體，誘發癌症，高劑量下足以致命。

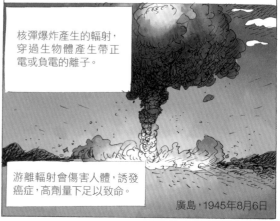

廣島，1945年8月6日

民用核能產生的核災，也對居民構成重大的生命威脅。

所有人被迫離開家園，連空氣都已遭受污染。

美國三哩島，1974。
蘇聯車諾比，1986。
日本福島，2011。

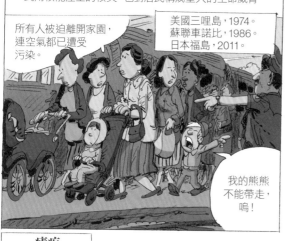

我的熊熊不能帶走，嗚！

原子輻射對人體的影響

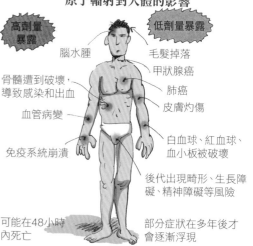

高劑量暴露

低劑量暴露

腦水腫

毛髮掉落

甲狀腺癌

骨髓遭到破壞，導致感染和出血

肺癌

血管病變

皮膚灼傷

免疫系統崩潰

白血球、紅血球、血小板被破壞

後代出現畸形、生長障礙、精神障礙等風險

可能在48小時內死亡

部分症狀在多年後才會逐漸浮現

瘧疾

人民公敵之殺手一號蚊：瘧蚊！

全世界影響最廣的流行病，就是我造成的啦！因為我會攜帶瘧原蟲。我叮過的人超過兩億，我每年可殺死六十五萬人。

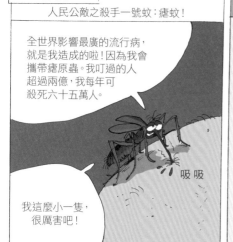

吸吸

我這麼小一隻，很厲害吧！

三日熱、四日熱

希波克拉底已記載過週期熱，它們的區別在於發燒的間隔天數，取決於瘧原蟲的種類。

「四日熱」見於一般瘧疾*（在南歐經常發生）。

「三日熱」的體溫會呈現鐘形曲線變化，第一天、第三天、第五天發燒，是惡性瘧原蟲（Plasmodium falciparum，見於非洲、亞洲）作祟，嚴重的可能致命。

這是一種四日熱，每四天復發一次。布恭**，我們來給他清洗和放血。

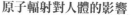

哦，對，對，對，清洗和放血！

*瘧疾（malaria）意為「空氣不好」（mauvais air）。
**參閱莫里哀的《奇想病夫》（Le Malade imaginaire）。

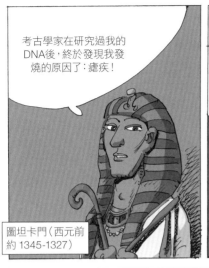

考古學家在研究過我的DNA後，終於發現我發燒的原因了：瘧疾！

圖坦卡門（西元前約 1345-1327）

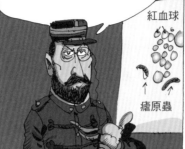

1880年，軍醫阿方斯·拉韋朗在阿爾及利亞描述了瘧疾的病原體。

我在瘧疾患者的血液裡發現了條狀生物，它們極有活力，從一個紅血球游移到下一個紅血球。

紅血球

瘧原蟲

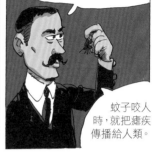

英國駐印度軍醫羅納德·羅斯（Ronald Ross）證明瘧蚊是致病的罪魁禍首。

我解剖了數百隻蚊子，發現瘧原蟲藏在它們的唾液腺裡。

蚊子咬人時，就把瘧疾傳播給人類。

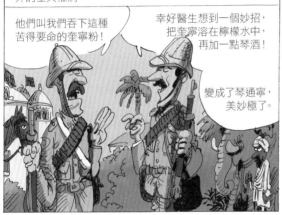

奎寧能夠治療瘧疾，也能直接攻擊寄生蟲，佩爾蒂埃和卡芳杜已懂得如何萃取奎寧。下一步，就是預防經常待在戶外的士兵罹病。

他們叫我們吞下這種苦得要命的奎寧粉！

幸好醫生想到一個妙招，把奎寧溶在檸檬水中，再加一點琴酒！

變成了琴通寧，美妙極了。

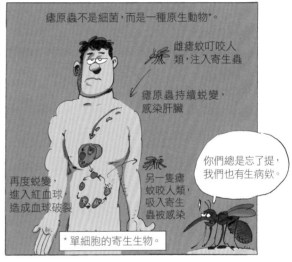

瘧原蟲不是細菌，而是一種原生動物*。

雌瘧蚊叮咬人類，注入寄生蟲

瘧原蟲持續蛻變，感染肝臟

再度蛻變，進入紅血球，造成血球破裂

另一隻瘧蚊咬人類，吸入寄生蟲被感染

你們總是忘了提，我們也有生病欸。

* 單細胞的寄生生物。

防治的根本，在於滅絕瘧蚊。

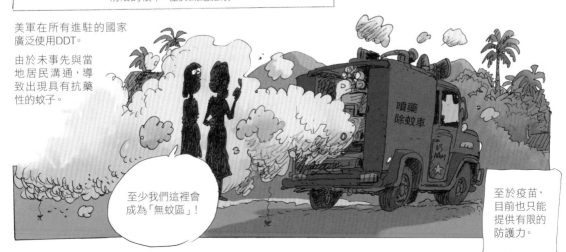

美軍在所有進駐的國家廣泛使用DDT。

由於未事先與當地居民溝通，導致出現具有抗藥性的蚊子。

噴藥除蚊車

至少我們這裡會成為「無蚊區」！

至於疫苗，目前也只能提供有限的防護力。

愛滋病

1981年7月3日的《紐約時報》，刊載了一種在美國同性戀社區出現的新疾病，會出現體重下降，高燒，肺炎等症狀。

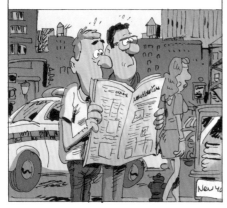

人們很快就意識到這種病並不限於同性戀者。其傳染途徑包括：

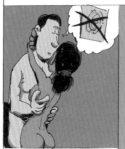

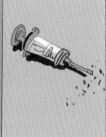

非安全的性行為（同性戀與異性戀）

HIV陽性的母親直接傳染給孩子

受污染的針筒（吸毒族群）。

研究者竭力尋找病毒元兇。兩支研究團隊相互競爭較勁：

巴爾的摩的羅伯特·加洛（Robert Gallo）

巴黎巴斯德研究中心的巴雷西努西（Françoise Barré-Sinoussi）和蒙塔尼埃（Luc Montagnier）。

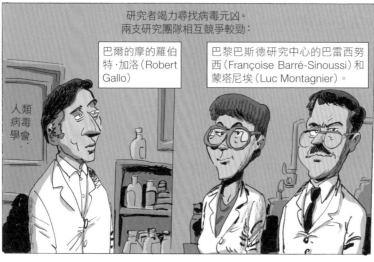

人類病毒學會.

兩團隊之間的科學與媒體競爭，足以作為教科書教材。最後，巴黎得力於羅森鮑姆（Willy Rozenbaum）醫生從一名愛滋患者身上取出的淋巴結，拔得頭籌。

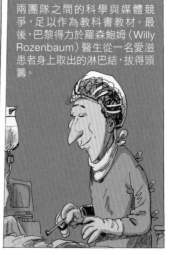

他把它交給巴斯德中心的反轉錄病毒團隊。

我對這個淋巴結的想法是正確的。

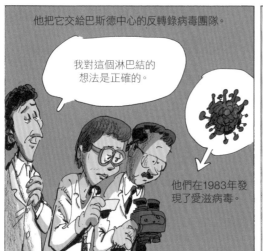

他們在1983年發現了愛滋病毒。

研究者認識到這種病毒會感染淋巴球CD4細胞，這是構成免疫力的重要成分。

HIV 對 T 細胞的感染

潛伏感染期

T細胞

RNA染色體

原病毒RNA

顯著感染期

HIV

RNA聚合酶

病毒RNA

1 – 轉錄
2 – 轉譯
3 – 組裝
4 – 出芽釋放

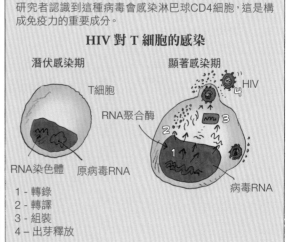

原本罹患愛滋病等於是宣判死刑，現在透過雞尾酒療法已能有效加以控制。

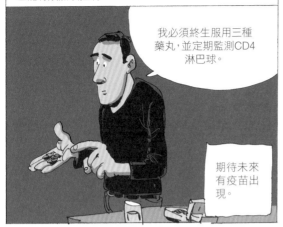

> 我必須終生服用三種藥丸，並定期監測CD4淋巴球。

> 期待未來有疫苗出現。

伊波拉出血熱

這種病毒會造成發燒、體內外出血，患者往往喪生。

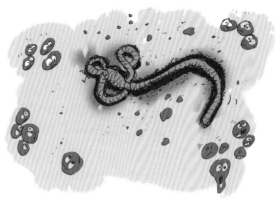

伊波拉的傳染性極高，只能在P4實驗室進行操作（這種等級的實驗室才能避免污染風險）。

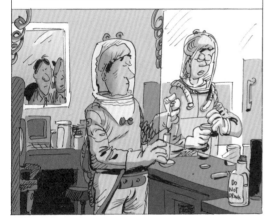

比利時病毒學家彼得·皮奧特於1976年在非洲薩伊觀察到第一場大流行，確認為病毒疾病。

> 318名受感染患者裡，死了280人，這還是全面消毒防護之後的成果。

> 任何人都別靠近！

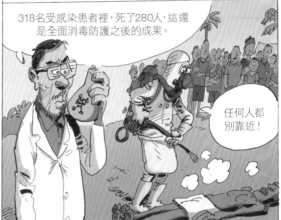

2014年的疫情是史上最嚴重的一次，也對航空業造成了感染威脅，部分航空公司甚至拒飛幾內亞的柯那基里。

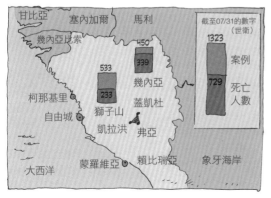

所幸在2016年，世界衛生組織發布了一款非常有效的伊波拉病毒疫苗。

> 我在幾內亞對5800位接觸過伊波拉病患的人注射這款新疫苗。他們之中沒有一個人感染上這種疾病。

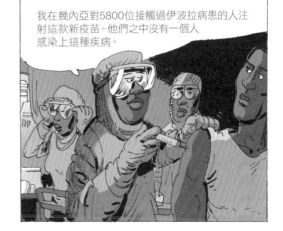

如果沒有接觸到患者的血液、糞便和嘔吐物，感染的風險其實很低。

從二十一世紀算起，已發生過數起病毒型傳染病大流行。

- 2002：SARS
- 2009：H1N1流感
- 2012：中東呼吸症候群（MERS）
- 2014-2016 和2019：伊波拉出血熱
- 2015：茲卡病毒感染症
- 2016：登革熱
- 2019：麻疹
- 2020：COVID-19

航空旅遊加速了病毒傳播。

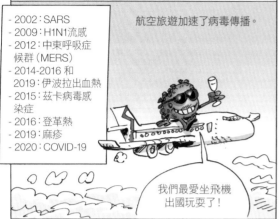

我們最愛坐飛機出國玩耍了！

2019年12月，中國出現了一種新型冠狀病毒，會導致嚴重的肺炎。一位三十四歲的眼科醫生李文亮，在武漢剛出現大流行時便公開「吹哨」示警。

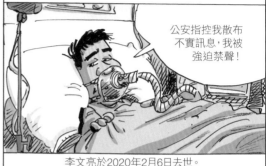

公安指控我散布不實訊息，我被強迫禁聲！

李文亮於2020年2月6日去世。他成為民眾心目中的英雄。

新冠肺炎在全世界迅速傳播，造成嚴重的大流行。

病毒傳染性極強，對老年人相當危險，有時會造成嚴重的肺炎，足以致命。不過兒童染疫的比例並不高。

病毒的基因定序在兩週內就完成了！

確定了。現在我知道要怎麼摧毀這個壞東西！

治療方式和疫苗如火如荼地展開。

一些國家對這種大規模的流行病顯得措手不及。

連基本的口罩都買不到。

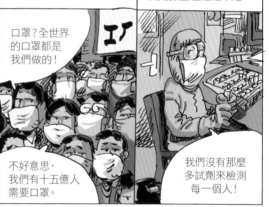

口罩？全世界的口罩都是我們做的！

不好意思，我們有十五億人需要口罩。

試劑數量也遠遠不足。

我們沒有那麼多試劑來檢測每一個人！

大部分國家都祭出封城措施，限制人員流動，防止疫情擴散。

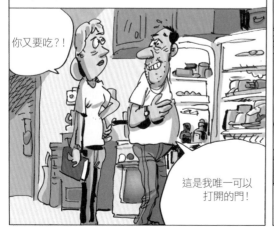

你又要吃？！

這是我唯一可以打開的門！

經濟活動停擺造成嚴重的後遺症。但這也是流行病學史上第一次，國家領導人把人民的健康看得比經濟活動更重要。

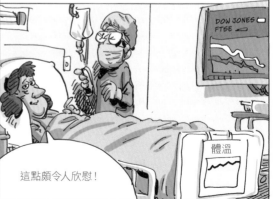

DOW JONES
FTSE

體溫

這點頗令人欣慰！

mRNA 疫苗

倫敦國王學院，1950年。

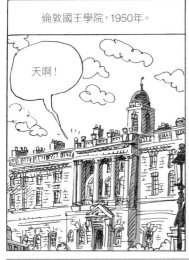

天啊！

二十世紀中葉，科學家已經知道遺傳密碼是以分子的形式存在於細胞核中，也就是DNA，但還不明瞭它的結構。

羅莎琳·富蘭克林

透過X光的繞射，總算讓DNA纖維成像了，我們可藉此推斷它的結構。真令人嘆為觀止！

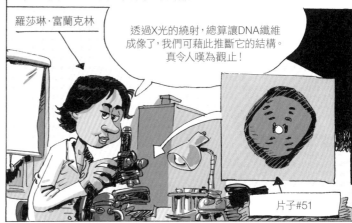

片子#51

由於這張照片，華生和克里克在1954年提出了雙股螺旋結構。

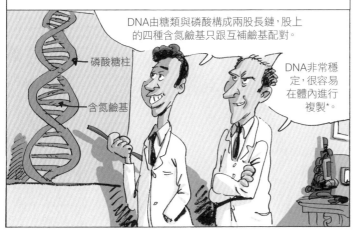

DNA由糖類與磷酸構成兩股長鏈，股上的四種含氮鹼基只跟互補鹼基配對。

磷酸糖柱

含氮鹼基

DNA非常穩定，很容易在體內進行複製*。

不幸的是，羅莎琳·富蘭克林未能與華生、克里克、威爾金斯（Wilkins）共同獲得諾貝爾獎。她在1958年死於癌症，原因不脫長期曝露於X射線下。華生和克里克在領獎時認為不需要提到她的貢獻。

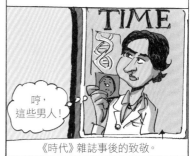

TIME

哼，這些男人！

《時代》雜誌事後的致敬。

當時的科學家已知生命所需的蛋白質是在核糖體中合成的。核糖體是細胞中的胞器。

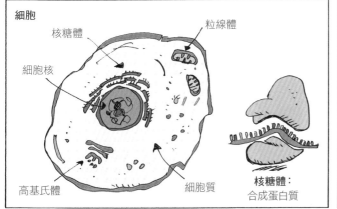

細胞

核糖體

粒線體

細胞核

高基氏體

細胞質

核糖體：合成蛋白質

但還是不明瞭遺傳密碼訊息（位於RNA上）是如何從細胞核透過細胞質進行編碼蛋白質的。

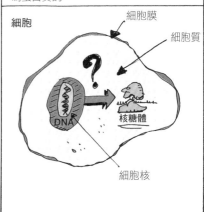

細胞

細胞膜

細胞質

DNA

核糖體

細胞核

*參閱第152頁。

這時在巴黎巴斯德研究中心，研究者也在深思一個問題。

賈克，你能不能解釋給我聽，為什麼基因不能一次發送全部的訊息，而要一個接一個在DNA上排隊？

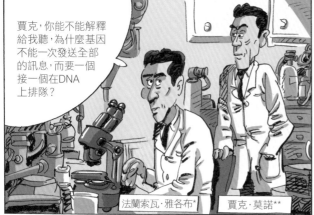

法蘭索瓦·雅各布*　　賈克·莫諾**

編碼蛋白質的基因（密碼子），其表達是否由調節基因和啟動基因所控制？而它們的活性是否取決於生物體的需求？

轉錄起始點（基因起點）

DNA

基因

調控點　　啟動子　　調控點

我們總算開始理解，基因的某些區段──即密碼子──負責轉錄遺傳訊息，而其他區段則負責調控編碼***。

遺傳訊息透過細胞質的交換取得物質，製造生命所需的蛋白質。

但誰是轉運者？誰是傳訊者？

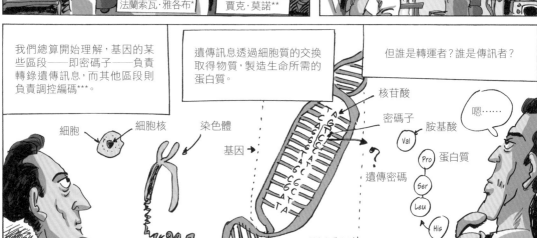

細胞　　細胞核　　染色體　　基因→　　核苷酸　　密碼子　　胺基酸　　遺傳密碼

嗯……

Val　Pro　蛋白質　Ser　Leu　His

雅各布和葛羅（François Gros）遂設想這個傳訊者可能是某種RNA──透過複製DNA密碼形成的單股互補序列。

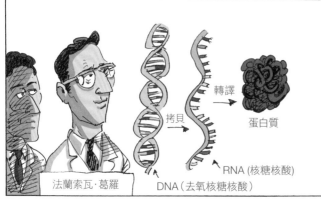

轉譯　　蛋白質　　拷貝　　RNA（核糖核酸）　　DNA（去氧核糖核酸）

法蘭索瓦·葛羅

借助放射性磷的實驗，他們證明「傳訊RNA」會在核糖體上一次編碼一個蛋白質。

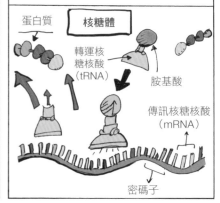

蛋白質　　**核糖體**　　轉運核糖核酸（tRNA）　　胺基酸　　傳訊核糖核酸（mRNA）　　密碼子

小結如下：

原始版本（DNA）留在保險箱，副本（mRNA）送入工廠！

嘿，不過資料很快就會自動消毀——mRNA分子非常不穩定！

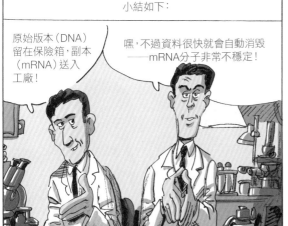

1965年的諾貝爾獎，頒給了發現基因調控蛋白質合成的完整研究。

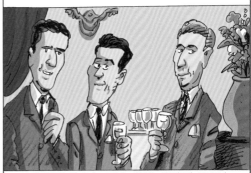

法蘭索瓦·雅各布、賈克·莫諾、安德列·雷沃夫（André Lwoff）。

從1990年到2000年，DNA研究在全球如火如荼進行。在美國，卡塔琳·卡里科（Katalin Karikó）投入mRNA的研究，開發在醫療用途的可能性。

我在2005年找到了人工合成的RNA在注入細胞後，被人體接受的方法。

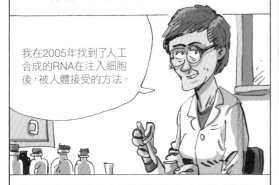

隨後她在BioNTech公司擔任副總裁，負責開發疫苗。

但，究竟什麼是疫苗*？

疫苗接種的原理是將滅毒或減毒的傳染性病原體注入體內。

其目的是誘發身體對病原體的免疫反應，讓細胞產生記憶，能夠在日後的感染裡起保護作用。

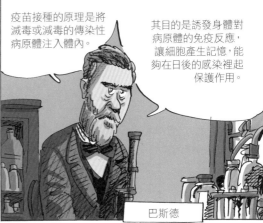

巴斯德

利用mRNA來作用的疫苗，這個想法越來越顯得具體可行。

我們的免疫系統會密切監視進入體內的所有東西，確認是否為外來者。

mRNA技術，就是一種將外來者放入身體裡的新技術。

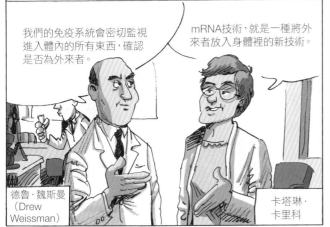

德魯·魏斯曼（Drew Weissman）

卡塔琳·卡里科

哈佛大學的德瑞克·羅西（Derrick Rossi）也在研究mRNA。

我發表了mRNA把訊息傳遞給人體細胞的機制。

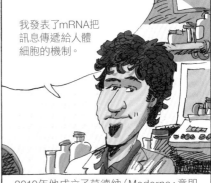

2010年他成立了莫德納（Moderna，意即Modified RNA），同樣致力於mRNA疫苗研究。

*參閱第99頁。

顯然，mRNA疫苗與「巴斯德」疫苗非常不同。

mRNA疫苗的原理，是讓細胞自己製造身體原本要防禦的東西，讓身體學會對抗它。

就在這時候，COVID-19開始出現大流行！

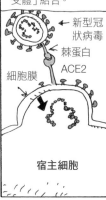

我們目前正加緊研究茲卡病毒和流感。

美國國家衛生研究院的研究員柯貝特（Kizzmekia Corbett），從2014年以來一直在研究冠狀病毒和疫苗開發。

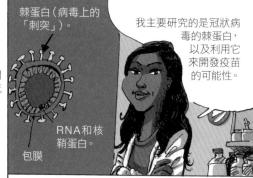

棘蛋白（病毒上的「刺突」）。

我主要研究的是冠狀病毒的棘蛋白，以及利用它來開發疫苗的可能性。

RNA和核鞘蛋白。

包膜

疫情爆發後，她馬上和莫德納合作，投入COVID疫苗研發。

病毒感染宿主的方式，是利用棘蛋白與肺部細胞表面的一種蛋白質「ACE2受體」結合。

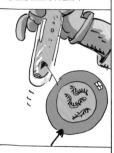

新型冠狀病毒
棘蛋白
ACE2
細胞膜

宿主細胞

科學家在實驗室裡取出一段新冠病毒的RNA序列，這段序列會製造病毒包膜上的棘蛋白。

然後將其包覆在脂質奈米微粒中，阻止白血球識破和加以破壞。

(1) mRNA是從實驗室製造出來的，然後加以包覆，讓它在進入細胞時不被分解。

(2) 注射疫苗時，mRNA進入注射部位附近的細胞。

(3) mRNA能夠讓這些細胞製造病毒棘蛋白，這些具有冠狀病毒特徵的棘蛋白並不危害身體。mRNA很快就被身體破壞，並從體內排出。它不進入細胞核，也不改變基因組。

(4) 棘蛋白啟動免疫機制。

(5) 白血球和抗體產生。一旦染疫，它們就會透過識別棘蛋白來對抗新冠病毒。

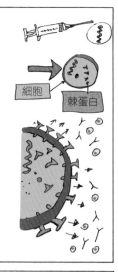

細胞
棘蛋白

2010年起的整個十年裡，專家們信誓旦旦認定疫苗不可能在兩三年內開發出來。

但隨著新技術出現，我知道，我們做得到。

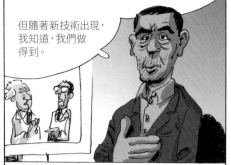

德國新創公司BioNTech首席執行長烏古爾·薩欣（Ugur Sahin）。

BioNTech的創辦人薩欣和圖雷契（Özlem Türeci）都相信，mRNA就是未來的希望！

與輝瑞藥廠合作大大增強了我們的產能，讓我們有能力量產疫苗。

但我們早已著眼於未來：我們正在研發愛滋病毒疫苗，以及針對癌症的個別化治療。

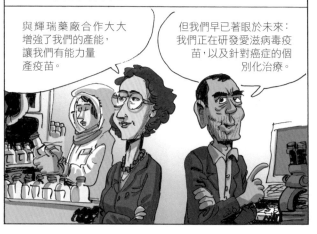

2021年，全球共接種了三十億劑疫苗。

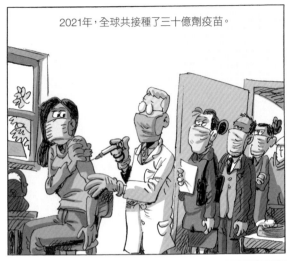

跟一般疫苗一樣，mRNA疫苗也有優點和缺點。

優點：
- 相較於傳統疫苗，mRNA疫苗的生產更簡單、更快速。
- 疫苗的療效和安全性令人滿意，預防重症的效果十分明顯。

缺點：
- mRNA十分脆弱，疫苗製劑必須在極低溫下才能保存。
- 疫苗只降低了感染風險，不保證不被感染。

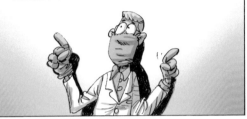

儘管疫苗的好處多多，全世界各地都有人反對接種疫苗。

這種疫苗裡有什麼東西我們根本不知道！

誰知道將來會有什麼副作用！

RNA會修改我們的基因！

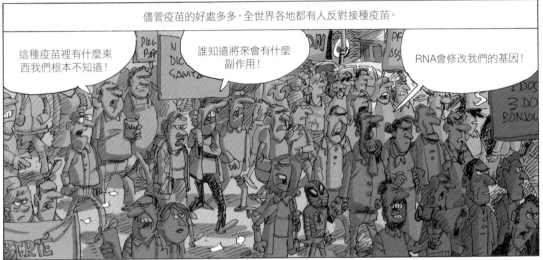

這些聲音都和十九世紀反對天花疫苗的說法很像。

反對強制接種的示威團體聲勢高漲，尤其是在英格蘭和魁北克，警方不得不進行「強力」鎮壓。

打疫苗會把我們變成牛*！

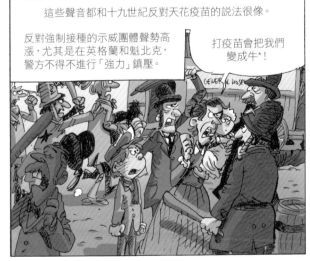

巴斯德也當場被這些憤怒者辱罵過。

一群無知的人！

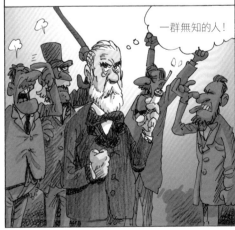

*當初簡納的「種痘」係利用得過「牛痘」的牛。

233

第 21 章

新研究、新技術

醫學研究從未一日間斷。

　　有待探索的謎團多不勝數。一旦醫生解決了某個疑難雜症，馬上就會遭遇新的問題，被帶入新的謎團。疫苗一發明，抗生素一發現，手術一問世，新問題立即接踵而至。疫苗被指控誘發新疾病，細菌找到對抗抗生素的方法，手術則顯示其局限性。

　　醫學，是一場絕處逢生、又激勵人心的瘋狂長跑！過去一百年來，醫學領域取得成果的速度越來越快。它吃錢吃得驚人，目的之正當性又堅不可摧──畢竟，它致力於更好地照顧人類的病痛……

　　然而，醫學的謎團也涉及生命本身的謎團，解決這些謎題必然會面臨一些基本的大哉問。科學本身並不講究道德，它只表達現實，所以它探索的道路未必符合社會的倫理思想。例如，我們應當投入治療用複製技術（therapeutic cloning）嗎？我們是否該利用基因技術來治療遺傳性疾病？面對治癒無望的患者時，我們是否當不顧一切維持患者的生命運作表象，把責任都推卸給未來的醫學發展？

　　醫學即將迎來深刻的變革。過去的經驗或許能幫助我們設想未來的發展。在遠距醫療、奈米科技、微創手術和人工智能的時代，我們所熟悉的醫學，將會呈現何種面貌呢？

　　未來的這些故事，必定精彩無比。

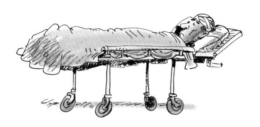

體外循環機

從1937年起，約翰（John Gibbon）與瑪麗·吉本（Mary Gibbon）開始研發人工心肺機。有了這台機器，就能中止心跳，讓心臟手術變得可能。

最難的是讓血液進行氧合。

我們已在許多動物身上實驗過它。第一次應用於人體手術是1951年在明尼亞波里斯進行（但沒有成功），1953年又在費城二度嘗試。

但是這台機器很複雜，也很危險。

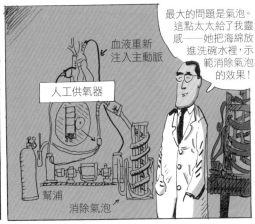

1953年，利樂海（Walton Lillehei）成功利用父母的循環系統，治好孩子的心臟。

我手上有兩條性命，責任非常重大。

靜脈輸血

動脈輸血

孩子

父親

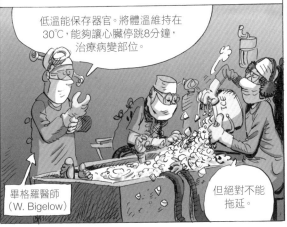

也有醫生將患者浸泡在冰水裡，以達到體表降溫的效果。

低溫能保存器官。將體溫維持在30℃，能夠讓心臟停跳8分鐘，治療病變部位。

畢格羅醫師（W. Bigelow）

但絕對不能拖延。

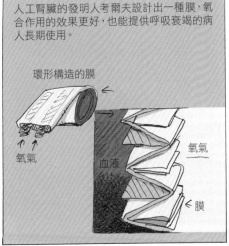

最終，人工心肺機仍證明是較好的選項，利樂海和德瓦爾（De Wall）醫師也簡化了機器。

最大的問題是氣泡。這點太太給了我靈感——她把海綿放進洗碗水裡，示範消除氣泡的效果！

血液重新注入主動脈

人工供氧器

幫浦

消除氣泡

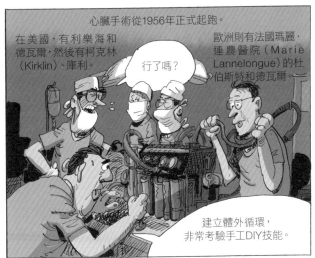

心臟手術從1956年正式起跑。

在美國，有利樂海和德瓦爾，然後有柯克林（Kirklin）、庫利。

行了嗎？

歐洲則有法國瑪麗·連農醫院（Marie Lannelongue）的杜伯斯特和德瓦爾。

建立體外循環，非常考驗手工DIY技能。

人工腎臟的發明人考爾夫設計出一種膜，氧合作用的效果更好，也能提供呼吸衰竭的病人長期使用。

環形構造的膜

氧氣

氧氣

血液

膜

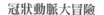

冠狀動脈大冒險

接下來的工作，就是要保護好心臟，因為心臟已被循環系統排除在外。心臟第一次進行停博。

故事始於1959年，索納斯（Sones）醫師完成了首起選擇性冠狀動脈造影。

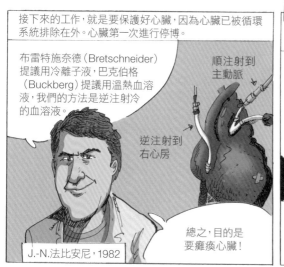

布雷特施奈德（Bretschneider）提議用冷離子液，巴克伯格（Buckberg）提議用溫熱血溶液，我們的方法是逆注射冷的血溶液。

順注射到主動脈

逆注射到右心房

總之，目的是要癱瘓心臟！

J.-N.法比安尼，1982

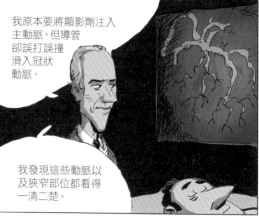

我原本要將顯影劑注入主動脈，但導管卻誤打誤撞滑入冠狀動脈。

我發現這些動脈以及狹窄部位都看得一清二楚。

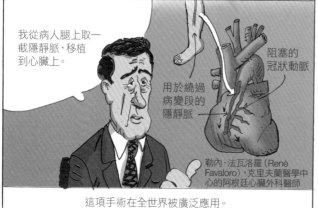

1967年起，心臟外科醫生開始對變狹窄的冠狀動脈做繞道手術，避免心臟病突發。

我從病人腿上取一截隱靜脈，移植到心臟上。

阻塞的冠狀動脈

用於繞過病變段的隱靜脈

勒內·法瓦洛羅（René Favaloro），克里夫蘭醫學中心的阿根廷心臟外科醫師

這項手術在全世界被廣泛應用。

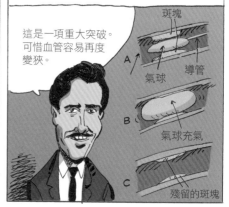

1977年9月，葛倫齊希（Andreas Gruentzig）在蘇黎世萌生了對狹窄冠狀動脈進行氣球擴張的想法。

這是一項重大突破。可惜血管容易再度變狹。

斑塊

氣球　導管

A

氣球充氣

B

C

殘留的斑塊

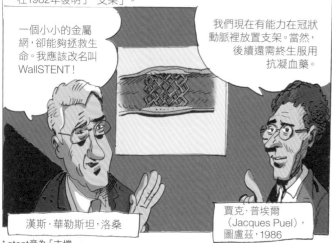

為了防止動脈「再變狹窄」，工程師漢斯·華勒斯坦（Hans Wallsten）在1982年發明了「支架」*。

一個小小的金屬網，卻能夠拯救生命。我應該改名叫WallSTENT！

我們現在有能力在冠狀動脈裡放置支架。當然，後續還需終生服用抗凝血藥。

漢斯·華勒斯坦，洛桑

賈克·普埃爾（Jacques Puel），圖盧茲，1986

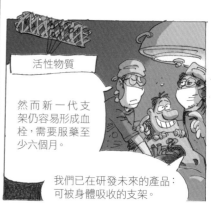

故事還沒完。即使發明了支架，血管再度狹窄的情況仍經常發生。於是有了塗藥支架，以化學藥劑阻止再度狹窄。

活性物質

然而新一代支架仍容易形成血栓，需要服藥至少六個月。

我們已在研發未來的產品：可被身體吸收的支架。

* stent意為「支撐」。

238

內視鏡

安東寧·德索莫（Antonin Desormeaux）是貝爾納的同時代人，他在1852年研發了第一具內視鏡。

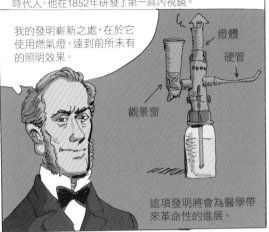

我的發明嶄新之處，在於它使用燃氣燈，達到前所未有的照明效果。

燈體
硬管
觀景窗

這項發明將會為醫學帶來革命性的進展。

在科技不斷進步下，內視鏡已經能探索消化道、泌尿系統、關節、各類體腔。

在1930年代，已開發出稍具彈性的管子來檢視胃內部。

二十年後，應用導光性極佳的玻璃纖維，終於製造出徹底柔軟靈活的內視鏡。

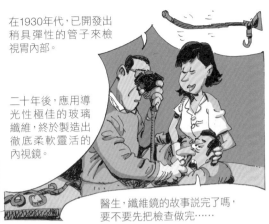

醫生，纖維鏡的故事說完了嗎，要不要先把檢查做完……

隨著微型攝影機和影像品質不斷精進，內視鏡手術變得更實際可行，透過螢幕來進行手術操作。

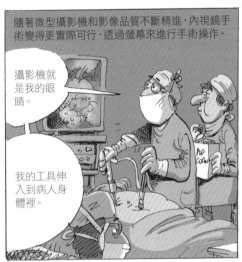

攝影機就是我的眼睛。

我的工具伸入到病人身體裡。

從攝影機手術再往前一步，便是機械手臂手術登場。機器人這種軍方夢寐以求的科技，從1995年起開始發展。

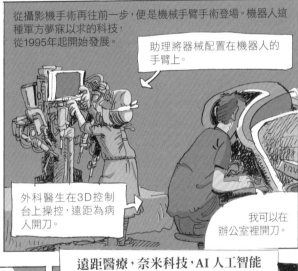

助理將器械配置在機器人的手臂上。

外科醫生在3D控制台上操控，遠距為病人開刀。

我可以在辦公室裡開刀。

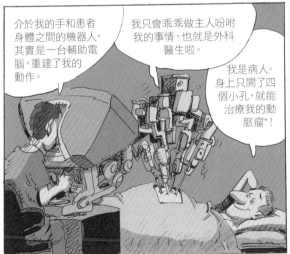

介於我的手和患者身體之間的機器人，其實是一台輔助電腦，重建了我的動作。

我只會乖乖做主人吩咐我的事情，也就是外科醫生啦。

我是病人。身上只開了四個小孔，就能治療我的動脈瘤*！

遠距醫療，奈米科技，AI 人工智能

遠距醫療可讓病人在遠端接受檢查，省去來回奔波之苦。
在醫檢中心：由技術人員進行超音波檢查。

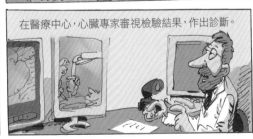

在醫療中心，心臟專家審視檢驗結果，作出診斷。

---

*1999年第一次進行的動脈瘤微創手術。

植入病人體內的遙控藥物晶片，對於慢性病、心臟病、化療病人的追蹤用藥是一大革新。

1. 微晶片可檢測體內多種物質。

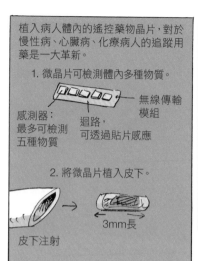

感測器：
最多可檢測五種物質

迴路，可透過貼片感應

無線傳輸模組

2. 將微晶片植入皮下。

3mm長

皮下注射

3. 貼片蒐集感測器的數據。

植入物　貼片

4. 透過藍牙將訊息傳送到手機。

5. 訊息抵達醫師的電腦。

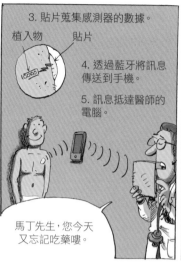

馬丁先生，您今天又忘記吃藥嘍。

人工智能等於集合眾多專家的能力。

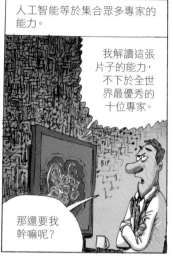

我解讀這張片子的能力，不下於全世界最優秀的十位專家。

那還要我幹嘛呢？

奈米生醫技術著眼於原子級距的特性。

奈米粒子的專長：
- 提升顯影裝置之影像清析度。
- 可辨識細胞分子的性質，並識別基因病變位置。
- 針對特定標靶組織進行用藥。

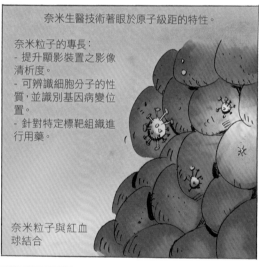

奈米粒子與紅血球結合

以奈米粒子和癌症為例

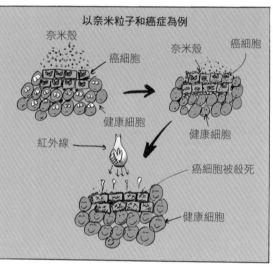

奈米殼
癌細胞

奈米殼　癌細胞

健康細胞

紅外線

健康細胞

癌細胞被殺死

健康細胞

在這個由科技主導的未來，工業界扮演了重要角色。

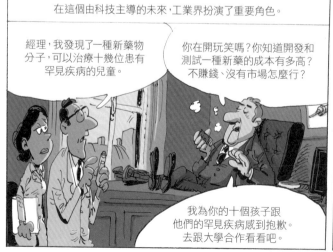

經理，我發現了一種新藥物分子，可以治療十幾位患有罕見疾病的兒童。

你在開玩笑嗎？你知道開發和測試一種新藥的成本有多高？不賺錢、沒有市場怎麼行？

我為你的十個孩子跟他們的罕見疾病感到抱歉。去跟大學合作看看吧。

負責看病的醫生，仍是這一切發展的核心，他們的地位永遠無可取代。

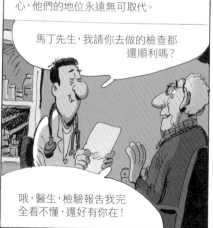

馬丁先生，我請你去做的檢查都還順利嗎？

哦，醫生，檢驗報告我完全看不懂，還好有你在！

醫學史番外篇

故事還未完，因為少了它們

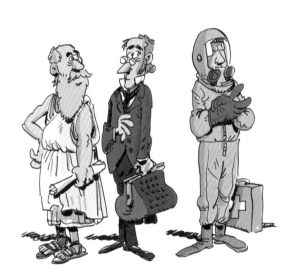

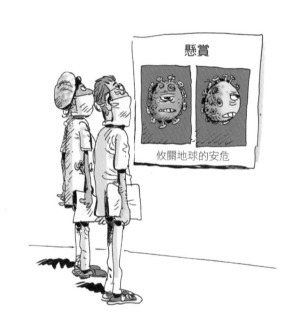

第 22 章

中世紀與文藝復興的教會和醫學

關於教會與醫學的故事，前面都已經說完了。中世紀前期，教會（透過僧侶）是唯一提供醫療的機構；教會在歐洲催生出醫院；教會認為蓋倫是唯一的醫學權威，醫生必須以他的說法為依歸；教會禁止解剖和手術，宗教裁判所甚至將頑固分子和新思維者送上火刑柱，以捍衛教條的權威。

交織信仰和激情的問題往往特別難解，最好的方式是回到文獻，釐清事實與傳說，劃分想像和記憶。

在聖本篤的精神感召下（或更精確的說是樹立會規），教會鼓舞了信徒用積極的態度來接濟病人和貧困者，這點值得我們肯定。十二世紀之前，苦難者唯一能夠求助的對象只有僧侶和修女。然而，隨著大學的誕生和醫學訓練變得更加博學，教會逐漸淡出了這個領域。1131年的都爾大公會議之後，教會禁止神職人員離開修道院習醫；1215年的拉特朗大公會議更嚴格禁止「用鐵、用火」進行手術。

然而，教會從未正式禁止以教學為目的的解剖行為，僅反對以方便搬運為目的的肢解屍體行為（波尼法爵八世〔Boniface VIII〕的諭令*Detestande feritatis*「禁絕殘酷」）。事實上，教會還率先要求刑事驗屍。因此我們必須瞭解到高級神職人員代表的教會立場，和一般基督教徒的心態其實迥然有別。一般人的想法其實和他們的希臘羅馬祖先沒有太大不同，皆認為死亡是神聖的，死者的身體是不可碰觸的……

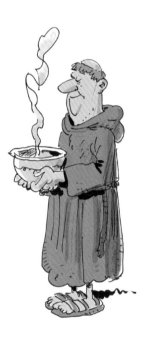

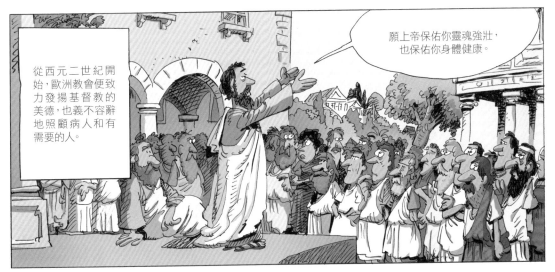

從西元二世紀開始，歐洲教會便致力發揚基督教的美德，也義不容辭地照顧病人和有需要的人。

願上帝保佑你靈魂強壯，也保佑你身體健康。

當初教會裡的神父都未受過醫學訓練，他們必須物色一部可靠的經典。

親愛的兄弟，我建議以希臘人克勞迪烏斯·蓋倫為典範。他將我們這個時代的知識做了最好的整理，著作有將近五百冊。而且，最重要的是……

是什麼？

他是一神論者！

後來的數百年裡，凡是在教會中質疑蓋倫，就等於是反對教會。

我們的福音書就是蓋倫。

但是……他說肝臟儲存血液！

但是……他說女人的子宮分成兩半！

但是……他說膽管有兩條！

兄弟們，請記住這一點：與其反對蓋倫、堅持自己正確，不如跟他一起犯錯。

聖本篤十分明白教會能夠對病人做出的貢獻。西元529年，他在卡西諾山創建了醫院，同時也要求門下僧侶保存古籍。

院長要求僧侶在照顧病人時必須盡可能妥貼。

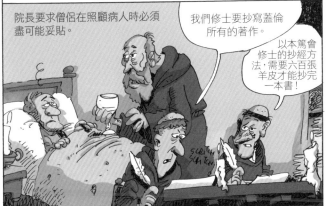

我們修士要抄寫蓋倫所有的著作。

以本篤會修士的抄經方法，需要六百張羊皮才能抄完一本書！

歐洲的中世紀早期，完全是由修道院來為貧病者提供救濟。

我們是這個時代唯一的生力軍！

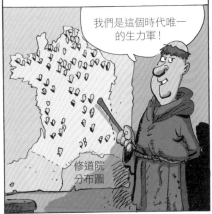

修道院分布圖

僧侶們治療的病人，大多是營養不良或罹患了傳染病。

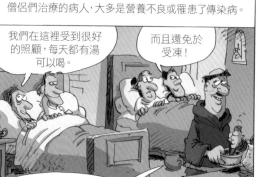

我們在這裡受到很好的照顧，每天都有湯可以喝。

而且還免於受凍！

我是草藥修士。
我採集花園裡的藥用植物來準備藥茶和藥湯。

為了對十字軍和朝聖者提供醫療服務，「騎士團」相繼成立，其中最著名的有耶路撒冷聖約翰醫院騎士團（1100）和聖殿騎士團，後者在1314年被迫解散。

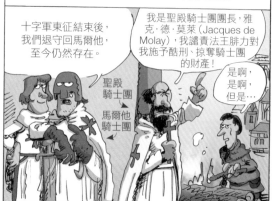

十字軍東征結束後，我們退守回馬爾他，至今仍然存在。

我是聖殿騎士團團長，雅克·德·莫萊（Jacques de Molay），我譴責法王腓力對我施予酷刑、掠奪騎士團的財產！

是啊，是啊，但是…

聖殿騎士團

馬爾他騎士團 ▶

隨著大學陸續成立，科學逐漸擺脫宗教，迫使教會回歸最初在修道院裡的醫療照護。

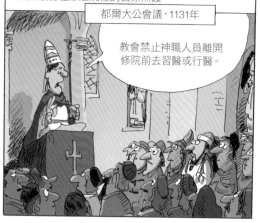

都爾大公會議，1131年

教會禁止神職人員離開修院前去習醫或行醫。

拉特朗大公會議，1215年

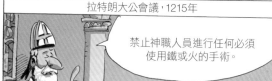

禁止神職人員進行任何必須使用鐵或火的手術。

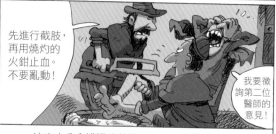

先進行截肢，再用燒灼的火鉗止血。不要亂動！

我要徵詢第二位醫師的意見！

這次大公會議導致外科手術不再與醫學接軌。

反之，教會從未正式反對解剖屍體。

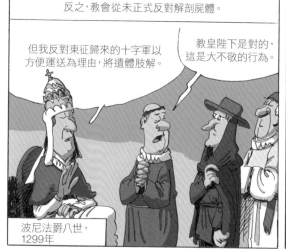

但我反對東征歸來的十字軍以方便運送為理由，將遺體肢解。

教皇陛下是對的，這是大不敬的行為。

波尼法爵八世，1299年

事實上，在希臘羅馬時代，死者的身體是神聖的，解剖屍體是項忌諱*。蓋倫只對動物進行解剖。

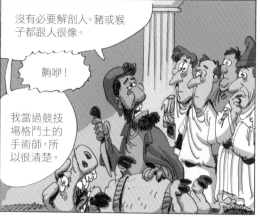

沒有必要解剖人。豬或猴子都跟人很像。

齁咿！

我當過競技場格鬥士的手術師，所以很清楚。

*唯一的例外是希羅菲盧斯和埃拉西斯特拉圖斯在亞歷山卓的五十年間。

246

解剖在當時淪為一門無用的學問。當醫生，讀好蓋倫就夠了。

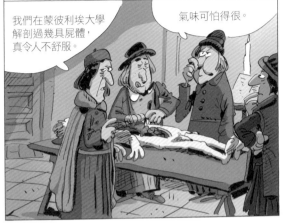

我們在蒙彼利埃大學解剖過幾具屍體，真令人不舒服。

氣味可怕得很。

此外，蒙迪諾·德·留齊（Mondino dei Liuzzi）在1316年前無古人出版了他在波隆那解剖屍體的成果，沒有遭到天主教會的反彈。

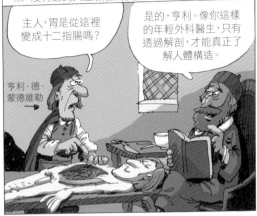

主人，胃是從這裡變成十二指腸嗎？

是的，亨利。像你這樣的年輕外科醫生，只有透過解剖，才能真正了解人體構造。

亨利·德·蒙德維勒→

另一方面，教會對蓋倫的說法十分重視，違背蓋倫，即視同為異端。

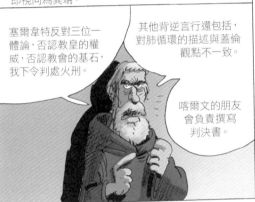

塞爾韋特反對三位一體論，否認教皇的權威，否認教會的基石，我下令判處火刑。

其他背逆言行還包括，對肺循環的描述與蓋倫觀點不一致。

喀爾文的朋友會負責撰寫判決書。

法蘭西宗教裁判官馬蒂厄·奧里（Matthieu Ory）。

反之，偉大的維薩留斯並沒有像坊間流傳的那樣，因為解剖屍體被西班牙宗教裁判所判刑。

這就是所謂的「假新聞」！

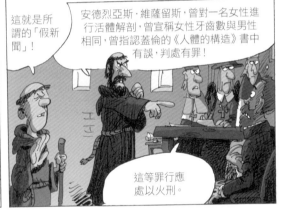

安德烈亞斯·維薩留斯，曾對一名女性進行活體解剖，曾宣稱女性牙齒數與男性相同，曾指認蓋倫的《人體的構造》書中有誤，判處有罪！

這等罪行應處以火刑。

總之，教會從未正面反對以科學為目的的解剖。然而，深受復活教義影響的基督徒，對於解剖的態度仍十分保留。

如果醫生取走了我的器官，到復活的時候怎麼辦？

這是真的嗎？

萬能的上帝會幫你統統找回來啦。

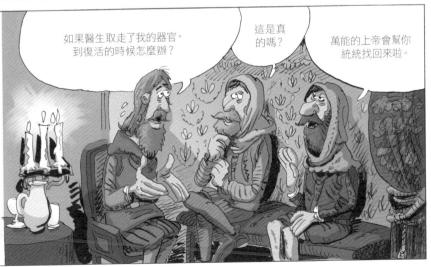

第 23 章
氣候與環境

希波克拉底在科斯島的梧桐樹下對弟子說過，如果不留意氣候和政治制度的多樣性，就無法真正瞭解病人和疾病的多樣性。

太陽底下無新鮮事！但是，太陽赤炎的程度會影響我們的生活。不同時代裡陽光的強弱，解釋了人類歷史上許多事情，哪怕只表現在遷徙和農業資源上。

在五世紀的蠻族入侵中，毫無疑問氣候暖化的影響不可忽視。反之，居住在歐洲土地上的人民遷徙到新大陸的時機點正值一段寒冷期，導致農業收成的減少和流行病蔓延。

可以說，糧食問題和衛生條件，直接影響了人類的疾病歷史。這些條件也取決於政治制度，而政治制度形成的社會後果也不可忽視。

希波克拉底對於這個問題早已有非常明確的想法，他寫道：「歐洲的季節變化如此強烈而頻繁，導致歐洲人在體型和身材上各不相同。極度炎熱之後，嚴寒接踵而至；豐沛雨季結束後，緊接著是漫長的乾旱。風則讓季節的變化感更大，也更強烈。這些天候環境自然影響到精子的凝結醞釀，夏天，冬天，雨季，乾季，精子或多或少都會不一樣。」*

希波克拉底真厲害！

*引自希波克拉底《論空氣、水和環境》（*Airs, Eaux, Lieux*）。

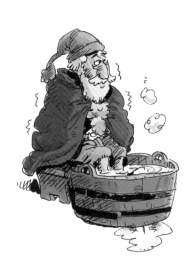

古希臘時期，希波克拉底就教導弟子：疾病會受氣候所影響。

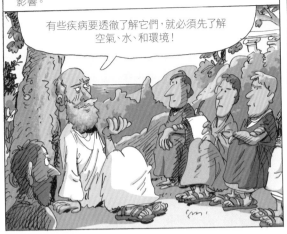

有些疾病要透徹了解它們，就必須先了解空氣、水、和環境！

啟蒙時代的孟德斯鳩也強調氣候對於人性的影響。

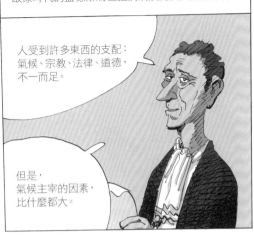

人受到許多東西的支配：氣候、宗教、法律、道德，不一而足。

但是，氣候主宰的因素，比什麼都大。

近代歷史學家勒華拉杜里*肯定了這種主張。

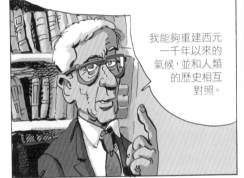

透過對冰河和年輪的研究，我們幾乎可以鉅細靡遺掌握過去的氣候。

我能夠重建西元一千年以來的氣候，並和人類的歷史相互對照。

*Le Roy Ladurie

孟德斯鳩說的沒錯。人類從在地球上出現以來，經歷過幾次冰河時期和氣候暖化，對人類的生活產生了關鍵性影響。

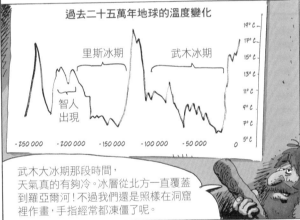

過去二十五萬年地球的溫度變化

里斯冰期　　武木冰期

智人出現

-250 000　-200 000　-150 000　-100 000　-50 000　0

19°C
17°C
15°C
13°C
11°C
9°C
7°C
5°C

武木大冰期那段時間，天氣真的有夠冷。冰層從北方一直覆蓋到羅亞爾河！不過我們還是照樣在洞窟裡作畫，手指經常都凍僵了呢。

西元二世紀起，氣候開始變暖，一直持續到西元1000年。

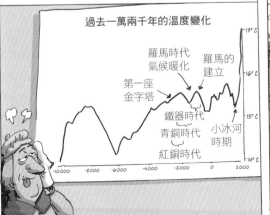

過去一萬兩千年的溫度變化

羅馬時代氣候暖化　羅馬的建立

第一座金字塔

鐵器時代
青銅時代　小冰河時期
紅銅時代

-10000　-8000　-6000　-4000　-2000　0　2000

17°C
16°C
15°C
14°C

這場暖化咸認是亞洲乾旱的元凶，造成匈奴大遷徙，進而牽動五世紀的蠻族入侵。

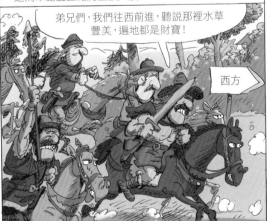

弟兄們，我們往西前進，聽說那裡水草豐美，遍地都是財寶！

西方

暖化之後，十七世紀又出現了「小冰河期」。路易十四在位期間，塞納河水每年冬天都會結冰。

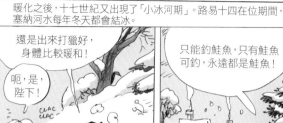

還是出來打獵好，身體比較暖和！

呃，是，陛下！

CLAC CLAC

只能釣鮭魚，只有鮭魚可釣，永遠都是鮭魚！

邁入二十世紀後，氣候出現加速暖化的跡象，人類製造的二氧化碳所產生的「溫室效應」要負最大責任。

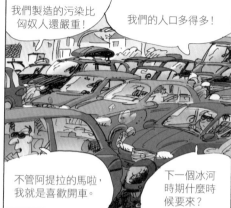

我們製造的污染比匈奴人還嚴重！

我們的人口多得多！

不管阿提拉的馬啦，我就是喜歡開車。

下一個冰河時期什麼時候要來？

炎熱、潮濕的夏季有利於農作物生長，也促進了人類健康和人口增長。從西元前三百年到西元兩百年的期間，羅馬帝國擁有安定的社會和豐饒物產，這些成果都與當時的氣候條件密切相關。

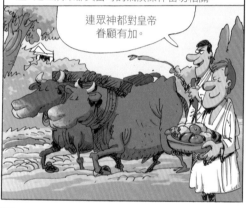

連眾神都對皇帝眷顧有加。

類似的氣候條件也發生在十到十三世紀的歐洲中世紀鼎盛期，人口數量增加了三倍。

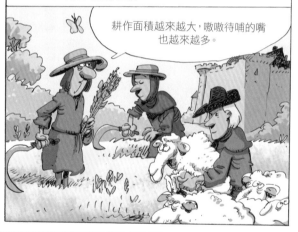

耕作面積越來越大，嗷嗷待哺的嘴也越來越多。

反之，寒冷期意味著作物歉收和飢荒來臨。大約從1300年起，寒流加上多雨的夏季，導致各地均出現飢荒，大規模的流行病也在這段期間爆發。這些因素共同促成日後興起的移民美洲熱潮。

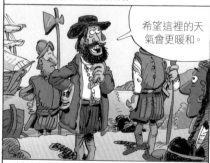

希望這裡的天氣會更暖和。

抵達加拿大的雅克・卡爾蒂耶（Jacques Cartier）。

眾所周知，營養是健康之本。

我們今天合吃一塊麵包。

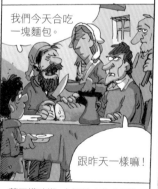

跟昨天一樣嘛！

舊王權時期，人們的食物會因為階級不同而有很大的差異。基本上，窮人的主食就是麵包。

二十世紀之前，一般人都是吃品質很普通的麵包，因此也容易造成多種疾病，包括營養不良、寄生蟲、各種細菌感染等等。另一方面，由於肉吃得少，很少有人得到結腸癌。

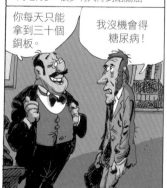

你每天只能拿到三十個銅板。

我沒機會得糖尿病！

但是環境品質也取決於衛生觀念，而衛生觀念隨著時間推移，發生了巨大的變化。在中世紀，一般百姓的平均壽命是三十歲。

羅馬人熱愛泡湯，但是舊王權時代的法國人卻不太在意衛生。

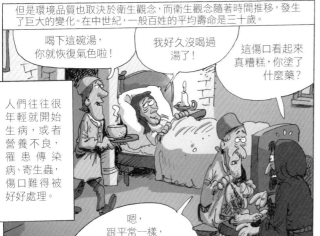

人們往往很年輕就開始生病，或者營養不良，罹患傳染病、寄生蟲，傷口難得被好好處理。

喝下這碗湯，你就恢復氣色啦！

我好久沒喝過湯了！

這傷口看起來真糟糕，你塗了什麼藥？

嗯，跟平常一樣，我抹了豬油。

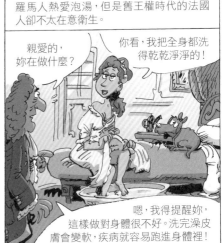

親愛的，妳在做什麼？

你看，我把全身都洗得乾乾淨淨的！

嗯，我得提醒妳，這樣做對身體很不好。洗完澡皮膚會變軟，疾病就容易跑進身體裡！

浴缸很罕見，澡堂通常是公共澡堂。位於城裡的澡堂裡有澡桶讓人們洗澡。農民們如果要洗澡會去洗衣坊。

1900年之後，人們開始有在家洗澡的習慣，甚至去海邊泡水。

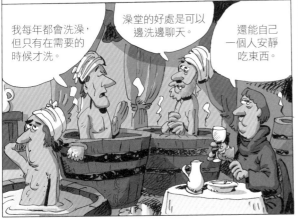

我每年都會洗澡，但只有在需要的時候才洗。

澡堂的好處是可以邊洗邊聊天。

還能自己一個人安靜吃東西。

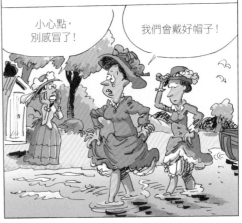

小心點，別感冒了！

我們會戴好帽子！

浴室是十分近代的奢侈享受：1954年，只有一半的法國家庭有自來水，只有25%的家庭有浴室。

時值二十一世紀，全球暖化導致人口遷徙，移民也一併帶來各式各樣的病症。

暖化現象也有利於攜帶新疾病的物種適應新環境。

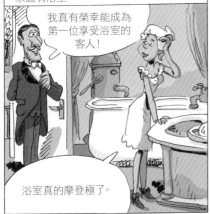

我真有榮幸能成為第一位享受浴室的客人！

浴室真的摩登極了。

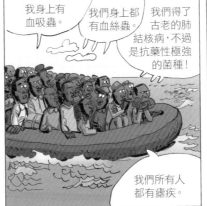

我身上有血吸蟲。

我們身上都有血絲蟲。

我們得了古老的肺結核病，不過是抗藥性極強的菌種！

我們所有人都有瘧疾。

我帶著登革熱和屈公病來到歐洲。

白線斑蚊

我還在等待機會。但時機應該很快就會到來。

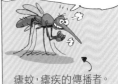

瘧蚊，瘧疾的傳播者。

第 24 章

助產士和婦產科

「肚婆」、產婆、穩婆、接生婆，歷史上不乏這類詞彙來稱呼現在所謂的「助產士（sage-femme。"sage" 源自拉丁語sapiens，意味擁有知識）。

自古以來，接生術被視為屬於女人的技藝。好的時候，她們的知識獲得與醫生相同的敬重，這是她們最大的榮耀；壞的時候，她們被當成女巫，連生命也堪憂。

助產士的歷史和她們摸索的事情，對應著一門學科：婦產科。

1982年之後，男性也得以從事這門職業。

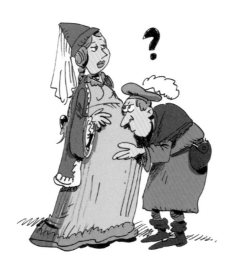

古希臘的生育和助產女神稱為瑪雅（Maïa）。

蘇格拉底，請問你的哲學是從哪裡來的？

我的哲學來自我的母親，她是一位助產士。而我的產婆技藝（maïeutique）是孕育心靈的思想。

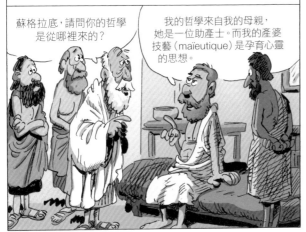

兩位最偉大希臘哲學家的母親都是助產士。一位是蘇格拉底，另一位是亞里斯多德。

沒錯，我的母親費斯提斯（Phaestis）也是一位助產士！

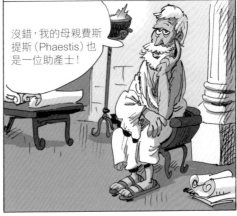

希波克拉底認為接生是女人的事。

除非孕婦生病或孩子不出來，不然醫生不過問女人分娩。

而且…

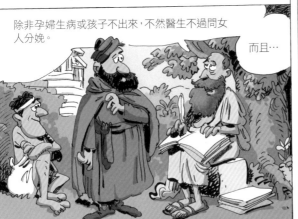

當胎位不正時，以弗所的索蘭納斯（Soranus of Ephesus）嘗試從腳把嬰兒拉出來。

有了！我想我抓住一隻腳了！

喝！

是女孩的腳還是男孩的腳？

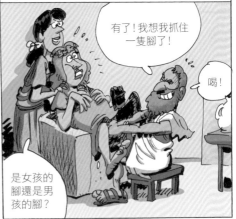

如果孩子不來，他會嘗試用合適的工具把死胎拉出，以挽救母親性命。

「鷹面獅身獸腳夾」用來將死胎的頭夾出。

在中世紀，接生也都是女人的事。

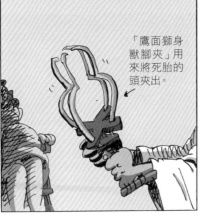

助產士是由進入更年期的婦女擔任。她們除了自己的分娩經驗外，沒有接受過任何訓練。

這讓我想起我生第八個孩子的時候！

呃，那時候還順利嗎？

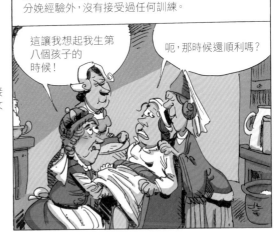

當時的分娩不是躺著進行，而是坐著。孕婦坐在一張特製的椅子上，這是上層階級留下的傳統。

呃，這種款式算得上「舒適」嗎？

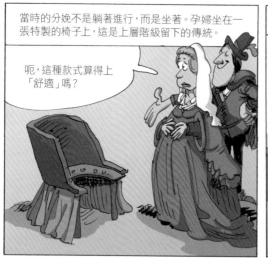

接生時並不親眼觀察，因為生產時，產婦仍穿著長裙。

要找對東西也沒那麼容易……我把孩子的頭和媽媽的膝蓋搞混了！

神父説，穿著衣服才得體。

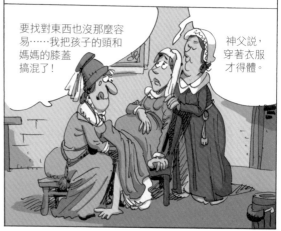

助產士對家裡的祕密最是一清二楚。

妳跟村裡的人説這個孩子是我的，不是我女兒的，好嗎？

嗯？

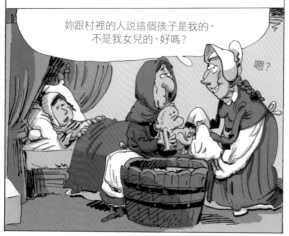

薩萊諾的特洛塔，被視為史上第一位助產士。

我不僅僅是助產士，更是第一位婦產科醫師！

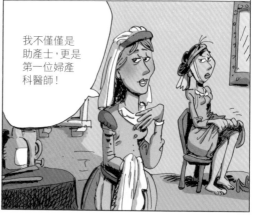

十八世紀總算出現了第一位傳授接生知識的老師，勒庫德萊的安潔莉克（Angélique du Coudray）。

我發明的「機器」能夠讓學生揣摩實際的接生。

嬰兒模型一如實際大小，透過拉動繩子進行操作。我甚至模擬會陰擴張的狀況。

我是用布做成的，但頭部是木製，這樣在觸摸陰道時就能夠認出我。

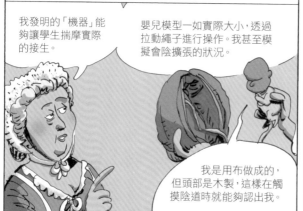

兼任外科醫生的理髮師，也花了很長一段時間才能擔任助產士。路易十四的情婦拉瓦莉埃（La Vallière）女公爵，便是由法蘭索瓦・莫里梭（François Mauriceau）接生，而國王則待在布幔後面。

國王希望由男性外科醫師來接生，而不是助產肚婆*。好痛！

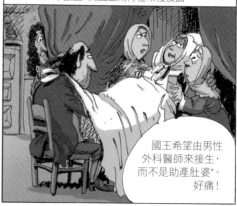

*助產士的舊稱。

十六世紀之後的接生技術漸漸有了進步，譬如彼得·張伯倫（Peter Chamberlen）發明了產鉗（forceps）。但是他為了打造自己傑出助產士的名聲，從不將使用產鉗的祕密告訴別人。

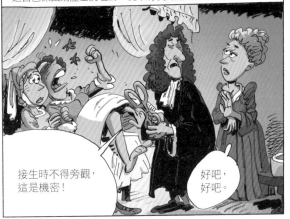

接生時不得旁觀，這是機密！

好吧，好吧。

1581年，蒙彼利埃的外科醫生法蘭索瓦·魯塞（François Rousset）成功完成剖腹生產並讓母子均安。在此之前，只有在母親死亡的情況下才會剖腹，以試圖挽救嬰孩。

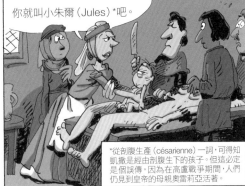

你就叫小朱爾（Jules）*吧。

*從剖腹生產（césarienne）一詞，可得知凱撒是經由剖腹生下的孩子。但這必定是個誤傳，因為在高盧戰爭期間，人們仍見到皇帝的母親奧雷莉亞活著。

在中世紀時，生孩子的痛楚叫作「美人痛」（mal joli）。

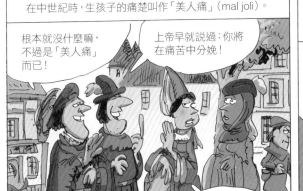

根本就沒什麼嘛，不過是「美人痛」而已！

上帝早就說過：你將在痛苦中分娩！

這些人根本就沒生過孩子。

1806年，拿破崙任命尚路易·波岱洛克（Jean-Louis Baudelocque）為巴黎中央醫學院的婦產科教授，這也是法國第一個婦產科醫學教席。

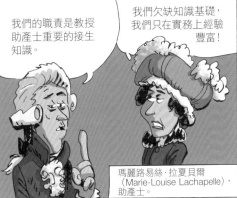

我們的職責是教授助產士重要的接生知識。

我們欠缺知識基礎，我們只在實務上經驗豐富！

瑪麗路易絲·拉夏貝爾（Marie-Louise Lachapelle），助產士。

1840年，蘇格蘭人詹姆斯·辛普森先以乙醚作實驗，然後採用氯仿，實現了無痛分娩。

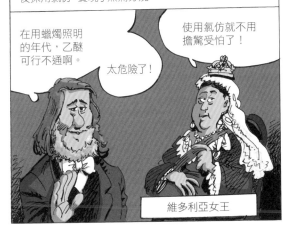

在用蠟燭照明的年代，乙醚可行不通啊。

使用氯仿就不用擔驚受怕了！

太危險了！

維多利亞女王

脊椎硬膜外麻醉法始於1921年。

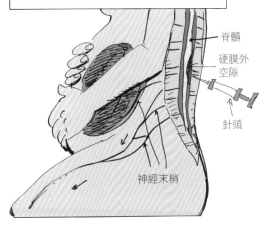

脊髓

硬膜外空隙

針頭

神經末梢

十九世紀起，醫院迎接新的業務挑戰。政府規定貧困家庭的婦女必須進醫院生產。感染成為醫院的一大問題。

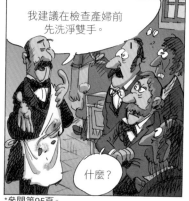

維也納的婦產科醫師塞麥爾維斯，就是在這樣的醫療環境下，獨排眾議在1846年提出院內衛生守則*。

我建議在檢查產婦前先洗淨雙手。

什麼？

他的建議不僅未被採納，還因為提出如此「荒唐」的想法被維也納醫院開除。

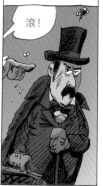

滾！

各位醫師，今天又出現好幾個產褥熱的病例。

*參閱第95頁。

產褥熱引起的問題讓法國醫院的婦產科幾乎都關閉了。史蒂芬·塔尼耶出面解決問題。

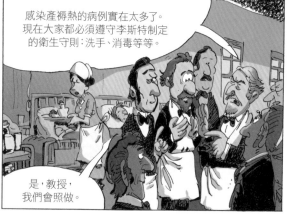

感染產褥熱的病例實在太多了。現在大家都必須遵守李斯特制定的衛生守則：洗手、消毒等等。

是，教授，我們會照做。

成效立竿見影，婦女分娩的死亡率急劇下降。但是嬰兒的死亡率仍舊是個問題。

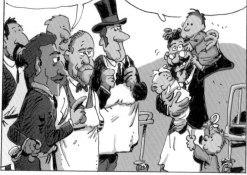

比丹，你在巴斯德先生那邊的學習有什麼收獲嗎？

各位醫師，有的，我已經找出元凶了，嬰兒死亡的主因就出在奶瓶上**。

**參閱第120頁。

我從顯微鏡底下觀察奶瓶裡的牛奶，看到巴斯德先生說的大量微生物。牛奶一定要消毒，也要記錄嬰兒的體重變化。

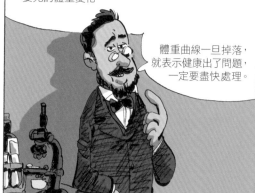

體重曲線一旦掉落，就表示健康出了問題，一定要盡快處理。

1982年起，改變成真：男性也可以擔任助產士。我們不稱他們為「助產先生」（sage-homme），而是「助產士」（maïeuticien），跟蘇格拉底的自稱一樣！

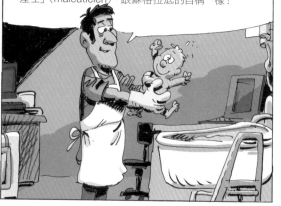

第 25 章
急救措施

　　急診是相對較新的學科。但構成這門學科的「急救動作」卻歷史悠久，數百年來的發展過程，嗯，也可以說是亂糟糟。

　　現在若有任何器官運作失靈，都有機器可以救急，替代它們的功能。就連心跳停止，也有移動式心肺機能前往心臟驟停的現場進行搶救，由配備急救設備的車輛送往專門的醫療中心。

　　進步的程度顯然超乎人們所能想像。1772年，巴黎副市長菲利普-尼古拉‧皮亞（Philippe-Nicolas Pia）大膽提議在塞納河沿岸放置溺水急救箱，急救的方法是將煙吹進溺水者的屁股裡；或是在霍亂大流行期間，托馬斯‧拉塔想出的方法是將鹽水灌入結腸，來為脫水的病人補水。

　　每個時代都有自己的信仰、祕密和獨門方法！

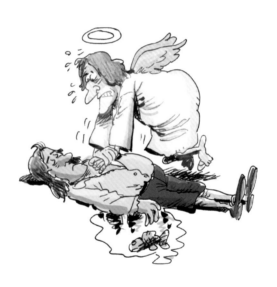

過去幾世紀裡，人類與河流有著非常頻繁的互動。

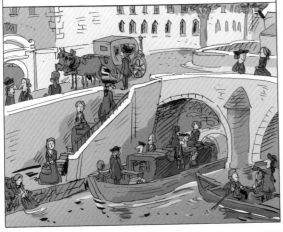

沒有人學過游泳，所以溺水很常發生。十八世紀的巴黎，每年大約會有一千人溺斃。

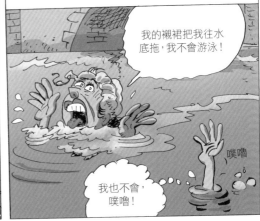

我的襯裙把我往水底拖，我不會游泳！

噗嚕

我也不會，噗嚕！

1772年，巴黎副市長皮亞提議沿著河岸放置溺水救援箱。

這些箱子堪稱是急救車（e-trolley）的始祖，裡面放了鹽、烈酒、一根鐵湯匙和一組菸具——用來把煙吹進直腸裡。

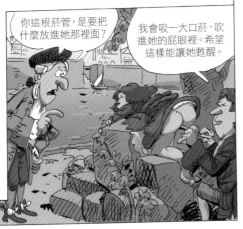

你這根菸管，是要把什麼放進她那裡面？

我會吸一大口菸，吹進她的屁眼裡。希望這樣能讓她甦醒。

為什麼會用菸草？那是因為殖民者來到美洲後，發現菸草的刺激性具有神奇的力量。

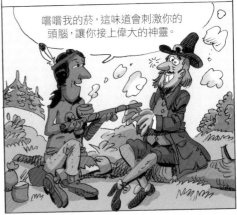

嚐嚐我的菸，這味道會刺激你的頭腦，讓你接上偉大的神靈。

後來，醫生明白對肺部送氣比煙熏直腸更有效。

1744年，蘇格蘭外科醫師托薩奇（Tossach）實驗口對口人工呼吸，相當成功。

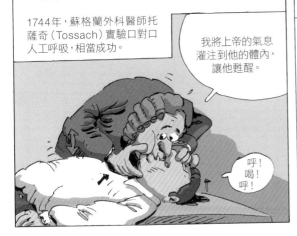

我將上帝的氣息灌注到他的體內，讓他甦醒。

呼！喝！呼！

1755年，威廉·巴肯（William Buchan）和安東·波爾塔（Antoine Portal）吸收了托薩奇的經驗，結合口對口呼吸和體外心臟按摩。

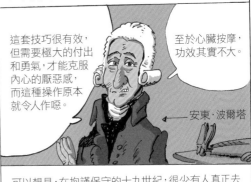

這套技巧很有效，但需要極大的付出和勇氣，才能克服內心的厭惡感，而這種操作原本就令人作嘔。

至於心臟按摩，功效其實不大。

——安東·波爾塔

可以想見，在拘謹保守的十九世紀，很少有人真正去應用這套急救術。

一直到1960年，威廉‧考文霍芬和彼得‧薩法（Peter Safar）才指點出正確的體外心臟按壓技巧。

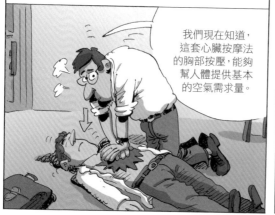

我們現在知道，這套心臟按摩法的胸部按壓，能夠幫人體提供基本的空氣需求量。

其他方式的急救也有人提出，但效果算不上好，譬如亨利‧席爾維斯特（Henri Silvester）在1858年的方法。

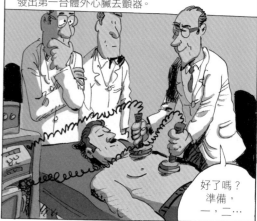

先伸直雙臂

再折起雙臂，將胸腔空氣排出。

現在使用「自動心肺復甦器」，就能在進行心臟按摩的同時，一邊準備搬運病患。

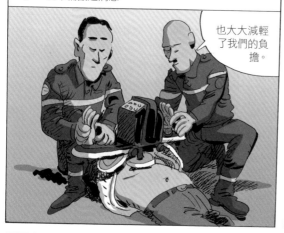

也大大減輕了我們的負擔。

前面提過的考文霍芬，將普雷沃斯特（Prévost）和巴特里（Battelli）的研究發揚光大，他在1957年研發出第一台體外心臟去顫器。

好了嗎？準備，一，二…

人工心肺機已經累積了二十年的運作經驗，現在，已可在原地經由股動脈接上。

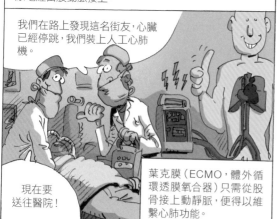

我們在路上發現這名街友，心臟已經停跳，我們裝上人工心肺機。

現在要送往醫院！

葉克膜（ECMO，體外循環透膜氧合器）只需從股骨接上動靜脈，便得以維繫心肺功能。

現在很多場所都放置了心臟自動除顫器。

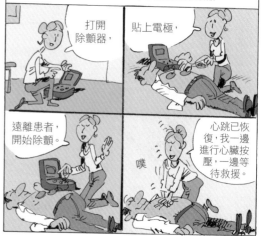

打開除顫器，

貼上電極，

遠離患者，開始除顫。

噗

心跳已恢復，我一邊進行心臟按摩，一邊等待救援。

但光是恢復血液循環是不夠的。急救的另一個重點是維持血液成分的平衡。調節體內平衡，為患者補充水分或提供鹽分，貝爾納當初便已有這樣的想法。

內平衡（internal environment）必須維持衡定。這種衡定狀態（homeostasis）是生物體擺脫受外部環境左右的演進歷程。

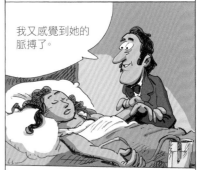

但是在具體做法上，當時還沒有人知道該怎麼做。

在霍亂流行期間，外科醫生托馬斯·拉塔萌生用鹽水注入結腸，為脫水病人補水的想法。

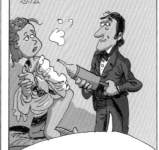

我想借用結腸的吸收能力，注入足量的熱水來讓血液恢復正常。

這個嘗試並不成功。於是他在病人手臂上插入鵝毛管，注入六品脫鹽水*。

我又感覺到她的脈搏了。

拉塔發表了《靜脈注射鹽液治療的首度治療案例》，也發明了靜脈輸液復甦術（打點滴）。

*參閱第48頁。

急救的另一項要務，是幫助腎臟淨化血液。

二戰期間，我用香腸腸衣和一架德國梅塞施密特飛機殘骸，拼湊出這台機器*。

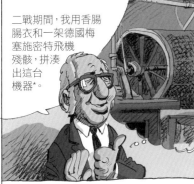

考爾夫在1943年用這台滾筒式洗腎機成功進行了血液透析。

*參閱第181頁。

另一項當務之急，是維持呼吸道的暢通。當遇難者吸入異物時，哈姆立克（Heimlich）在1974年提供了一個清除呼吸道的動作。

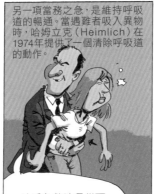

哈氏急救法是從下方擠壓肺部，藉由壓力衝開塞住氣管的物體。

為協助患者呼吸，有人工呼吸器的發明。

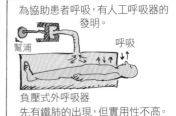
幫浦　　　　　　　　呼吸

負壓式外呼吸器
先有鐵肺的出現，但實用性不高。

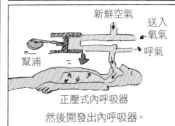
新鮮空氣　　送入氧氣
幫浦　　　　　呼氣

正壓式內呼吸器
然後開發出內呼吸器。

1966年，拉隆（Louis Lareng）成立了急診處和救護車*。

這是因為當時住院醫師依法不得在院外進行醫療。

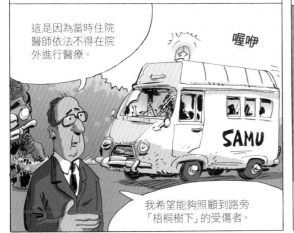

喔咿
SAMU

我希望能夠照顧到路旁「梧桐樹下」的受傷者。

今天，所有器官都能透過人工救急，這門學科也已自立門戶：急診醫學。

我承認，1950年代出現的「復甦」（réanimation）一詞，我就是始作俑者。當初我沒有意料到這個名詞會被拿去用在搶救呈現死亡狀態的患者。

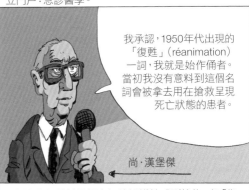

尚·漢堡傑

雖然漢堡傑對這個名詞的誤導性感到懊悔，但「復甦」一字仍然在法國被廣泛使用，因為讓一個人甦醒，是一件神奇、充滿希望的事情。

*「緊急醫療救援服務」（SAMU）。

第 26 章

護理史

談到現代護理，就讓人想到英國人南丁格爾（Florence Nightingale，1820-1910），但她其實原本是一位統計學家。

南丁格爾因為在克里米亞戰爭中成為所有傷患「黑夜中的明燈」而聲名大噪。這是一段輝煌勇敢的故事，但她的貢獻絕不僅止於那段時期。

南丁格爾活了九十年，她的一生代表了那個時代的婦運抗爭，她把人生都奉獻給推動護士教育的計劃。

南丁格爾是一則傳奇，至今依然被人傳頌！

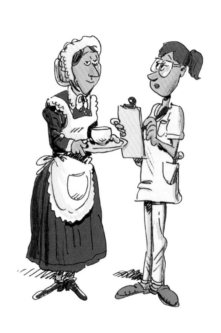

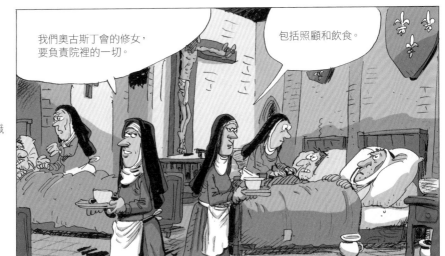

我們奧古斯丁會的修女，要負責院裡的一切。

包括照顧和飲食。

數百年來，護士的職能都是由修女擔任。

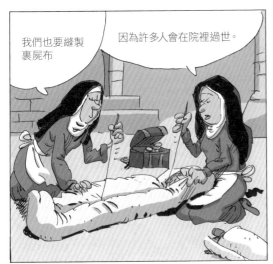

我們也要縫製裹屍布

因為許多人會在院裡過世。

聖文生·德·保祿在1633年創立了仁愛女修會。

各位修女，未來妳們將會成為一支照顧窮人、病人還有棄兒的生力軍。

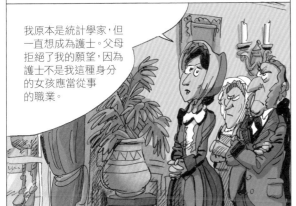

但說到真正的非宗教護理專業，就不能不歸功於佛蘿倫絲·南丁格爾在1845年的貢獻。

我原本是統計學家，但一直想成為護士。父母拒絕了我的願望，因為護士不是我這種身分的女孩應當從事的職業。

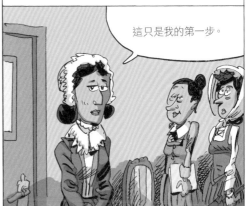

但是她仍然克服逆境，赴巴黎求學。返回倫敦後，在一個照護貴族婦女的機構擔任院長。

這只是我的第一步。

克里米亞戰爭期間，她招募人力，照顧英國傷兵，既無私付出，也展現極高的效率。

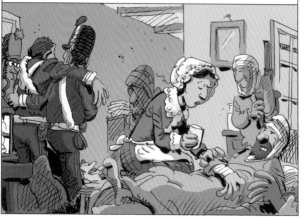

我上場的時間到了。

士兵們形容她是「黑夜中的明燈」。

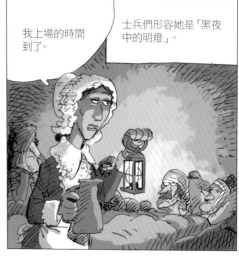

1869年，南丁格爾結識伊麗莎白·布萊克威爾*，兩人在倫敦共同創辦了女子醫學院。

我頒授皇家紅十字勳章給妳，表彰妳對於培育世界各地護士的貢獻。

我衷心期盼護士能擁有與醫生相同的學識水平。

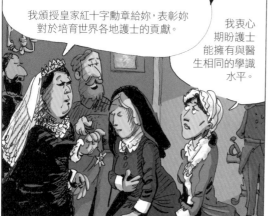

*Elizabeth Blackwell

在同一個年代，修女的地位受到共和派人士的質疑。

我們絕不服從共和派的規定。他們叫我們去照顧那些行為不檢點的花柳病患者和未婚媽媽！

我們也絕不奉行巴斯德規定的那些號稱衛生的守則！

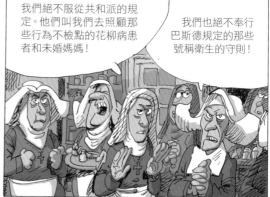

非宗教性的護理學校於是在十九世紀末創立了。

1878年，伯恩維勒（Bourneville）創立硝石庫護理學校。紅十字會護校也在1899年開辦。

各位小姐，妳們的角色是成為醫師的助手，甚至工具。

這番話非常沒有女性意識！

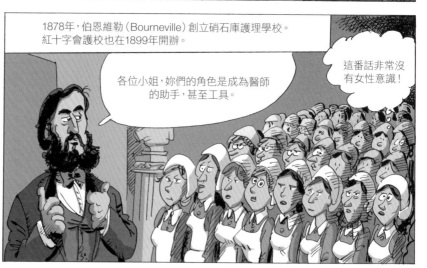

270

紅十字會護校的教學，在1923年獲得國家文憑的地位。

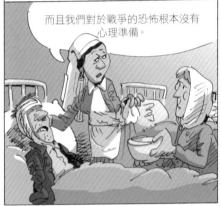

第一次世界大戰凸顯法國護士的匱乏：正規護士只有三萬名，加上七萬名志願者的協助，遠遠不敷實際所需！

而且我們對於戰爭的恐怖根本沒有心理準備。

她們不乏英勇的表現，全部的人也都獲得「白衣天使」的美稱。

像是瑪麗·馬爾凡（Marie Marvingt），本身是飛行員，懂得如何疏散傷患，她還開設飛行救難課程，成立第一個空中護士團。

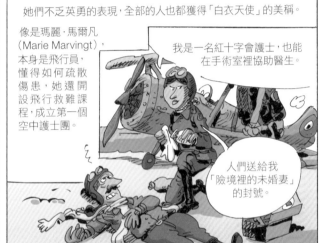

我是一名紅十字會護士，也能在手術室裡協助醫生。

人們送給我「險境裡的未婚妻」的封號。

護理專業在二十世紀有了長足進步。

我們已是專業技能者，不用再戴面紗或傳統帽帶。

1968年之後，我們不用再宣誓順從、服從或服膺美德。

1992年之後，護理在法國有了統一、唯一的國家文憑。

男孩子也越來越多了！

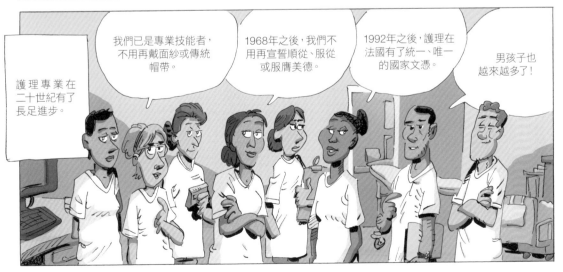

271

第 27 章
女醫生

雅典的阿妮歐迪絲（Agnodice）──一則多麼美麗的故事！

她對治病懷抱著滿腔熱情，面臨犧牲亦無怨無悔。她喬裝成男人，流放到另一個大陸去學習，為了治療雅典婦女，她冒著生命危險女扮男裝行醫⋯⋯

然後忍受讒譏，接受不公正的審判，在亞略巴古山前的公審被剝光衣服，聆聽判決，而她依舊使盡全身力氣，為自己的立場辯護。

最後，奇蹟出現了！雅典的婦女高喊要她們的醫生回來，她們需要這個博學而充滿人性的女人，能夠理解她們、撫慰她們。她們要阿妮歐迪絲回來，她們訴諸民主的力量（即使女性還不被視為公民），她們集結在城市中心街道上聲援，贏得勝利。

男人們不得不屈服於女人的要求，阿妮歐迪絲得以繼續行醫。此外，還伴隨巨大的變革──只要接受必要的學習養成，希臘女性也可以成為醫生──雅典特別為此制定了法律！

西元前四世紀的這個故事，預示性勾勒出任何有志成為醫生的女性所面臨的難題。直到十九世紀，女性才真正嶄露頭角！

這是一條布滿荊棘的漫長道路。

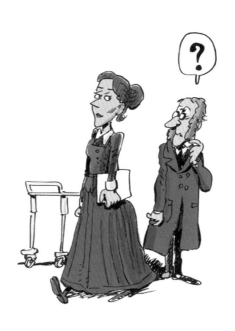

長久以來，女性一直被排拒在醫學之門外，不過女性醫生一直存在。史上第一位記載的女醫師是梅里特普塔（Méryt-Ptah），出現在西元前兩千七百年！

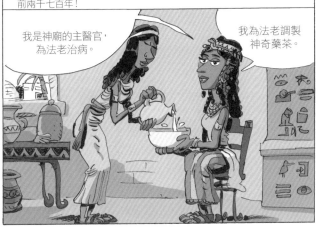

我是神廟的主醫官，為法老治病。

我為法老調製神奇藥茶。

不過，女醫師的最佳代言人，非雅典的阿妮歐迪絲莫屬。

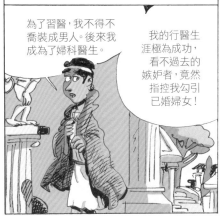

為了習醫，我不得不喬裝成男人。後來我成為了婦科醫生。

我的行醫生涯極為成功，看不過去的嫉妒者，竟然指控我勾引已婚婦女！

阿妮歐迪絲被迫公開女性的真實身分。

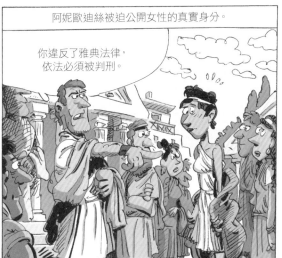

你違反了雅典法律，依法必須被判刑。

雅典公民的妻子們聞訊，竟群集來聲援阿妮歐迪絲。

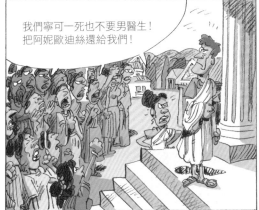

我們寧可一死也不要男醫生！把阿妮歐迪絲還給我們！

法官宣判阿妮歐迪絲無罪，允許她繼續行醫。隔年，雅典立法允許女性習醫。

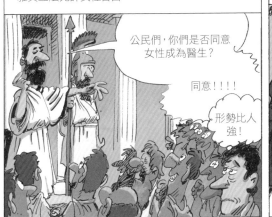

公民們，你們是否同意女性成為醫生？

同意！！！！

形勢比人強！

西元前三世紀，最早的煉金術士之一「猶太女瑪利亞」發明了以她命名的水浴法（隔水加熱，bain-marie）。

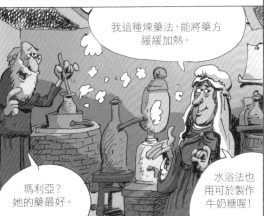

我這種煉藥法，能將藥方緩緩加熱。

瑪利亞？她的藥最好。

水浴法也用可於製作牛奶糖喔！

在中世紀，賓根的聖賀德佳（Hildegard von Bingen）既主持本篤會修院，也是一位醫生、植物專家、學者、音樂家和聖人。

人就是一個小宇宙，反映了整個大宇宙。

賀德佳撰寫過兩本醫學作品，書中對於食物營養十分重視。

我記載了三百種具有療效的植物，這些植物入菜的效果也非常好！

全都取決於劑量。

嗯，聞起來好香！

吃吃看，神父。告訴我最近有什麼新聞吧！

特洛塔是薩萊諾之光，而中世紀最重要的醫學院就在薩萊諾。她是婦科和產科專家，此外也留下了關於女性美妝的文章。特洛塔影響了整個中世紀的婦科。

我按照特洛塔的建議，進行了一次坐浴。

嗯，我可以出去了嗎？

再十分鐘。

女性一向被排擠在大學之門外，唯一的例外是波隆那，從1088年大學成立起就接納女性入學。

我是多蘿蒂亞·博基（Dorotea Bocchi），1390年獲得了哲學和醫學教席。

我來介紹我的同事：阿貝拉（Abella），費莉西亞（Felicia），亞歷山德拉（Alessandra），瑪格麗特（Margarita），康斯坦絲（Constance）。

人們對女性能力的保留態度一直根深蒂固。1875年，馬德琳·布萊斯（Madeleine Brès）才成為法國第一位醫學博士，而且這只是特殊案例。

法國雖然沒有禁止女性行醫，但光是習醫的環境，就對她們形成一道難以突破的倫理壁壘。

法學專家戴希雷·達洛茲（Désiré Dalloz），1860年。

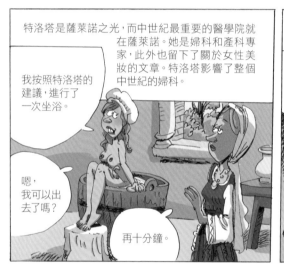
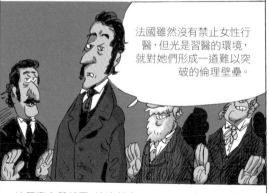
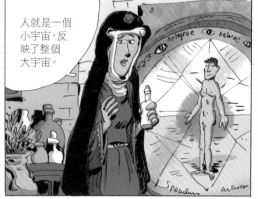

1868年的某一天，當天的部長會議並不是由皇帝主持，而是非常支持女性的歐仁妮皇后（L'impératrice Eugénie）。

我希望女孩子也可以就讀醫學院。

我同意，皇后殿下。

現在是讓女性參與醫學的時候了！

教育部長
維克多·杜魯伊
（Victor Duruy）

醫學院院長
伍爾茨
（Doyen Wurtz）

當年有四位女性進入醫學院就讀。除了馬德琳·布萊斯是法國人，還有三位外國人：美國人瑪麗·普特曼（Mary Putman）、俄羅斯人凱瑟琳·岡察洛夫（Catherine Gontcharoff），和英國人伊麗莎白·加雷特（Elizabeth Garrett）。

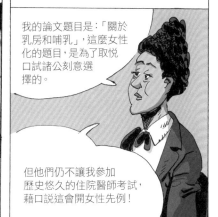

馬德琳於1875年取得博士學位。

我的論文題目是：「關於乳房和哺乳」，這麼女性化的題目，是為了取悅口試諸公刻意選擇的。

但他們仍不讓我參加歷史悠久的住院醫師考試，藉口說這會開女性先例！

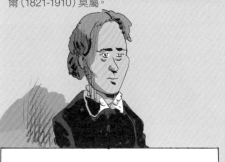

真正的女性先驅，非英國人伊麗莎白·布萊克威爾（1821-1910）莫屬。

經過十九次申請入學被拒後，1849年她在美國獲得醫學學位！

由於大多數醫院都讓她吃了閉門羹，為了執業，她只得成立自己的診所。

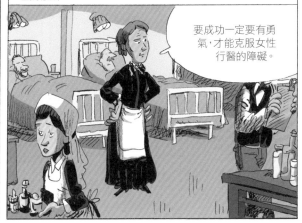

要成功一定要有勇氣，才能克服女性行醫的障礙。

英國人伊麗莎白·加雷特就是在布萊克威爾的鼓勵下，才決定加入習醫行列。

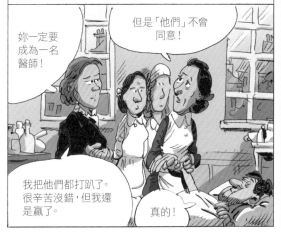

妳一定要成為一名醫師！

但是「他們」不會同意！

我把他們都打趴了。很辛苦沒錯，但我還是贏了。

真的！

加雷特在1865年獲得英國醫師資格，1870年獲取法國醫師資格。

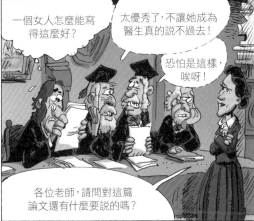

一個女人怎麼能寫得這麼好？

太優秀了，不讓她成為醫生的真說不過去！

恐怕是這樣，唉呀！

各位老師，請問對這篇論文還有什麼要說的嗎？

女性要獲得住院醫師的位子也是難上加難。1882年的住院醫師開放女性甄試，卻有九十名（男性）住院醫師請願反對。

女人？她們根本沒有當醫生的體力，更別說心理素質和智力，全都差男人一大截！

更別提待命室那套儀式啦。

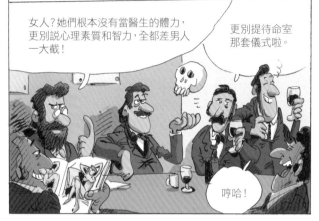

哼哈！

終於有兩位女性在1886年成為住院醫師：克朗克（Mlle Klumpke，後來成為德傑林〔Dejerine〕夫人）和愛德華茲（Mlle Edwards）。

真是受夠了這些大男人！

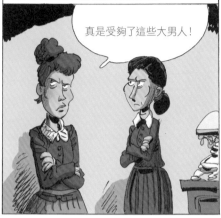

蘇珊娜·諾埃爾（Suzanne Noël）是第一位整形外科醫師。

美容手術也是女性拿回身體自主權的方式。

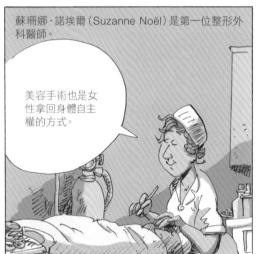

她在1912年為女演員莎拉·貝爾納（Sarah Bernhardt）做了手術。

諾埃爾醫生幫我重做了在芝加哥失敗的拉皮手術。

醫生，謝謝妳！

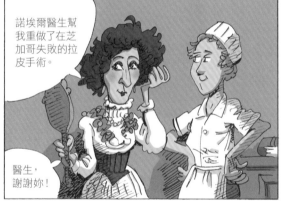

二十世紀的女性逐漸打入了每個醫學領域和外科領域。

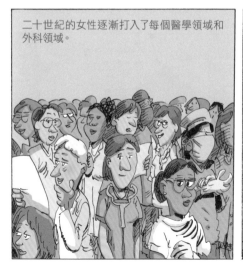

目前，醫學院的女性比例高於男性（58%之於42%）。

親愛的尚諾威，將來這個行業的女性會比你們男性還多！

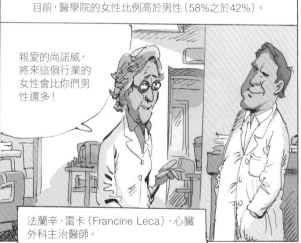

法蘭辛·雷卡（Francine Leca），心臟外科主治醫師。

第 28 章

飲食

　　飲食是醫學史裡的一個重要面向。打從遠古起，舊石器時代的採集狩獵者的主要關心就是如何吃飽，不管吃的是穀物、種子、果子還是長毛象的腿，對他來說都不重要，只要能填飽肚子，攝取到動物蛋白質，必要時，也可以吃下同類*。

　　人類是雜食動物，懂得如何栽培植物、豢養和挑選對自己有用的動物，總之，人類馴化了大自然，以滿足自己的飲食需求。

　　這個過程卻又造成糧食過度豐饒，讓一些地區的人飲食過量，營養過剩。飲食過度造成的問題儼然是不折不扣的流行病，包括消化道癌症、動脈硬化、糖尿病等。這麼一來，我們又得關注特別的飲食方式來對治營養過剩，在同一時間，全球人口仍然面臨營養不足的問題。

　　宗教信仰也參與關注飲食，規定什麼不能吃或何時不能吃。有的人則以生態考量或尊重動物為由，選擇不吃肉或動物來源製品。還有一些人出於健康考量，不得攝取糖、鹽、麩質、膽固醇等等。

　　現代營養學家在這麼多考量和限制下，使出渾身解術，設法規劃出符合每個人的飲食方式。

　　這真是個傷透腦筋的挑戰！

*羅華・劉易（Roy Lewis）《為什麼我吃掉了父親》（*Pourquoi j'ai mangé mon père*），Presses pocket, 2011.

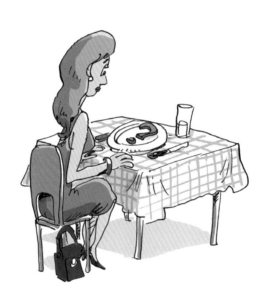

人類的身體打從一開始就被設計為可以承受斷食。

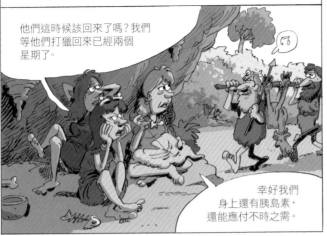

他們這時候該回來了嗎？我們等他們打獵回來已經兩個星期了。

幸好我們身上還有胰島素，還能應付不時之需。

禁食是宗教傳統裡的重要精神內涵。摩西、耶穌、穆罕默德都曾在沙漠中禁食。猶太贖罪日，基督教四旬期齋戒，穆斯林齋月：三大一神教都選擇以禁食作為精神的鍛鍊，但也可能包含飲食和健康的因素。

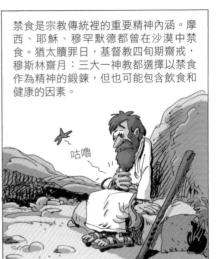

咕嚕

希波克拉底認為飲食是健康之本。

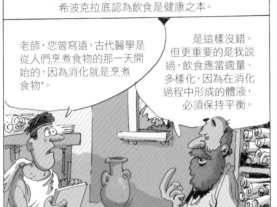

老師，您曾寫道，古代醫學是從人們烹煮食物的那一天開始的，因為消化就是烹煮食物*。

是這樣沒錯。但更重要的是我說過，飲食應當適量、多樣化，因為在消化過程中形成的體液，必須保持平衡。

巴格達的醫生拉齊**（854 - 925）已開始提倡素食主義以保護動物。

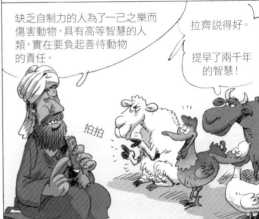

缺乏自制力的人為了一己之樂而傷害動物，具有高等智慧的人類，實在要負起善待動物的責任。

拉齊說得好。

提早了兩千年的智慧！

拍拍

*希波克拉底《古代醫學》（De vetere medicina）。

**參閱第22頁。

此外，歷史上因為糧食生產不足而導致某些食物短缺或飢荒事件層出不窮。

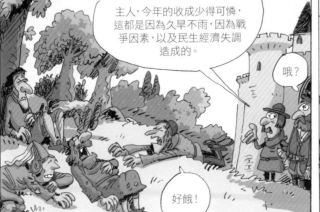

主人，今年的收成少得可憐，這都是因為久旱不雨，因為戰爭因素，以及民生經濟失調造成的。

哦？

好餓！

中世紀的有錢人認為大量飲食對健康有益，香料也具有藥物般的療效，能夠恢復體液平衡。

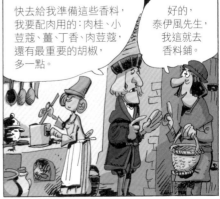

快去給我準備這些香料，我要配肉用的：肉桂、小荳蔻、薑、丁香、肉荳蔻，還有最重要的胡椒，多一點。

好的，泰伊風先生，我這就去香料鋪。

十九世紀之前，歐洲一直把肥胖當成一件好事，也視為財富和成功的象徵。

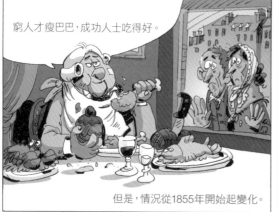

窮人才瘦巴巴，成功人士吃得好。

但是，情況從1855年開始起變化。

威廉·班廷（William Banting）是一位白手起家的英國貴族，年近六十，頗受敬重。但是他因為過胖受到大眾嘲笑，心情複雜。

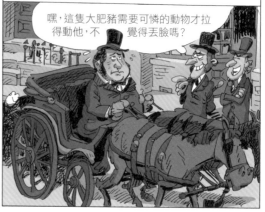

嘿，這隻大肥豬需要可憐的動物才拉得動他，不 覺得丟臉嗎？

他去看醫生，醫生也給了他建議。

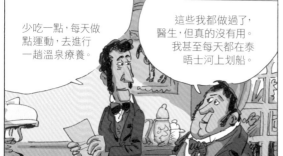

少吃一點，每天做點運動，去進行一趟溫泉療養。

這些我都做過了，醫生，但真的沒有用。我甚至每天都在泰晤士河上划船。

班廷又再諮詢了一位耳鼻喉科專家，哈維（Harvey）醫師。

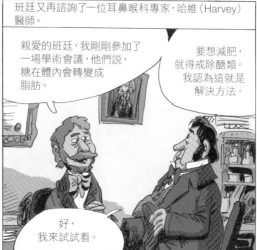

親愛的班廷，我剛剛參加了一場學術會議，他們說，糖在體內會轉變成脂肪。

要想減肥，就得戒除醣類。我認為這就是解決方法。

好，我來試試看。

班廷遵照指示，不吃澱粉、麵包、蛋糕，只吃瘦肉和蔬菜。

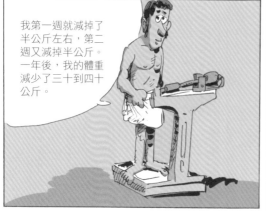

我第一週就減掉了半公斤左右，第二週又減掉半公斤。一年後，我的體重減少了三十到四十公斤。

他出版了自己的減重經驗，大為轟動。

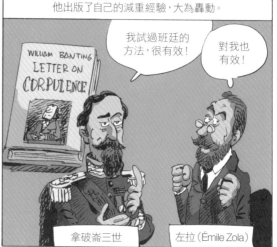

WILLIAM BANTING
LETTER ON
CORPULENCE

我試過班廷的方法，很有效！

對我也有效！

拿破崙三世

左拉（Émile Zola）

*威廉·班廷《論肥胖的公開信》

班廷保持著這種飲食習慣直到過世，他活到八十一歲，到死前都沒有再復胖。

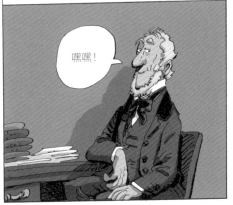

嘿嘿！

根據班廷方法發展出的飲食法大受歡迎，因為幾乎什麼都可以吃（或相去不遠），但不要一次全吃。這些飲食法會建議避免某一類的食物，或單吃某類食物以快速形成飽足感。

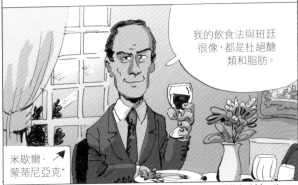

我的飲食法與班廷很像，都是杜絕醣類和脂肪。

米歇爾·
蒙蒂尼亞克*

*Michel Montignac

問題是，結束瘦身飲食法後，會出現「反彈效應」。

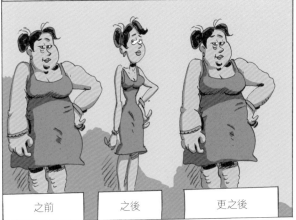

之前　　　　之後　　　　更之後

後來又進一步出現針對特定疾病的飲食法。以麩質過敏所引起的慢性腸道疾病（乳糜瀉）為例，便要進行無麩質飲食。若有麩質不耐受的體質，就得奉行這種飲食法。

麩質是穀類作物（小麥、大麥、黑麥）含有的數種蛋白質，一般正常飲食裡經常會攝取到。

因此無麩質飲食對食材的要求特別高。

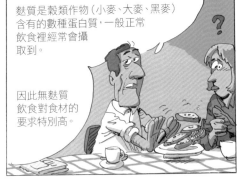

1948年起，開始流行不含膽固醇的飲食法。主要的流行病學研究均已指出，克里特島當地居民的飲食方式，能夠避免心血管疾病發生。

這裡有什麼，我們就吃什麼：水果、蔬菜、魚、山羊起士、橄欖油，每天一小杯紅酒。

人人都活到一百歲！

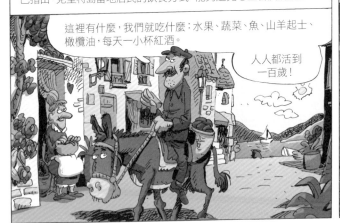

如今，醫院必須留意每位病人的飲食需求，足以讓院方一個頭兩個大！

我的病人有零膽固醇飲食，無麩質飲食，無蛋白質飲食，無鹽飲食，無纖維飲食，極低熱量飲食，還有病人要吃打碎的食物或泥狀食物。

更別說有人只吃清真食物或猶太食物！

如果沒有電腦，我早就完蛋啦。

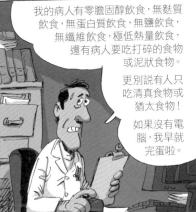

第 29 章

過敏史

　　過敏是一種時興的疾病。我們對花粉過敏，對塵蟎過敏，對貓毛、海鮮、麩質過敏，或對日常生活中的許許多多物質過敏，產生中毒反應。人體一直存在這種過度敏感的反應，但過去人們並不了解其中原因。十九世紀後，拜新興免疫學的發現，揭露身體內部的運作機制，才得以解釋為什麼有些個體會對「外來者」進行「過度」防禦。人們也才知道過敏有可能嚴重到致命，此外，大腦在過敏機制裡扮演了極為重要的角色，也就是心理作用（譬如氣喘）。最後，當然也少不了遺傳因素。

　　過敏在已開發國家是個越來越常見的現象。但就算我們對過敏已經有一定的認識，許多事情還是令人搞不清楚。關於過敏和過敏體質，未來一定還有很多東西值得討論。

英國臨床醫師博斯托克（Bostock），1819年在倫敦首度描述了一種新疾病「乾草熱」。他自己也得了這種病。

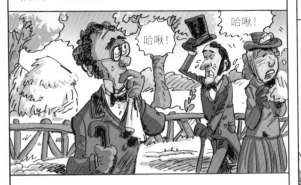

哈啾！

哈啾！

他注意到，大部分患者屬於上層階級。

1865年，查爾斯·布萊克利（Charles Blackley）指出，花粉就是導致乾草熱（即花粉熱）的罪魁禍首。症狀的嚴重性與空氣中飄浮的花粉數量直接相關。

我自己就對乾草感冒，許多試驗就拿自己來做就行了。

我成功驗證自己的症狀跟花粉之間的關連性。

我還研發出皮膚測試法。

啾

布萊克利還觀察到，農民從來不會得花粉症。

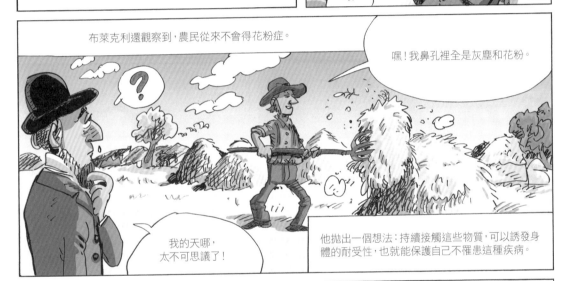

嘿！我鼻孔裡全是灰塵和花粉。

我的天哪，太不可思議了！

他拋出一個想法：持續接觸這些物質，可以誘發身體的耐受性，也就能保護自己不罹患這種疾病。

什麼是花粉症？最常見的特徵是和花粉出現時機有關的季節性過敏。

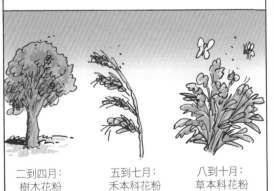

二到四月：
樹木花粉

五到七月：
禾本科花粉

八到十月：
草本科花粉

特魯索（Armand Trousseau, 1801-1867）是十九世紀最傑出的臨床醫師之一。

我一直都有氣喘的毛病。但氣喘發作的時機往往是因為吸入灰塵和聞到草味所引起。

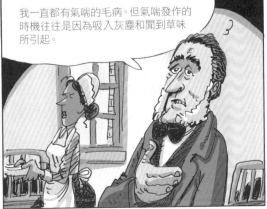

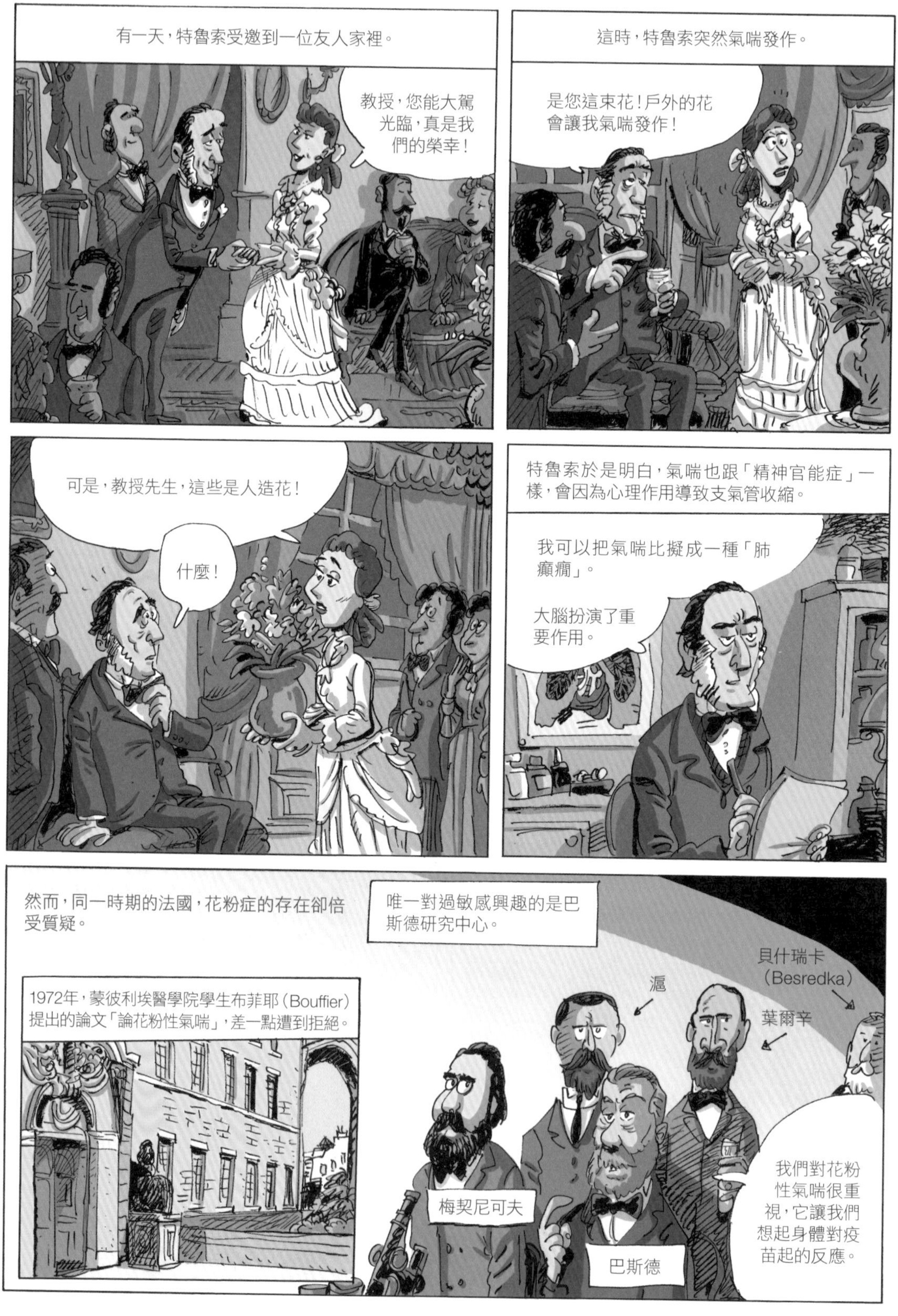

有一天，特魯索受邀到一位友人家裡。

這時，特魯索突然氣喘發作。

教授，您能大駕光臨，真是我們的榮幸！

是您這束花！戶外的花會讓我氣喘發作！

可是，教授先生，這些是人造花！

什麼！

特魯索於是明白，氣喘也跟「精神官能症」一樣，會因為心理作用導致支氣管收縮。

我可以把氣喘比擬成一種「肺癲癇」。

大腦扮演了重要作用。

然而，同一時期的法國，花粉症的存在卻倍受質疑。

唯一對過敏感興趣的是巴斯德研究中心。

貝什瑞卡
（Besredka）

滬

葉爾辛

1972年，蒙彼利埃醫學院學生布菲耶（Bouffier）提出的論文「論花粉性氣喘」，差一點遭到拒絕。

梅契尼可夫

巴斯德

我們對花粉性氣喘很重視，它讓我們想起身體對疫苗起的反應。

288

1901年，摩納哥親王阿爾貝一世（Albert Ier）駕船出海，進行年度大西洋探險。他觀察到水手被水母螫到時，會出現劇烈疼痛，甚至昏厥過去。

這些動物一定有毒液。我來問問里歇（Charles Richet）和波提耶（Paul Portier）的看法。

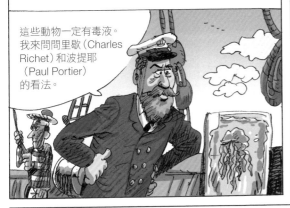

波提耶和里歇於是登上「愛麗絲公主號」。

我們準備給實驗動物注射低劑量的毒液，然後逐漸增加劑量，讓牠們產生免疫力。

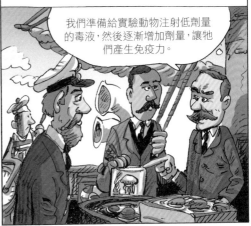

但這些動物不僅沒有獲得免疫，反而變得越來越敏感，甚至死亡。

觀察到的現象和預期完全相反。

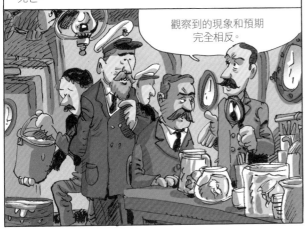

里歇和波提耶將他們發現的這種現象稱為「過敏」（anaphylaxie），以表示和他們原本預期達成的預防（prophylaxie）功效相反，也為過敏研究奠定了最早的基礎。

夏爾·里歇，獲得1913年諾貝爾獎。

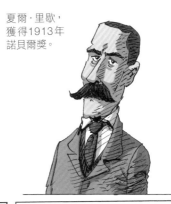

當時的人們已理解過敏有許多成因。呼吸道過敏是最常見的，主要有以下的表現方式：

過敏性鼻炎，伴隨鼻塞、鼻子癢、流鼻水等症狀	氣喘，發作時呼吸困難	過敏性結膜炎

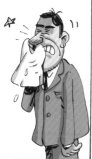
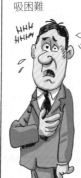
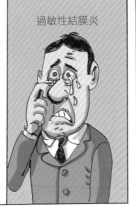

普魯斯特有非常嚴重的氣喘，他很清楚自己毛病的源頭，於是密不透風地把自己隔絕於花粉和塵蟎之外。

喀啷

窸窣

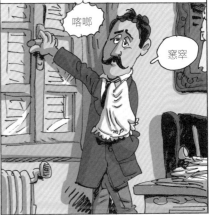

皮膚過敏的症狀有：

皮膚起疹子，出現光滑、或紅或粉紅色的斑塊，引發嚴重瘙癢。

或起濕疹，引起皮膚乾燥，發紅，發癢，有時出血和長厚痂。

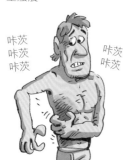

咔茨
咔茨
咔茨

咔茨
咔茨

窸窸窸

另一種過敏反應是血管性水腫。過敏原增加了血管通透性，造成血管內液體滲透到組織，導致皮下組織嚴重腫脹。一旦發生就相當緊急，甚至會壓迫呼吸道。

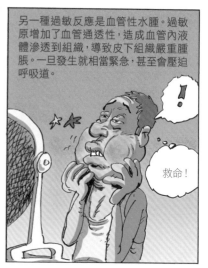

！

救命！

過敏症狀可表現於皮膚（起疹子、水腫、濕疹），呼吸道（氣喘），消化道（腹瀉、腹痛），或全身性的，嚴重時，可能導致過敏性休克。

食物過敏十分常見。

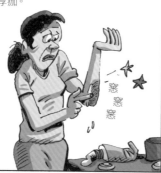
主要的過敏原種類很多

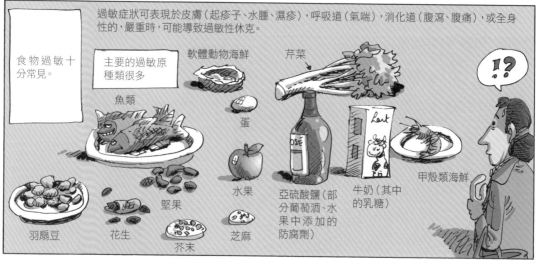

軟體動物海鮮

芹菜

魚類

蛋

水果

亞硫酸鹽（部分葡萄酒、水果中添加的防腐劑）

牛奶（其中的乳糖）

甲殼類海鮮

羽扇豆

花生

堅果

芥末

芝麻

！？

毒液也會引起過敏反應，最常發生於被黃蜂、大黃蜂或蜜蜂螫到。刺傷周圍會出現強烈的局部反應，但也可能引發嚴重的全身反應。

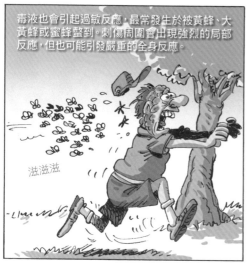

滋滋滋

幾乎所有的藥物都可能引發過敏（抗生素、消炎藥、放射科用藥、麻醉劑）。

乳膠（手術手套、導管）可能在手術中引起過敏。

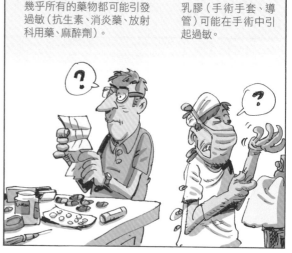

？

？

1888年，艾米爾·滬在巴斯德研究中心發明了血清療法來防治白喉。血清療法是用富含特定抗體的動物血清來抵消某種微生物、毒素或細菌的抗原*。

他們欠我一根大蘿蔔！

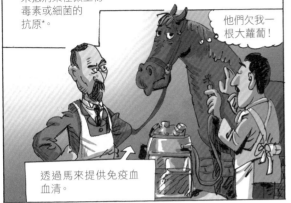

透過馬來提供免疫血血清。

奧地利小兒科醫師克萊門斯·馮·皮奎特（Clemens von Pirquet）將這種療法用於兒童身上。

我觀察到部分兒童出現「意料之外的反應」（allergie），他們似乎對血清本身敏感，出現發燒、起疹子、腎臟損傷等症狀。

這種過敏可能起因於抗原和抗體之間的衝突。

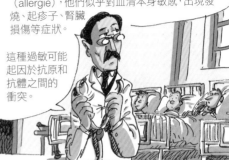

他在1903年使用的「過敏」（allergie）一詞沿用至今。

1907年，貝什瑞卡在巴斯德研究所提出注射動物血清時防止過敏性休克的方法。此法係以小劑量藥物注射多次，再完整注射血清。

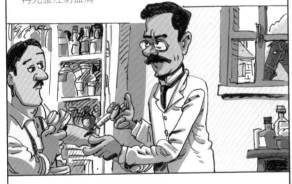

這種方法亦沿用迄今。

1910年，偉大的神經傳導物質專家亨利·戴爾（Henry H. Dale）在因緣際會下發現了組織胺。他驚訝地發現這種在動物體內被歸為麥角菌一類的化合物，對微血管有如此強大的作用。

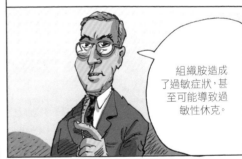

組織胺造成了過敏症狀，甚至可能導致過敏性休克。

在人類中，過敏會觸發白血球的去顆粒作用，釋放組織胺。

肥大細胞（白血球）

組織胺

分泌胃酸

血管擴張

支氣管收縮

發癢

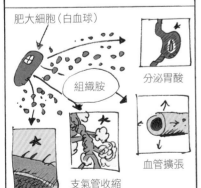

雖然有里歇的貢獻，法國臨床醫師始終對過敏症興趣缺缺。不過維達爾（Fernand Widal）和後來的瓦樂里拉多（Pasteur Vallery-Radot）仍從1929年之後陸續指出遺傳的角色。

光是能對某種過敏原起反應，似乎就算得上是一種病理特徵，而這種病理特徵顯然是會遺傳的。

氣喘、花粉症、蕁麻疹、偏頭痛之間明顯的親緣關係，以及這些病症在某些家族裡的發生頻率，代表只有在適當環境孕育下，才可能擁有過敏體質。

我們都有過敏體質！

費南·維達爾

巴斯德·瓦樂里拉多

*參閱第102頁。

為了診斷過敏，就必須先檢測過敏，於是有了皮下檢測法。

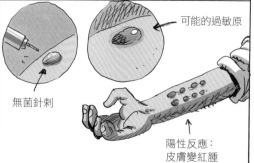

無菌針刺

可能的過敏原

陽性反應：皮膚變紅腫

將幾種可能的過敏原置放在前臂，以針刺刺入皮膚裡。

反應越劇烈，過敏程度就越嚴重。

我們開始明白過敏是一種身體對外來抗原（過敏原）的免疫反應，而且是一種過度反應的病理現象。

這是身體一種過度敏感的反應。我們的想法是讓身體對過敏原產生耐受性。

過敏有家族性的傾向，我們稱之為「過敏體質」。

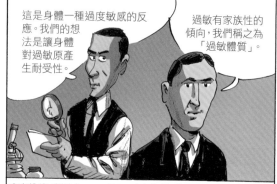

李奧納德・努恩（Leonard Noon）和約翰・弗里曼（John Freeman）

1911年，努恩和弗里曼嘗試以預防性的花粉萃取物注射，來減低過敏體質。

在對花粉症患者進行治療之前，必須先準備各種花粉的萃取物，並透過皮膚檢測找到合適的稀釋度。

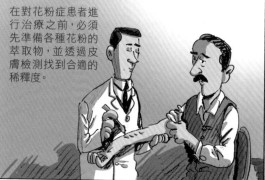

因此必須事前透過皮膚檢測反應，來對可能過敏的花粉進行精確診斷。

▶ 1921年，卡爾・普勞斯尼茲-吉勒（Carl Prausnitz-Giles）將他對魚肉過敏的同事海因茲・昆斯特（Heinz Küstner）的血清注入到自己的真皮層裡。

▶ 二十四小時後，他將魚過敏原注入第一次注射的部位，皮膚馬上起了疹子。

唯一可能的原因，就是血清中有一種立即引起皮膚反應的成分。

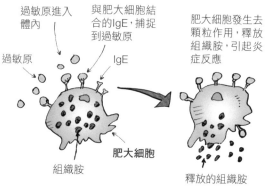

我把這種成分稱為「反應素」。

在加州做研究的日本夫婦石坂公成和石坂照子，發現所謂的反應素就是導致過敏反應的抗體。這種抗體屬於新一類的免疫球蛋白，1967年命名為免疫球蛋白E（IgE）。

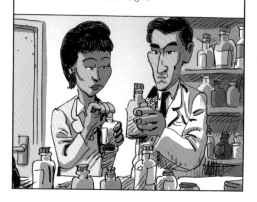

過敏反應的模式可以設想如下。

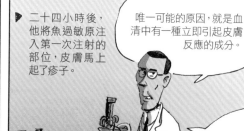

過敏原進入體內

與肥大細胞結合的IgE，捕捉到過敏原

肥大細胞發生去顆粒作用，釋放組織胺，引起炎症反應

過敏原

IgE

肥大細胞

組織胺

釋放的組織胺

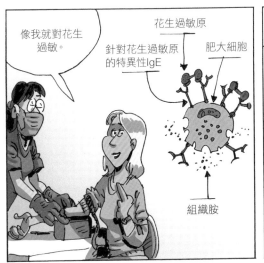

像我就對花生過敏。

花生過敏原

針對花生過敏原的特異性IgE

肥大細胞

組織胺

一旦診斷出過敏原,就可以考慮做減敏治療。

透過逐步、非常規律地注入過敏物質,來重新訓練免疫系統。

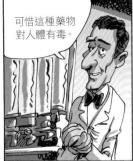

1937年,巴斯德研究所的波偉(Daniel Bovet)發現組織胺拮抗劑,能夠預防大鼠的過敏性休克。

可惜這種藥物對人體有毒。

1957年諾貝爾獎

1968年科學家偶然發現了Phenergan(Promethazine),它具有抗組織胺特性,也有鎮靜作用,與氯普麻(Largactil)屬於同一家族。

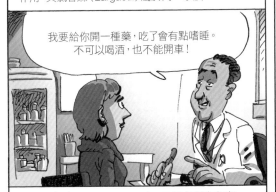

我要給你開一種藥,吃了會有點嗜睡。不可以喝酒,也不能開車!

哈爾彭(Bernard Halpern),1968年於布魯塞。

以下是我們目前對過敏的瞭解:

① 首先,過敏原(花粉、塵蟎、食物)進入人體。

② 物質被淋巴細胞識別為過敏原,淋巴細胞記住它的身分,誘發特異性抗體(IgE)。

③ 再次接觸過敏原時,抗體過度反應,觸發組織胺大量釋放。

淋巴細胞

④ 組織胺的血管活性引起了過敏症狀:鼻炎、濕疹、氣喘、水腫等。

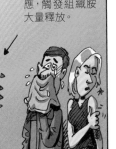

過敏研究方興未艾,由於有越來越多的國家朝已開發邁進,過敏也成為不可忽視的社會現象,而我們還未完全理解其中的成因。

哈啾

50%

30%

10%

1980 1999 2025

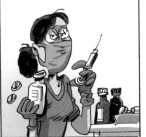

293

第 30 章
醫院史

　　講述醫院的歷史，顯然也是在講述疾病和苦難的歷史，但也包括那些最初興建醫院的有心人士。

　　這段歷史讓中世紀的主宮醫院重生。住在那裡的病人，三人共用一張病床（病人、垂死的人或死人），一正一反緊挨著，最好的床位是能對著懸掛在廳堂後方的巨大十字架祈禱。十字架上的基督是唯一的希望救贖，因為醫生很少，醫療資源更少，只有理髮師過來要耍手中的剃刀，院裡的奧古斯丁修會修女一針一線縫製著裹屍布。

　　太陽王路易十四興建了比塞特（Bicêtre）醫院——但是他想像的機構與其說是醫院，不如說是監獄，因為對他來說，將擾亂公共安全的人隔離才是最要緊的：罹患傳染病、有可能引爆大規模感染者首當其衝；截肢的士兵，阻卻後進者踏上報效國家之路；還有巴黎街頭的乞丐和窮困潦倒者，一旦對中產階級的財富起覬覦心，便不惜拐騙行搶。窮困和病痛變成了同義詞，醫院的使命是將他們隔絕，最好是讓人不知道他們存在。

　　所以國民公會才對信仰教條如此輕蔑嘲笑，他們的信徒被聖茹斯特的雄辯激勵，寧可廢除醫院、賣掉醫院增加國庫收入。他們認為在一個不再有任何苦難的美麗新世界裡，醫院將變得一無是處。

　　所以拿破崙表現出如此的實用主義就格外令人詫異。他對醫院缺少住院醫師感到惱火，下令制定住院醫師制，無形間徹底改革了醫院，創造出一個有利於醫學進步的環境。

　　還有十九世紀的開創者，他們重新發明了臨床解剖學方法，摸索出我們今天知道的幾乎所有外科手術，並繼承巴斯德和貝爾納的精神，為疾病的瞭解注入更多科學知識。

要克服遲重緩慢的步伐和眼前困難，才能從頭改變醫院的結構，以老牛拖車的速度、逐漸抵達我們擁有的現狀*。

　　至於未來的醫院，有資訊科技與「大數據」的應用，加上人工智能和機器人扮演不可或缺的角色，截至目前為止都還很難勾勒它可能的面貌。

　　但可以想見，它必定和伯恩濟貧醫院（hospices de Beaune）一點都不像。

* 引自尚諾威‧法比安尼《醫院與慈善：誰笑到最後？》（C'est l'hôpital qui se moque de la charité），Les Arènes出版，2016。

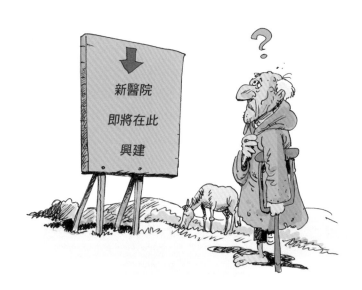

醫藥之神阿斯克勒庇俄斯*的神廟，就是希臘人的醫院。

負責治療的祭司，在神廟裡處理獻神的祭品，為患者解夢、沐浴、按摩、備妥藥用植物和溫泉水。

我被我的夢境治癒了，我得喝這個水喝兩個禮拜。

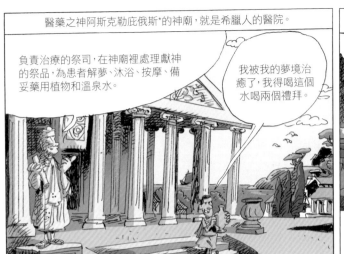

*參閱第14頁。

希波克拉底打破了這種基於問神和神蹟的醫院方式。

我來教你們如何檢查這位女士的肩膀。

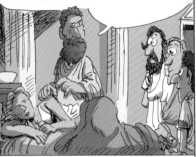

他在科斯島上建立了一個診療場所「阿斯克勒庇翁」，並傳授學生醫術。

羅馬人不太關心病人，把醫療交給希臘人和奴隸去處理。西元前293年，羅馬人在台伯河島上蓋起第一座醫院，以對治瘟疫。

把瘟疫患者全部趕到島上。

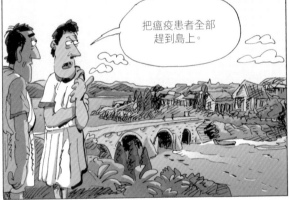

説到教學醫院的概念，中東聶斯托留教派醫生才是真正的發明者。他們的醫院結合了醫療和教學——學生在教授指導下，追蹤病人的復元狀況。

我們有文獻可以查閱。

我幫助學生應用大師的著作在病人身上。

阿拉伯世界承襲了這套觀念。

大師的教學時間到了。伊本·西那*每天這個時間都會來比馬里斯坦**探視病人，同時傳授醫學。

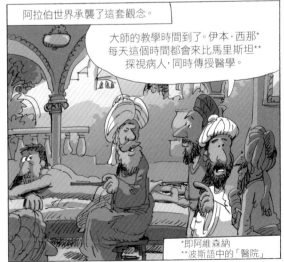

*即阿維森納
**波斯語中的「醫院」

在基督教的西方世界，僧侶和修女基於慈善理念，創建了最早的醫院。

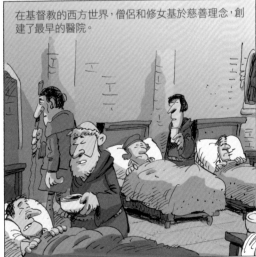

「主宮」陸續在各地市鎮中心出現*。1165年，巴黎的「主宮」於現在的查理曼廣場上起建。

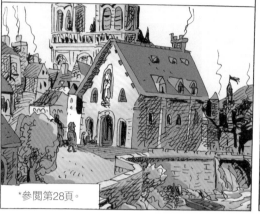

*參閱第28頁。

1606年，巴黎主宮在塞納河左岸新添了附屬建築。隨後又興建「雙橋」與主建築銜接。雙橋上又另起新建物「聖葛斯默廳」。

這裡有美麗的河景可眺望，雖然潮濕了點。

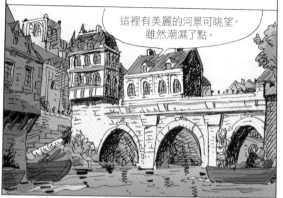

1865年，奧斯曼（Haussmann）男爵將舊建築拆除，在聖母院廣場的北側進行重建。

現在看起來好多了，是吧？

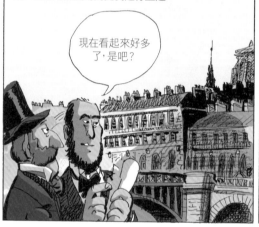

回到十字軍東征的年代。阿拉伯人的「比馬里斯坦」，令西歐騎士印象深刻。

等我回到巴黎，我要為盲人興建一座有十五倍二十個人那麼大的醫院，接受我的統治保護。

路易九世 →

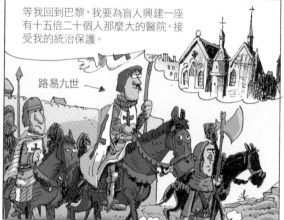

隨著城市發展，身無分文的乞丐群聚在城裡，醫院成為收容所。

要飯的，全部給我去醫院！

什麼嘛，那裡根本是監獄！

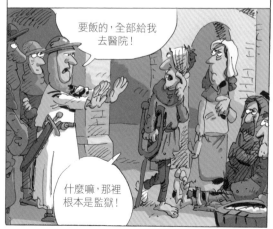

醫院，逐漸變成了一個監禁場所，醫生在這裡並沒有什麼地位。

本人下令興建兩所醫院，將窮人隔離，進行再教育。

硝石庫（La Salpêtrière）收容女性

比塞特收容男性

路易十四，1656年

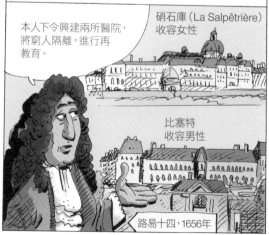

另一方面，聖文生‧德‧保祿和他創立的「仁愛女修會」發起建設新的慈善醫院（hospices）。

我們要把這些新成立的機構稱為「慈善」（charité）。

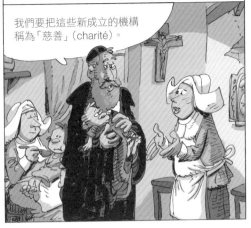

聖文生的理念傳遍整個歐洲。1710年，普魯士國王腓特烈在柏林城牆外為瘟疫患者興建了一座慈善醫院。

我們就以法國的慈善醫院為典範，將這裡命名為「夏里特」（Charité）。

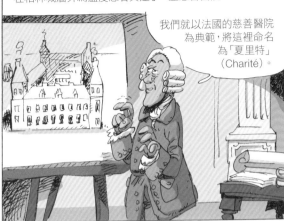

十八世紀慷慨的捐贈者基於同樣的精神興建了更新、更現代化的醫院，例如科相（J-D Cochin）神父。

受惠於一筆捐款挹注，我用我的名字，在巴黎蓋了一間醫院。

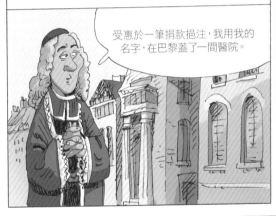

或像金融家尼古拉‧博瓊，1784年在巴黎魯勒市郊地區（Faubourg-du-Roule）新建聖尼古拉慈善醫院。

我的醫院要收容聖菲利普魯勒教區的孤兒，包括十二名男孩和十二名女孩。

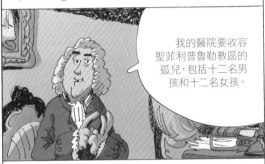

博瓊醫院在1937年停辦，被克利希市接收，轉為維和部隊警校。

路易十六財政大臣的妻子蘇珊娜‧內克爾：

我的夢想是建造一座最現代化的醫院。

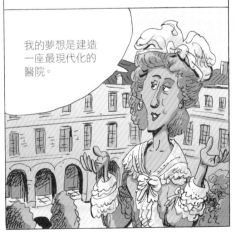

為了收容兒童患者，內克爾醫院在1802年進行擴建，也成為全世界第一間兒科醫院。

大人終於要來為我們著想了！

女孩和男孩分開。每間大廳都有三十張病床，按照病情來劃分床位。

患天花的孩子有另外的病房隔離。

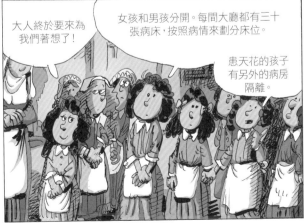

維也納醫院在1784年創立。它從規劃之初就是以結合教學與研究的醫學中心為宗旨，堪稱是第一間現代醫院。

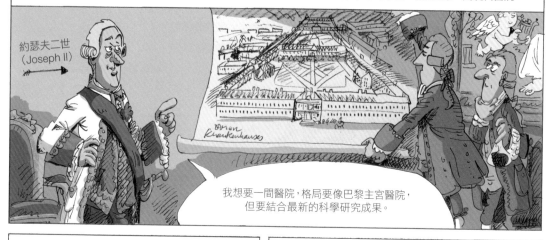

約瑟夫二世
(Joseph II)

我想要一間醫院，格局要像巴黎主宮醫院，
但要結合最新的科學研究成果。

法國大革命把醫院當作宗教和王室的象徵，認為
不值得保留，應當出售充實國庫。

修女必須
離開醫院！

本人要求關閉醫院。

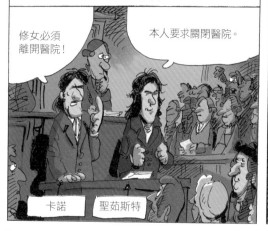

卡諾　　聖茹斯特

最後，督政府將倖存下來的醫院交付給各市鎮管理（共
和五年釀月十六日法，1796年）。

醫院由市長負責管理，必須為貧困者
和兒童保留看診權利，
入院看病必須免費。

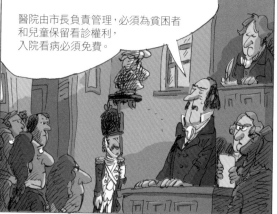

因此，當拿破崙擔任第一執政官時，發現醫院湧入了大量病人和傷患，而醫院本身的衛生條件早已慘不忍睹*。

我要你們定期將公衛狀況和流
行病情彙報給我。

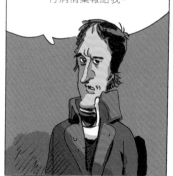

市鎮長要為所轄醫院負責。
我準備成立全國醫療委員會
（1801）。

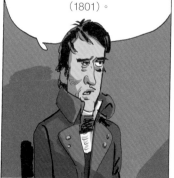

我要求醫院裡的醫師和手術師無論
日夜都要有人輪班。參與輪班者具
有「住院醫師」身分。
散會！

在此之前，醫
師很少光顧醫
院，住院制實
施後，醫生的
行醫生涯已離
不開醫院了。

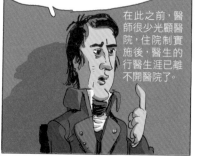

*參閱第84頁。

同樣在大革命期間，皮內爾釋放了被當作囚犯的精神病患。

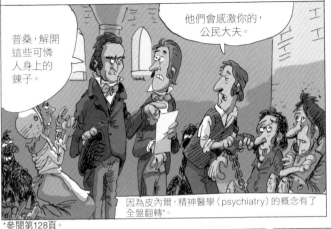

普桑，解開這些可憐人身上的鍊子。

他們會感激你的，公民大夫。

因為皮內爾，精神醫學（psychiatry）的概念有了全盤翻轉*。

*參閱第128頁。

他的學生埃斯基羅爾創立了療養院，以隔離和保護精神病患（1838年6月30日法*）。

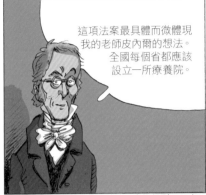

這項法案最具體而微體現我的老師皮內爾的想法。全國每個省都應該設立一所療養院。

*這項法律一直施行到1990年。

醫院的格局受到巴斯德的影響而有了進一步發展。二十世紀初興建的醫院建造成郊區獨棟住宅式樣。

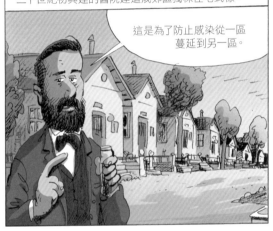

這是為了防止感染從一區蔓延到另一區。

1936年，醫院又回復整棟大樓式的建築。新的博瓊醫院在克利希落成，也代表醫院概念的實質轉向。

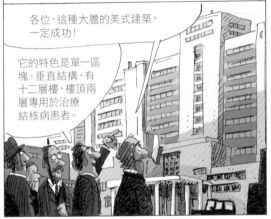

各位，這種大膽的美式建築，一定成功！

它的特色是單一區塊、垂直結構，有十二層樓，樓頂兩層專用於治療結核病患者。

1941年法為慈善醫院畫上句號。在此之前，只有窮人能進慈善醫院；現在，所有人都有權入院。醫院也依法設立了院長一職和醫療諮詢委員會，授權醫生在公共場所進行私人看診。

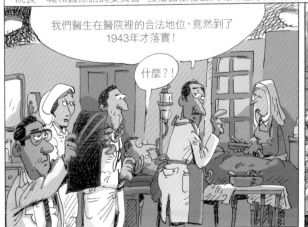

我們醫生在醫院裡的合法地位，竟然到了1943年才落實！

什麼？！

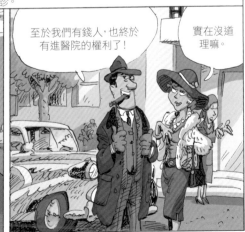

至於我們有錢人，也終於有進醫院的權利了！

實在沒道理嘛。

二戰之後，政府付出極大的努力，在大城市周邊的郊區興建醫院。

我和前任院長皮耶·達姆隆（Pierre Damelon）聯手革新了APHP*組織法，並在大都會郊區興建醫院，服務眾多的病患。

*「巴黎聯合醫院民眾就醫服務」

加布里埃·帕雷茲（Gabriel Pallez），巴黎聯合醫院院長（1969-1985）

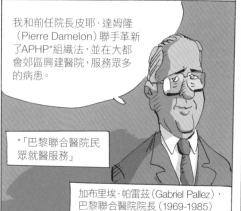

1958年通過的法案，創立三十二所醫學中心*和全職醫務員，為醫院帶來真正的革命。在此之前，醫師幾乎全數在醫院外行醫。

將軍，我們的醫院即將成為結合醫療、教學和研究的醫學中心。

德布雷，你想要把一票醫生整天鎖在醫院裡，我祝你好運！

*即大學教學醫院（CHU）

對於想踏入醫療行業的人，要麼接受這套全職入院新制，要麼離開這行。還有你，最好別抽菸了。

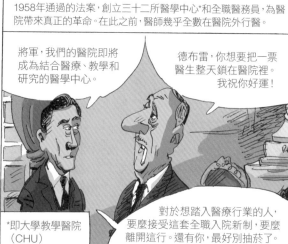

醫學中心運作十分成功。

我選擇了全職入院，接受德布雷指派的三項任務。

HOPITAL ROBERT·DEBRE

· 醫療
· 教學
· 研究

*羅伯·德布雷醫院

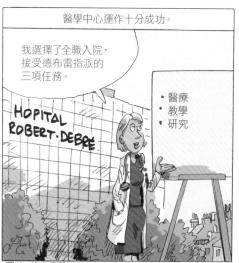

相較於過往的醫院如監獄，現在摩登的醫院甚至能擁抱城市生活。龐畢度醫院裡有一條徒步街，林立商店、餐廳，還有圖書館和運動中心。

週末我都帶家人來這裡逛逛！

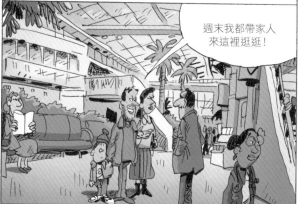

很難想像未來的醫院會呈現什麼面貌。

病人現在怎麼樣？

照顧完畢，大夫！

- 經由人工智能處理的「大數據」即將改變醫學。

- 許多輔佐協助角色將由機器人取代，包含手術室的操作。

MEDIC 3000

BIP

RA RRR RRA

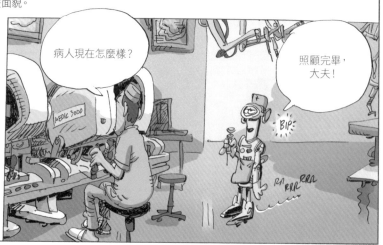

尚諾威·法比安尼薩爾蒙
菲利普·貝柯維奇

參考書目

延伸閱讀，提供更深入的了解：

Ameisen Jean-Claude, Berche Patrick, Brohard Yvan, Kahn Axel, *Une histoire de la médecine, ou le Souffle d'Hippocrate*, La Martinière, 2011.

Ariès Philippe, *L'Enfant et la vie familiale sous l'Ancien Régime*, Le Seuil, 2014.

Bariéty Maurice, Coury Charles, *Histoire de la médecine*, Fayard, 1963.

Becchi Egle, Julia Dominique, *Histoire de l'enfance en Occident*, Le Seuil, 1998.

Binet Léon, *Médecins, biologistes et chirurgiens*, SEGEP, 1954.

Bonn Gérard, *Du clystère au stéthoscope*, Glyphe, 2015.

Canguilhem Georges, *Le Normal et le Pathologique*, PUF, 1966.

Chastel Claude, *Une petite histoire de la médecine*, Ellipses, 2004.

Chastel Claude, Cénac Arnaud, *Histoire de la médecine, introduction à l'épistémologie*, Ellipses, 1998.

Chevalier Patrick, Rullière Roger, Heymans Georges, *Abrégé d'histoire de la médecine*, Masson, 1981.

Coninck Philippe de, *Le Roman de la chirurgie*, Fayard, 1959.

Coppens Yves, *L'Histoire de l'homme*, Odile Jacob, 1990.

Dachez Roger, *Histoire de la médecine, de l'Antiquité à nos jours*, Tallandier, 2012.

Duhamel Pierre, *Histoire des médecins français*, Plon, 1993.

Fabiani Jean-Noël, *30 Histoires insolites qui ont fait la médecine*, Plon, 2017.

Foucault Michel, *Naissance de la clinique*, PUF, 1972.

Gilbert-Dreyfus, *Origines et devenir de la médecine*, Calmann-Lévy, 1968.

Gorny Philippe, *L'Aventure de la médecine*, JC Lattès, 1991.

Grmek Mirko D., *Histoire de la pensée médicale en Occident*, 3 tomes, Le Seuil, 2014.

Halioua Bruno, *Abrégé d'histoire de la médecine*, Masson, 2009.

Hecketsweiler Philippe, *Histoire de la médecine, des malades, des médecins, des soins et de l'éthique biomédicale*, Ellipses, 2010.

Landry Yves, *Petite Histoire des médicaments : de l'Antiquité à nos jours*, Dunod, 2011.

Lichtenthaeler Charles, *Histoire de la médecine*, Fayard, 1978.

Lyons Albert, Petrucelli Joseph, *Histoire illustrée de la médecine*, Presses de la Renaissance, 1979.

Mondor Henri, *Anatomistes et chirurgiens*, Fragrance, 1949.

Parker Steve, *Médecine. Histoire illustrée de l'Antiquité à nos jours*, Larousse, 2017.

Perez Stanis, *Histoire des médecins*, Tempus, 2018.

Pickover Clifford A., *Le Beau Livre de la médecine. Des sorciers guérisseurs à la microchirurgie*, Dunod, 2013.

Schlogel Gilbert, *Les Princes du sang*, Fayard, 1992.

Sournia Jean-Charles, *Histoire de la médecine*, La Découverte, 2004.

Tubiana Maurice, *Histoire de la pensée médicale*, Flammarion, 1999.

Vigarello Georges, *Histoire des pratiques de santé*, Le Seuil, 1993.

漫畫醫學小史：

從疫苗到幹細胞，給所有人的醫學常識事件簿

作　　者　尚諾威‧法比安尼薩爾蒙 Jean-Noël Fabiani-Salmon
繪　　者　菲利普‧貝柯維奇 Philippe Bercovici
譯　　者　蘇威任
封面設計　白日設計
內頁構成　詹淑娟
執行編輯　柯欣妤
校　　對　吳小微
行銷企劃　蔡佳妘
業務發行　王綬晨、邱紹溢、劉文雅
主　　編　柯欣妤
副總編輯　詹雅蘭
總 編 輯　葛雅茜
發 行 人　蘇拾平

出版　　　原點出版 Uni-Books
　　　　　Facebook: Uni-Books 原點出版
　　　　　Email: uni-books@andbooks.com.tw
　　　　　新北市231030新店區北新路三段207-3號5樓
　　　　　電話：（02）8913-1005 傳真：（02）8913-1056

發行　　　大雁出版基地
　　　　　新北市231030新店區北新路三段207-3號5樓
　　　　　24小時傳真服務 （02）8913-1056
　　　　　讀者服務信箱 Email: andbooks@andbooks.com.tw
　　　　　劃撥帳號：19983379
　　　　　戶名：大雁文化事業股份有限公司

初版一刷　2024 年 2 月
定價　　　660 元

ISBN 978-626-7338-55-1（平裝）
ISBN 978-626-7338-53-7（EPUB）
版權所有‧翻印必究（Printed in Taiwan）
缺頁或破損請寄回更換
大雁出版基地官網：www.andbooks.com.tw

國家圖書館出版品預行編目(CIP)資料

漫畫醫學小史 / 尚諾威.法比安尼薩爾蒙(Jean-
Noël Fabiani-Salmon)著；菲利普.貝柯維奇(Philippe
Bercovici)繪；蘇威任譯. -- 初版. -- 新北市：原點
出版：大雁文化事業股份有限公司發行, 2024.02
304面；17×23公分
譯自：L'Incroyable Histoire de la médecine
ISBN 978-626-7338-55-1(平裝)

1.CST: 醫學史 2.CST: 漫畫

410.9   112021308